“十二五”职业教育国家规划教材
经全国职业教育教材审定委员会审定

LAONIAN HULI

老年护理

（第3版）

邹继华 主编

高等教育出版社·北京

内容提要

本书为“十二五”职业教育国家规划教材，全书共分13章，内容包括绪论、老化与老龄化社会、老年保健、老年人的健康评估、老年人的活动与安全、老年人的营养与饮食、老年人的睡眠、老年人的安全用药、老年人的养老与照护、老年期心理卫生、器官系统的老化与健康维护、常见老年疾病患者的护理、临终关怀。教材编写以现代护理观为指导，以护理程序为框架，突出“以人为中心”的护理思想，突出体现老年护理的特征。

本教材可以作为高职高专院校护理专业教学用书，也可作为老年护理职业培训教材使用。

图书在版编目（CIP）数据

老年护理 / 邹继华主编. --3版. -- 北京：高等教育出版社，2014. 11（2016.12重印）
ISBN 978-7-04-041128-7

Ⅰ. ①老… Ⅱ. ①邹… Ⅲ. ①老年医学－护理学－高等职业教育－教材 Ⅳ. ① R473

中国版本图书馆 CIP 数据核字（2014）第 211613 号

策划编辑 肖 娴　　责任编辑 夏 宇　　封面设计 李小璐　　版式设计 于 婕
插图绘制 尹文军　　责任校对 刁丽丽　　责任印制 毛斯璐

出版发行 高等教育出版社
社　　址 北京市西城区德外大街4号
邮政编码 100120
印　　刷 三河市华骏印务包装有限公司
开　　本 787mm×1092mm 1/16
印　　张 12
字　　数 280千字
购书热线 010-58581118
咨询电话 400-810-0598
网　　址 http://www.hep.edu.cn
　　　　 http://www.hep.com.cn
网上订购 http://www.landraco.com
　　　　 http://www.landraco.com.cn
版　　次 2004年12月第1版
　　　　 2014年11月第3版
印　　次 2016年12月第4次印刷
定　　价 20.00 元

物 料 号 41128-00

本书编写人员

主　编　邹继华

副主编　孙建萍　王　芳

编　者　（以姓氏汉语拼音为序）

曹文静（河南医学高等专科学校）

姜菲菲（大连医科大学附属第一医院）

蒋红梅（哈尔滨医科大学大庆校区）

李佳敏（襄阳职业技术学院医学院）

孟丽娜（哈尔滨医科大学大庆校区）

孙建萍（山西中医学院护理学院）

王　芳（滨州职业学院）

王春霞（天津医学高等专科学校）

王　钰（丽水学院医学与健康学院）

邹继华（哈尔滨医科大学大庆校区）

出版说明

教材是教学过程的重要载体,加强教材建设是深化职业教育教学改革的有效途径,推进人才培养模式改革的重要条件,也是推动中高职协调发展的基础性工程,对促进现代职业教育体系建设,切实提高职业教育人才培养质量具有十分重要的作用。

为了认真贯彻《教育部关于“十二五”职业教育教材建设的若干意见》(教职成〔2012〕9号),2012年12月,教育部职业教育与成人教育司启动了“十二五”职业教育国家规划教材(高等职业教育部分)的选题立项工作。作为全国最大的职业教育教材出版基地,我社按照“统筹规划,优化结构,锤炼精品,鼓励创新”的原则,完成了立项选题的论证遴选与申报工作。在教育部职业教育与成人教育司随后组织的选题评审中,由我社申报的1 338种选题被确定为“十二五”职业教育国家规划教材立项选题。现在,这批选题相继完成了编写工作,并由全国职业教育教材审定委员会审定通过后,陆续出版。

这批规划教材中,部分为修订版,其前身多为普通高等教育“十一五”国家级规划教材(高职高专)或普通高等教育“十五”国家级规划教材(高职高专),在高等职业教育教学改革进程中不断吐故纳新,在长期的教学实践中接受检验并修改完善,是“锤炼精品”的基础与传承创新的硕果;部分为新编教材,反映了近年来高职院校教学内容与课程体系改革的成果,并对接新的职业标准和新的产业需求,反映新知识、新技术、新工艺和新方法,具有鲜明的时代特色和职教特色。无论是修订版,还是新编版,我社都将发挥自身在数字化教学资源建设方面的优势,为规划教材开发配备数字化教学资源,实现教材的一体化服务。

这批规划教材立项之时,也是国家职业教育专业教学资源库建设项目及国家精品资源共享课建设项目深入开展之际,而专业、课程、教材之间的紧密联系,无疑为融通教改项目、整合优质资源、打造精品力作奠定了基础。我社作为国家专业教学资源库平台建设和资源运营机构及国家精品开放课程项目组织实施单位,将建设成果以系列教材的形式成功申报立项,并在审定通过后陆续推出。这两个系列的规划教材,具有作者队伍强大、教改基础深厚、示范效应显著、配套资源丰富、纸质教材与在线资源一体化设计的鲜明特点,将是职业教育信息化条件下,扩展教学手段和范围,推动教学方式方法变革的重要媒介与典型代表。

教学改革无止境,精品教材永追求。我社将在今后一到两年内,集中优势力量,全力以赴,出版好、推广好这批规划教材,力促优质教材进校园、精品资源进课堂,从而更好地服务于高等职业教育教学改革,更好地服务于现代职教体系建设,更好地服务于青年成才。

高等教育出版社
2014年7月

第三版前言

当前，我国已进入老龄化阶段，人口老龄化日益明显，特别是老年人口的高龄化，给社会资源、环境、医疗护理及社会经济等带来了严峻的挑战和深刻的影响。我国护理专业的发展与老龄化的需求同发达国家和地区相比还存在着较大差距。因此，在护理教育中，研究老年人的健康问题和健康需求、维护和促进老年人的健康状况、提高老年人的生活质量、实现健康老龄化，已成为老年护理研究的重要课题。加强老年护理人才培养、满足社会养老机构的需求、提高老年护理质量是护理教育的重要任务。

本教材根据护理专业人才培养模式和培养目标的要求，以维护和促进老年健康为理念，并注意与相关护理教材内容相衔接，介绍了我国老年护理事业的发展和相关概念，并围绕老年阶段的生理和心理变化特点，以及在老年时期这一特定阶段存在生理、心理和社会方面的健康问题，阐述了老年人的护理评估方法、预防、保健策略和措施，并根据老年人的生理、心理特点，阐述如何维护和促进老年人的身心健康；对老年人的常见健康问题及常见疾病，从老年护理的角度阐述如何为老年人提供整体护理，维护并促进其康复，进一步提高老年人的生活质量。本次修订增加了老年人的养老与照护、临终护理内容。

本书在编写过程中得到了高等教育出版社和各位编者所在学校的大力支持和帮助，在此表示诚挚的谢意。

限于编者的能力和水平，难免出现错误和疏漏之处，恳请使用本教材的师生、读者和护理界的同仁给予指正，以使本教材能够日臻完善。

编　者

2014 年 5 月

第一版前言

随着社会经济的发展，人类平均寿命的普遍延长，人口老龄化日益明显。老龄化社会的到来，已成为世界性的社会问题，也是当今和今后相当长的时期内护理人员面临的挑战。延缓衰老、满足老年人的健康需求、增强老年人的生活自理能力、提高老年人的生活质量、实现健康老龄化是社会及每一位护理工作者应尽的责任和义务。为培养能适应社会发展需要的老年护理人员，提高老年护理质量是护理教育的重要任务。

本教材按照高职高专护理专业技能型紧缺人才培养模式和教学内容体系改革与建设的规划要求，围绕高职高专护理人才培养目标，编写《老年护理》教材。内容共分九章，主要介绍老年护理中的有关概念，包括老年人的保健原则、健康评估、老年人活动与安全问题、营养问题、睡眠问题、安全用药问题和家庭护理问题等，并从老年人的生理、心理及社会方面进行健康保健指导，维护和促进老年人的健康状态，进一步提高老年人的生活质量。在教材编写过程突出了"以人为中心"的护理理念，体现高职高专护理专业特色。

本书主编为邹继华，副主编为孙建萍。第一章、第四章邹继华编写，第二章、第九章邵爱和编写，第三章、第八章闭晓君编写，第五章、第六章孙建萍编写，第七章王春霞、邹继华编写。

本书在编写过程中得到了教育部高职高专护理专业教材编审委员会成员的悉心指导和帮助，也得到了编者所在学校领导的大力支持和帮助，在此谨表诚挚的谢意。

限于编者的能力和水平，难免出现错误和疏漏之处，恳请使用本教材的师生和护理界的同仁给予指正。

编　者

2004 年 9 月

目　录

第一章　绪　论

学习目标

1. 掌握老年护理的研究内容和范围。
2. 掌握老年人患病的特点。
3. 熟悉老年护理的目标和老年护理人员的素质要求。
4. 了解老年护理学的发展。

老年护理学是一门跨学科、多领域，同时又具有其独特性的综合性学科，是研究、诊断和处理老年人现存的和潜在的健康问题的学科，是护理学的一个分支。老年护理以老年人为主体，从老年人身心的需要出发，用护理手段或措施解决老年人的健康问题。

随着老年医学的发展，老年护理学也在逐步走向成熟，重视老年护理的研究，为老年人提供标准化、专业化、普及化和优质化的护理服务是老年护理的主要任务。

一、老年护理的研究范围

随着护理学的发展和护理工作范围的扩大，老年护理的工作范围已由医院逐步深入到社会养老机构、社区和家庭。老年护理的对象由老年个体和老年群体扩大到老年人的家庭成员及其他相关人员。在护理内容上，老年护理不仅是维护老年人的健康，而且重视其家庭成员及其照顾者的健康，提供健康体检与咨询、居家养老与家庭护理服务及健康教育，使养老机构、家庭及社区为老年人提供更多的情感支持和生活上的帮助，满足老年人的生理、心理需求，解决老年人的健康问题。

二、老年护理的研究内容

老年护理的研究内容重视老年人的生理、心理、社会等因素对老年人健康的影响。主张强化个体自我照顾能力，在尽可能保持个人独立及自尊的情况下为老年人提供帮助，给予护理服务，提高生活质量。其主要内容包括以下几个方面。

1. 老年人的健康护理　从健康的概念出发，围绕着生理、心理、社会三方面进行研究，对老年人进行身体照顾、心理护理、社会适应能力的培养等。开展老年保健教育研究，普及老年保健知识，提高老年人健康水平，减少老年病的发生。

2. 老年患者的临床护理　针对老年人的特点，在基本护理知识、技能、老年患者管理、老年病专科护理等方面，开展对老年患者的临床护理与实验研究，提高老年患者护理水平，减少老年病对老年人的危害程度。

3. 老年人的康复护理　老年人的康复护理旨在延缓老年人的功能衰退，使残存功能达到最佳水平，帮助老年人回归社会，提高老年人的生活质量。

4. 提高老年人生活质量　建立提高老年人生活质量的保障体系，改善老年人的生活环境，创造条件使老年人积极参加适当的社会活动。

5. 专业人才培养与教育　对老年专科护理人才的培养和教育。

三、老年护理学的发展

老年护理学起源于现有的护理学理论和生物学、心理学等学科理论。目前，老年护理学已成为一个独立的学科。老年护理学的发展大致经历了四个阶段。

1. 理论前期（1900—1955 年）　在这一阶段没有任何的理论作为执行护理业务活动的基础。

2. 理论基础初期（1955—1965 年）　随着护理专业的理论和科学研究的发展，老年护理学的理论也开始发展，出版了第一本关于老年护理的教材。

3. 推行老年人医疗保险福利制度时期（1965—1981 年）　在这一阶段，老年护理的专业活动与社会活动相结合。

4. 全面完善和发展时期（1985 年至今）　在美国老年护理学发展的影响下，国内外的护理院校开设老年护理（学）课程，培养老年护理专业人才，开展老年护理及相关的科学研究工作。

（一）国外老年护理学的发展

世界各国老年护理学发展状况不尽相同，各有特点，这与人口老龄化程度、国家经济水平、社会制度、护理教育发展等有关。现以美国为例介绍如下。

1904 年美国护理杂志（American Journal of Nursing）登载的一篇关于护理老年人的文章，是老年护理最早的记录。至 20 世纪 60 年代初，已经形成了较为成熟的老年护理专业。1961 年美国护理协会（American Nursing Association，ANA）成立老年专科护士小组。1966 年确立老年护理专科委员会。1970 年公布老年病护理执业标准。1975 年开始颁发老年护理专科证书，同年《老年护理》杂志诞生。1976 年提出发展老年护理学，关注老年人对现存的和潜在的健康问题的反应，从护理的角度和范畴执行业务活动。1987 年提出由“老年护理学（gerontological nursing）”的概念代替“老年病护理（geriatric nursing）”的概念。至此，老年护理显示出其完整的专业化发展历程。

自 20 世纪 70 年代以来，老年护理教育逐步发展，开始培养具备熟练专业知识和技能的高级执业护士（advanced practice nurses，APNs）。高级执业护士包括老年病开业护士（geriatric nurse practitioners，GNPs）和老年病学临床护理专家（clinical nurses specialists，CNSs）。老年病开业护士为老年人提供初级保健、社区卫生服务。老年病学临床护理专家具有丰富的临床经验，主要在医院内工作，做多科医疗协作组的咨询顾问。目前，又增加了老年精神病护理专家，一般在医院、精神卫生中心和门诊部工作。

近年来，由美国政府资助成立老年教育中心或老年护理研究院，以改进老年护理工作质量。某些护理学院拥有附属的老人院，便于临床实践教学和研究。美国老年护理学的发展，对世界各国老年护理工作的发展起到了积极的推动作用。

（二）我国老年护理学的发展

我国老年护理长期以来被归为成年人护理范围，加上高等护理教育的一度停滞，严重影响了老年护理学的发展。

随着中华医学会老年医学分会的成立和老年医学的发展，自20世纪80年代以来，我国政府对老龄事业十分关注，制定了《中国老龄事业发展“十五”计划纲要（2001—2005年）》，建立了老年学和老年医学研究机构，促进了老年学和老年医学的发展。全国各综合医院成立了老年病科，开设老年门诊，很多大城市建立了老年病专科医院，其主要工作包括医疗护理、生活护理、心理护理和临终关怀等。有的城市还成立了老年护理中心、护理院，为社区的高龄、病残、孤寡老人提供医疗服务和家庭护理。

20世纪90年代，我国高等护理教育发展迅速，全国多所护理院校开设老年护理（学）课程，护理研究生教育中也设立了老年护理研究方向。此外，还开展了国内外老年护理方面的学术交流和科学研究工作。

我国老年护理经过多年的发展，建立了一些独特的工作方法，主要表现在以下几个方面。

1. 观念转变　以往的观点认为，对老年人的照顾不需要特殊的知识、技能，在老人院等场所从事护理工作，常被认为不是真正的护理工作。随着老年护理学的发展，逐步引导人们积极转变观念，重新认识老年护理的特殊性及专业性。

2. 护理人员角色功能的转变　老年人群在目前人口结构中所占的比例越来越大，老年人的需求有所增加。护理人员要了解老年人的特点，提供支持和帮助，增强老年人的自我照顾能力，维持其最佳的功能状态，提高生活质量。服务对象由过去的老年人群扩展为老年人及其主要家庭成员和照顾者，还要承担其家庭成员和照顾者的咨询和教育工作。

3. 学科间的合作加强　护理人员除了自身的专业工作之外，与其他专业人员的关系越来越密切，因为老年人群的服务不仅停留在医院和家庭里，还要涉及社会多个部门，如精神心理咨询、社会服务保障、康复治疗等部门。虽然促进老年人健康是全社会的责任，但护理人员的责任更加重要，护理人员要全面关注老年人的各种需求，并与其他学科专业人员合作，才能更好地提供老年人群所需要的知识和服务，解决老年人的健康问题。

四、老年人患病的特点

老年人由于各组织器官的逐渐衰变，机体的防御能力和对疾病的反应性均有不同程度的降低。在临床表现、疾病进展、康复及预后等方面，老年患者均有其特殊性，因而对老年患者的护理也有不同的要求。

1. 临床表现不典型　老年人由于生理功能的减退，对体内外异常刺激的反应性减弱，感受性降低，往往疾病发展到严重程度时还无明显不适，症状、体征不典型。如疼痛不敏感，很容易延误诊治。据统计，有35%～80%的老年人发生心肌梗死时无疼痛感或疼痛不剧烈；严重感染时也仅仅出现低热，甚至不发热，容易造成误诊和漏诊，因此，正确评估老年人的健康状况，仔细观察病情变化，及时发现不典型的症状，做到早诊断、早治疗，对促进老年患者的早期康复有重要作用。

2. 病情长、康复慢、并发症多　由于老年患者免疫力低下，抗病能力与修复能力减弱，导致病程长、康复慢，容易出现意识障碍、水电解质紊乱、运动功能障碍等并发症。因此，对于老年患者的护理要有耐心，采取护理措施要持久，对预期护理目标勿操之过急，鼓励患者及其家属树立战胜疾病的信心，多进行有关疾病护理及并发症预防知识的宣传教育，使患者及家属共同参与康复活动与并发症的预防工作。

3. 多种疾病同时存在、病情复杂　由于老年人全身各系统的功能都有不同程度的老化，防御和代谢功能普遍降低，多种疾病共存，各系统之间的相互影响而导致多种疾病同时或先后发生，病情错综复杂。因此，应全面仔细检查，详细询问，制定全面细致的护理计划，实施护理措施，促进老年患者的康复。

4. 病情发展迅速，容易出现危象　由于老年人组织器官储备能力和代偿能力差，老年人急性病或慢性病急性发作时，容易出现器官或系统的功能衰竭、病情危重。因此，护理老年患者时，不能因无明显的症状和体征而掉以轻心、忽视病情，应仔细观察患者的神志、生命体征及病情变化，及时作出正确的判断和处理。

5. 老年患者用药易发生毒性反应　由于老年人肝、肾功能减退，药物在体内代谢、排泄速度迟缓，容易在体内蓄积而中毒；老年人对药物的耐受性及敏感性差，容易发生药物不良反应。因此，老年人用药时宜剂量小，对肝、肾功能影响较大的药物需慎用。另外，由于老年人视力、听力、记忆力减退，对药物的用法、剂量一定要交代清楚，以免发生用药错误。

五、老年护理目标

由于老年人多患慢性疾病、病程长，难以完全康复，医疗护理的重点在于有效处理老年人在患病过程中的健康问题，而并非治愈疾病。因此，针对老年人应用新的护理目标。

1. 增强自我照顾能力　面对老年人的健康状况和需求，利用老年人自身的资源，以健康教育为主要干预手段，制定切实可行的、合理的护理计划，巩固和强化自我护理、自我照顾能力，提高生活质量。

2. 延缓病情恶化及衰老　根据老年人的生理特点和患病特点，病情将会逐渐恶化。因此，通过健康教育，提高老年人的自我保护意识，改变不良的生活方式和行为，同时要强调医疗护理措施的重要性，并有预见性地估计可能发生的问题，采取积极有效的治疗护理措施，预防并发症的发生，延缓病情恶化及衰老。

3. 提高生活质量　评估老年人的生理、心理及社会支持方面的需求及生活满意度，提供帮助，协助老年人参与各种活动，体现生命的意义和价值。

4. 做好临终关怀　当老年人健康状况逐渐衰退时，护理人员应从生理、心理和社会等方面给予支持和帮助，缓解或减轻疼痛，满足其需要，并保持其尊严，使其舒适地度过生命的最后时光。

相关链接：

人口老龄化给老年护理带来的机遇和挑战

人口老龄化给老年护理带来了机遇，对护理行业的发展产生积极的促进作用。

一是人口老龄化将为护理行业的发展创造日益良好的市场环境。在人口老龄化的同时，也将促进护理服务行业的发展和规范，形成以市场需求为导向的护理服务体系。

二是对护理行业提出了新的挑战，加强护理管理，提高素质和竞争力。人口老龄化后，必然要求改变现在的护理状况，提高服务质量。

三是生物－心理－社会医学模式转换，健康观念发生变化。人口老龄化加快，独生子女增加，医疗服务消费能力提高，护理服务需求的多样性与多层次性日渐突出。人口老龄化给护理服务业带来发展机遇的同时，也给从事护理的人员带来了很大的压力。医疗市场被瓜分，竞争更趋激烈；医疗市场的开放，使医护人员面临激烈的就业、就职竞争，因而对护理人员提出了更高要求。

六、老年护理人员的素质要求

1. 具有高度的责任心、爱心、耐心及奉献精神　老年人群有较多的健康问题和需求，对护理人员的依赖性较大，其生理、心理变化复杂，增加了老年护理的难度。因此，护理人员要以高度的责任感关注老年人，不论其地位高低都应一视同仁，以充分的爱心、耐心对待老年人，全身心地投入到老年护理的工作中。

2. 具有博、专兼备的专业知识　多数老年人都身患多种疾病，有多脏器功能受损。因此，全面掌握专业知识，能够将其融会贯通，全系统、全方位地考虑问题。同时，还要精通专科领域的知识和技能，有重点地为老年人解决问题，帮助老年人实现健康方面的需求。

3. 具有准确、敏锐的观察力和正确的判断力　老年人的机体代偿功能相对较差，健康状况复杂多变，要求护理人员具备敏锐的观察力和准确的判断力，能够及时发现老年人的健康问题及各种细微的变化，能够对老年人的健康状况做出正确的判断，及早采取正确有效的措施，解决健康问题，提高护理质量。

4. 具有良好的沟通交流能力　对于老年人群的诸多问题，需要良好的沟通交流能力，良好的沟通交流可以使护理人员准确全面地评估老年人的健康状况，为确定护理诊断提供重要依据，也为护理措施的正确有效实施提供保证。

思考题

1. 老年护理的研究内容包括哪些？
2. 老年护理学的发展经历了哪几个阶段？
3. 老年人患病后具有哪些特点？
4. 老年护理的目标是什么？

（邹继华）

第二章　老化与老龄化社会

学习目标

1. 掌握老化、人口老龄化、健康老龄化及平均期望寿命的概念。
2. 掌握老年人的年龄划分标准及老龄化社会的划分标准。
3. 熟悉老龄化社会的特征和人口老龄化带来的社会问题。
4. 熟悉人口老龄化问题的解决策略。

人类平均寿命的普遍延长，特别是老年人口的高龄化，将给资源、环境、社会经济发展等各个领域和人类生活带来广泛而深刻的影响。研究老年人的健康问题和健康需求，维护和促进老年人的健康状况，提高老年人群的生活质量，已成为老年护理研究的重要课题。

第一节　老年与老化

每个人都要经历童年、少年、青年、中年和老年时代。随着年龄的增长，人体结构和生理功能会逐渐发生一系列的变化，这种变化存在于人的整个生命过程中，在老年阶段更加明显，这也是人类在进化过程中的必然结果。

一、老年与人的寿命

老年(gerontism)是人生命周期中最后一个阶段。但是"老"的生理年龄是很难确定的，为科学研究与医疗护理工作的方便，常以大多数人的变化规律为标准。

1. 老年人的年龄划分标准　世界卫生组织(WHO)对老年人的年龄划分使用两个标准：在发达国家将65岁以上的人群定为老年人；在发展中国家则将60岁以上的人群定为老年人。联合国在进行人口统计时以65岁作为老年起点，而研究老龄问题时，特别是包括发展中国家的老龄问题时，多采用60岁为老年起点。

WHO根据现代人心理、生理结构上的变化将人的年龄界限又做了新的划分：44岁以下为青年人(the young)；45～59岁为中年人(the adult)；60～74岁为年轻老年人(the young old)；75～89岁为老年人(the old old)；90岁以上为长寿老年人(the very old, the longevous)。

我国中华医学会老年医学分会和《老年人权益保障法》中规定：老年人的年龄起点标准是60周岁。即凡年满60周岁的中华人民共和国公民都属于老年人。老年分期为：45～59岁为老年前期(pre-age period)即中老年人；60～89岁为老年期(elder period)即老年人；90岁以上为长寿期(longevity period)即长寿老年人。

人口学中认定:60～69岁为低龄老年人,70～79岁为中龄老年人,80岁以上为高龄老年人。

2. 平均期望寿命(average life expectancy) 是指通过回顾性死因统计和其他统计学方法计算出一定年龄组的人群能生存的平均年数。一般常用出生时的平均期望寿命作为衡量人口老化程度的重要指标。

3. 健康期望寿命(active life expectancy) 是指去除残疾和残障后所得到的人类生存曲线,即个人在良好状态下的平均生存年数。

二、老化

1. 老化(senility,aging) 是指身体各系统、器官及组织从生长发育到成熟过程中,随着年龄的增长而产生的一系列的进行性、全身性功能和形态上的退行性变化,引起机体对内外环境适应能力逐渐减退的现象。老化是所有生物种类在生命延续过程中的一种生命现象,是人体必然经历的过程。在整个生命过程中都可能发生老化现象。

人类的生长发育在20～25岁达到成熟,个别器官在30岁左右。30岁以后出现老化,开始速度较慢,60～65岁老化速度加快,老年期是老化速度最快的时期。老化速度个体差异较大,这种差异与遗传、营养、职业、生活方式、体育锻炼、文化程度、心理状态、环境因素和社会因素等有关,其中遗传因素可能起决定性作用。同一个体不同系统各器官的老化速度也不同步,一般简单功能的器官(如心脏、肾等)老化的速度较慢,而复杂功能的器官(如脑)老化速度较快。

老化可分为正常老化和异常老化。正常老化又称生理性老化(physiological senility),是指机体在生长过程中随着年龄的增长而发生的生理性退行性变化,是符合自然规律的。异常老化又称病理性老化(pathological senility),是指在生理老化的基础上,由于患有某些疾病、营养不良及环境的影响而引起的老化过程。

2. 老化的特点 ① 累积性(cumulative):老化是一个漫长的过程,是机体功能和形态上的一些微小变化长期逐步积累的结果;② 普遍性(universal):几乎所有的生物都有老化的过程,同种生物在大致相同的时间范围内都可表现出来老化现象;③ 渐进性(progressive):老化是一个持续渐进且逐步加重的演变过程,并非跳跃式发展,往往在不知不觉中出现了老化的征象,一旦表现出来,不可逆转;④ 内生性(intrinsic):老化源于生物本身固有的特性,同一物种所表现出来的老化征象相同,环境因素能影响老化的进程(加速或延缓老化),但不能阻止老化;⑤ 危害性(deleterious):老化的过程是机体的功能和形态衰退的过程,往往对机体生存不利,容易使机体感染疾病,最终导致死亡。

第二节 人口老龄化与老龄化社会

随着社会经济和医疗保健的发展与进步、人们生活水平及生活质量的提高,人类的平均寿命普遍延长,人口老龄化日益明显,人口老龄化已成为世界性重要的社会问题。维护和促进老年人的身心健康,实现健康老龄化的战略目标,成为老年护理工作的重点。

一、人口老龄化

1. 人口老龄化(aging of population)　简称人口老化,是指老年人口占总人口的比例,并随着时间推移而不断变化的一种动态过程。人口老龄化标志着老年人口的增多。出生率和死亡率的下降、平均寿命的延长,是世界人口趋于老龄化的直接原因。

2. 老年人口系数(proportion of aged population)　又称老年人口比例,是指在社会人口年龄结构中,老年(60 岁或 65 岁以上)人口数占总人口数的比例,是用来衡量人口老龄化的指标。

3. 健康老龄化(aging of healthy)　是 WHO 提出的,并在全世界积极推行的老年人健康生活目标,是指老年人在晚年能够保持较好的身心健康,并拥有较健全的智力、心理、躯体、社会和经济的功能状态,将疾病和生活不能自理推迟到生命的最后阶段。

二、老龄化社会的标准

WHO 根据发达国家和发展中国家的状况,对老龄化社会划分为两个标准:当发达国家 65 岁以上的老年人口数占人口总数的 7% 以上,或发展中国家 60 岁以上的老年人口数占人口总数的 10% 以上,称为老龄化社会。对于一个国家或地区来说,就称为老龄化国家或地区(表 2 －1)。

表 2－1　老龄化社会的划分标准

	发达国家	发展中国家
老年界定年龄	65 岁	60 岁
老年型(老年人口系数)	>7%	>10%
成年型(老年人口系数)	4% ~7%	8% ~10%
青年型(老年人口系数)	<4%	<8%

三、人口老龄化的特征及发展趋势

人口老龄化是社会进步的标志,是世界人口发展的普遍趋势。随着科学的进步和经济的发展,大幅度提高了人口的平均期望寿命,使世界各国老年人的数量都在增长,但人口老龄化的程度和速度在地区间存在差异,即使在同一地区内差异也比较大。发达国家 65 岁以上人口的比例相对较高,但老年人口增长最快的却是发展中国家。

(一) 世界人口老龄化的特征及发展趋势

1. 老年人口数量增多,老龄化速度加快　世界人口以每年 1.2% 速度增长,老年人口则以 2% 的速度增长。据联合国统计,1980 年全世界约有 60 岁以上的老年人口 3.76 亿;2000 年达 5.90 亿;2002 年达 6.29 亿;2011 年上升到 7.43 亿,占全世界人口的 11%。预计至 2020 年可增加到 9.76 亿;2050 年可达 19.64 亿,全世界的老年人口将占总人口数的 21%,平均每年增长 9 000 万。

在世界人口老龄化的进程中,发展中国家的老年人口增长较快,自 20 世纪 60 年代开始,一直持续到近几年。目前,发展中国家的老年人口增长率是发达国家的 2 倍,也是世界总人口增长率的2倍。

2. 老龄化的区域分布不均衡　在世界各主要地区中,欧洲一直是老年人口比例最高的地区,北美和大洋洲的老年人口比例相对较高。据预测,自2000年至2030年,这2个地区的老年人口将大幅度地增长。亚洲、拉丁美洲及加勒比海地区的老年人口到2030年时,也将增长2倍多。在撒哈拉沙漠以南的非洲地区,老年人口的增长则非常缓慢。

老年人口的中心将从欧洲的一些发达国家向发展中国家转移,发达国家的老年人口将增加3.8倍,发展中国家将增加14.7倍,世界老年人口日趋集中在发展中国家和地区。

3. 平均期望寿命延长　随着社会经济的发展,人口平均期望寿命有了不同程度的增加。2013年世界卫生组织在瑞士发布了《2013年世界卫生统计报告》,对全球194个国家和地区的卫生及医疗数据进行分析,全球平均预期寿命已从1990年的64岁增加到2011年的70岁,高收入国家的平均寿命为80岁,中高收入国家为74岁,中国内地的人均寿命为76岁,排在中高收入国家之上。目前,世界平均期望寿命最长的国家是日本,男性78岁,女性83岁。一般而言,老年男性死亡率高于女性,如美国女性平均期望寿命比男性高6.9岁,日本高5.9岁,法国高8.4岁,中国高3.4岁。

(二)我国人口老龄化的特征及发展趋势

20世纪90年代以来,我国的老龄化进程加快,老年人口高龄化趋势日益明显。1990年第四次人口普查的结果显示:65岁及以上老年人口为6 299万,2000年第五次人口普查的结果显示:65岁及以上老年人口已达8 811万,占总人口的6.96%,同第四次人口普查相比上升了1.39%。至2005年年底全国人口抽样调查统计结果显示:我国65岁及以上老年人口达到10 055万人,占全国总人口的7.7%;2010年第六次人口普查结果显示:60岁以上的老年人口达1.78亿,占总人口的13.26%,其中,65岁以上老年人为1.19亿,占总人口的8.87%。根据民政部及全国老龄办发布的《中国老龄事业发展报告(2013)》,截至2012年年底我国60岁及以上人口已达1.94亿,占总人口的14.3%,说明我国人口正处在急剧老龄化时期。预计到2025年,65岁及以上的老年人口将达到2亿,到2040年将达到3.5亿,2050年将占到总人口的23.3%,老年人口迅速增长的惯性至少还要维持30~50年的时间。2025—2040年可称为老龄高峰期,到2060年以后老年人口比例将停止上升,全国人口基本趋于稳定(图2-1)。

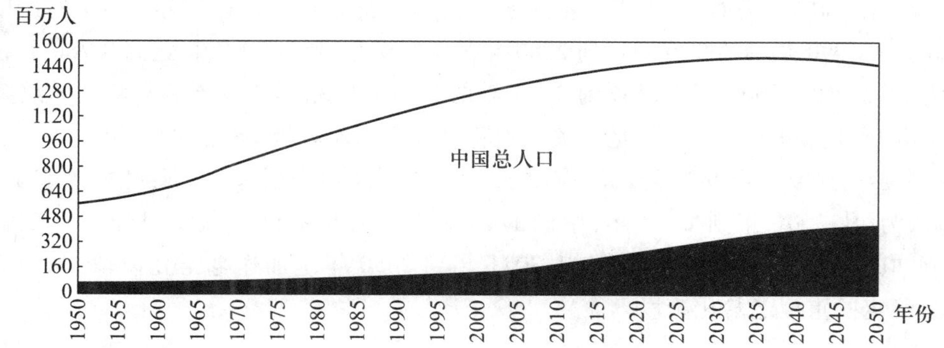

图2-1　中国总人口与中国老年人口增长趋势(1950—2050)

(资料来源:United Nations. Demographic Yearbook,1950—1995)

我国人口老龄化特征包括以下几方面。

1. 老年人口规模巨大 《中国人口老龄事业发展报告(2013)》指出:2012年年底,中国60岁及以上老年人口达1.94亿,2013年老年人口达到2.02亿,老化水平达到14.8%。预计到2037年超过4亿,2051年将达到最大值,之后一直维持在3亿~4亿的规模。据联合国预测,21世纪上半叶,中国一直是世界上老年人口最多的国家,占世界老年人口总量的五分之一。

2. 老龄化发展迅速 1980—1999年,中国人口年龄结构基本上完成了从成年型向老年型的转变过程,1999年步入了人口老年型国家。据统计,65岁以上老年人占总人口的比例从7%提升到14%,发达国家大多用了45年以上的时间,中国只用27年就完成这个历程,并且将长时期保持很高的递增速度,已进入老龄化速度最快国家之列。联合国一份报告显示:到2049年,中国60岁以上的老年人将占总人口的31%。

3. 地区发展不平衡 中国人口老龄化发展具有明显的由东向西的区域梯次特征,东部沿海经济发达地区明显快于西部经济欠发达地区。1979年已进入人口老年型行列的上海和2012年最迟进入人口老年型行列的宁夏比较,时间跨度长达33年。

4. 城乡倒置显著 根据人口老龄化的发展趋势,就静态而言,老龄化程度农村低于城市;就动态而言,由于农村越来越多的青壮年人口的迁移使城乡老龄化的程度正在接近,农村人口老龄化的问题也日益突出。目前,中国农村的老龄化水平高于城镇1.24%,这种城乡倒置的状况将一直持续到2040年。到21世纪后半叶,城镇的老龄化水平才会超过农村,并逐渐拉开差距。这是中国人口老龄化不同于发达国家的重要特征之一。

5. 女性老年人口多于男性 全国老龄工作委员会办公室2006年2月23日发布的研究报告指出:老年人口中女性比男性多464万人,2049年将达到峰值。21世纪下半叶,女性老年人口基本稳定在1 700万~1 900万人。女性老年人口中50%~70%都是80岁及以上的高龄老年女性,百岁老人中女性比例高达77%。

6. 老龄化超前于现代化 发达国家经济发展在先,人口老龄化在后,即“先富后老”或“富老同步”,而我国经济发展慢于人口老龄化的进程,在经济尚不发达的情况下提前进入了老龄化社会,属于“未富先老”。发达国家进入老龄社会时人均国内生产总值一般都在5 000~10 000美元以上,而中国目前人均国内生产总值才刚刚超过1 000美元,仍属于中等偏低收入国家(全国老龄工作委员会办公室2006年2月23日发布的研究报告)。

7. 老年人口高龄、失能、空巢进一步加剧 我国高龄老年人口以每年5.4%的速度增长,高龄人口已从1990年的800万增长到2000年的1 100万,到2020年将达到2 780万,失能老年人口从2012年的3 600万人增长到2013年的3 750万人。空巢老年人口规模继续上升,2012年为0.99亿,2013年突破1亿大关。这将对社会和家庭带来极大的负担。

全国老龄工作委员会办公室2006年2月23日发布的《中国人口老龄化发展趋势预测研究报告》认为,从2001年到2100年,中国的人口老龄化发展趋势可以划分为三个阶段:从2001年到2020年是快速老龄化阶段;从2021年到2050年是加速老龄化阶段;从2051年到2100年是稳定的重度老龄化阶段。

四、人口老龄化带来的问题

人口老龄化是社会发展的必然规律,它标志着人类社会经济和文化的进步。同时,人口老龄化给国家的经济、政治和文化等领域带来了深刻影响，尤其是发展中国家的人口老化速度较快，国家财力薄弱，庞大的老年群体的养老、医疗、社会服务等方面需求的压力越来越大，给国家的经济发展带来巨大的冲击。

1. 社会经济负担加重　从经济学的角度分析，老年人不具有生产劳动能力，而是纯粹意义上的消费者，并成为劳动力人口提供税收的享受者。人口老龄化使劳动年龄人口比例下降，要充分满足老年人的基本生活需求和医疗保健需求，社会、家庭就必须为老年人提供经济保障。1990 年我国退休人员为 2 301 万人，退休金为 270. 2 亿元；2000 年达到 44 000 亿元；预计到 2030 年，退休人员将猛增到 1. 5 亿多人，届时退休人员相当于在职人员的 40% 以上，这将给国家带来沉重的负担，影响经济的可持续发展。

2. 家庭赡养功能下降　随着人口老龄化、高龄化及我国推行计划生育政策所带来的家庭结构变化，即 4∶2∶1 的家庭结构，家庭子女数减少，家庭很难担负起照顾老人的全部任务，特别是生活不能自理的老人，无法满足老年人日常照料及护理的需求，传统的家庭养老模式受到影响。

3. 老年社会福利及保障体系与人口老龄化不适应　家庭养老功能不断弱化，老年人将更多依赖于社会，尤其是发展中国家老年社会福利及社会保障体系还不够健全，服务产业发展缓慢、基层服务网络薄弱、管理不规范等问题，难以满足人口老龄化的需要。

4. 对医疗保健、护理和生活服务的需求增加　随着年龄的增长，老年人的健康状况不断下降，同时心理健康状况也令人担忧。老年人对医疗保健、护理、生活服务等方面的需求增加，而我国专门从事老年医疗保健、护理等专业人员相对不足，对老年人的服务项目少，服务水平低，服务对象覆盖面窄，医疗、护理、健康保健资源不足，不能满足老年人群的需要。

5. 社会文化场所不能满足老龄化的需求　由于退休后闲暇时间不断增多，社会文化场所不能满足老年人的活动需要。根据我国老龄工作的目标，提高老年人的生活质量，势必要改变我国老年人精神文化生活单调、层次低、文化活动娱乐场所缺少的现状。尽管我国老年大学已发展到 17 000 多所，在校学员约 150 万人，但也仅占老年人口的 1%，远远不能满足老龄化社会中老年人日益增长的需求。

6. 其他方面　人口老龄化除带来上述的主要问题之外，也可能发生其他的社会问题，如老年人的再婚问题、老年人合法权益问题、赡养问题等，如果得不到及时、合理地解决，会严重影响老年人群的生活质量。

五、人口老龄化问题的解决策略

（一）国际方面

为解决人口老龄化带来的一系列问题，国际社会举行了规模不等的区域性会议来探讨解决问题的对策。

1978 年，联合国在第 33 届大会上决定举办老龄化问题世界大会，以唤起国际社会注意世界人口中数量日益增长的老年人群所面临的严重问题，并拟定出一项国际行动纲领。

1982 年，在维也纳召开第一届老龄问题世界大会，有 124 个国家和地区的代表参加了会议，大会通过《老龄问题国际行动计划》，在就业和收入保障、保健、住房、教育和社会福利等方面提出若干倡议,20 多年来成为有关老龄问题的行动指南。

1991 年,第 46 届联合国大会通过了“联合国老年人原则”,其主要精神是:独立、照顾、自我实现和尊严,要求采取国际行动解决老龄问题。

1992 年,联合国召开第 47 届大会通过的《联合国老龄问题宣言》,确定 1999 年为“国际老人年”。1995 年第 50 届联合国大会召开,联合国秘书长安南在报告中指出:国际老人年的主题是“建立不分年龄,人人共享的社会”。

1993 年,第 15 届国际老年学大会提出:老年人最重要的是拥有健康,提出了“科学为健康的老龄化服务”的主题,要把研究重点集中到延长老年期健康上来。

2002 年 4 月,在西班牙马德里召开了联合国第二届世界老龄大会。大会修改了 1982 年第一届世界老龄大会通过的《老龄问题国际行动计划》,制定了面向 21 世纪的《国际老龄行动计划》,为解决老龄化问题提供了行动纲领。各国政府根据各自不同的情况,考虑如何保持和提高老年人适当的经济和社会保障,有机会享有一切基本社会服务,包括社区、医疗、娱乐等,具有同样的机会获得教育、技术和专门技能的权利,并鼓励他们为社会发展作出贡献。同时,也强调家庭成员有责任和义务赡养老人,政府为家庭提供有利的条件,确保对家庭的支持。

(二)国内方面

随着我国社会经济的发展,老龄事业得到了国家的高度重视和全社会的关心和支持。中央和地方政府成立了老龄工作的组织机构,确定了老龄工作目标:“老有所养,老有所医,老有所教,老有所学,老有所为,老有所乐”;颁布了《中华人民共和国老年人权益保障法》、《中共中央国务院关于加快老龄工作的决定》和《中国老龄事业发展“十二五”规划》等,目前是老龄工作快速发展的最好时期。主要的策略如下:

1. 提高全社会对人口老龄化的认识　人口老龄化是我国经济发展和社会进步的标志,是我国人口发展不可逾越的一个阶段。养老事业是一项社会事业,尊老、敬老、养老是社会的公德问题,是每个社会成员所面临的社会责任,营造全社会的敬老、养老、助老的风气,建立了老年维权组织,制定老年人看病、购物、乘车、参观旅游等方面的优惠政策。

2. 建立并完善社区老年医疗保健服务体系　满足老年人的基本医疗需求,加快城市医疗保险和医疗卫生制度的改革,建立多层次的医疗保障体系;农村不断完善合作医疗制度并探索多种形式的医疗保障制度,改善特困老年人的医疗条件。

建立健全社区医疗保健服务网络,设立社区老年医疗护理中心,加强老年医疗护理人员的队伍建设,提高医疗护理、健康保健的服务水平,使老年人得到高质量的专业服务,促进健康老龄化的实现。

3. 建立并完善老年人的生活社会保障体系　加快建立和完善政府、社会、家庭和个人相结合的经济供养体系,完善养老保险制度、政府救助和社会帮困制度,确保老年人能享受到最低的生活保障。建立和完善社区老年服务设施,创造方便、舒适、经济、安全的社会服务环境,让老年人的晚年生活有专门机构和服务产业管理。

4. 创建老年人的社区文化设施　加强和改善社区环境建设,进一步完善社区老年服务功能,如创办老年学校、老年人俱乐部、老年人联谊会,提高老年人的精神和文化生活质量。

5. 巩固家庭养老服务的基础地位　随着我国社会经济的发展，“家庭养老”模式会随之过渡到新的高级形式，但是从我国的社会实际出发，在很大程度上需继续依赖“家庭养老”模式，赡养老人仍然是家庭成员的责任和义务，“家庭养老”模式中的生活照料和精神慰藉也是社会无法全部取代的。

6. 开发老年人力资源，提高自我养老能力　我国老年人口中的低龄老年人是一支智力大军和社会的财富，他们有丰富的知识、技能、经验乃至多年养成的良好敬业精神和责任心。因此，积极开发和利用老年人的这部分能力，发展一些适合老年人继续就业的行业，帮助老年人实现“资源价值”，老年人由“供养”变成“自养”，增强老年人的自我养老能力，提高老年人的生活质量。

思考题

1. 说出老化、人口老龄化、健康老龄化及平均期望寿命的概念。
2. 老年人的年龄划分标准及老龄化社会的划分标准是什么？
3. 我国人口老龄化的特征包括哪些？
4. 人口老龄化带来哪些社会问题？
5. 我国解决人口老龄化问题的策略主要有哪些？

（邹继华　姜菲菲）

第三章　老年保健

学习目标

1. 掌握老年保健的概念和基本原则、老年保健的重点人群和自我保健措施。
2. 熟悉老年保健的任务和保健策略。
3. 了解国内外老年保健的现状和发展趋势。

做好老年保健工作，提供满意的医疗保健服务，是我国社会当前十分重要的任务。这不仅有利于老年人健康长寿、延长生活自理的年限和提高老年人的生活质量，还可以促进社会的稳定和发展。

第一节　概　　述

一、老年保健的概念

WHO 老年卫生规划项目认为，老年保健（health care in elderly）是指在平等享用卫生资源的基础上，充分利用现有的人力、物力，以维护和促进老年人健康为目的，发展老年保健事业，使老年人得到基本的医疗、护理、康复、保健等服务。如建立老年健康档案，进行健康教育宣传、健康咨询、健康体检、功能训练等保健活动。

随着社会的进步和医学的发展，我国老年保健组织和机构正在不断发展和完善。在老年保健组织中，护理人员正发挥着越来越大的作用，把“老有所养，老有所医”的要求具体地落在实处。

二、老年保健的重点人群

1. 高龄老人　是指年龄在 80 岁以上的老年人，这部分老年人中有 60% ~70% 的人有慢性疾病，常有多种疾病存在，并随着年龄的增高，健康状况不断下降。因此，高龄老人对医疗、护理、健康保健等方面的需求增加，老年医疗、保健、护理人员应更加关注高龄老人。

2. 独居老人　随着社会的发展和人口老龄化、高龄化及我国推行计划生育政策所带来的家庭结构变化和子女数的减少，使只有老年人的家庭比例在逐渐上升，导致老年人单独生活的现象越加严重。高龄老年人对医疗、护理、健康保健等方面的需求增加。因此，定期巡诊、送医送药上门，为老年人提供健康咨询或开展社区老年人保健显得更为重要。

3. 丧偶老人　丧偶对老年人的生活影响很大，所带来的心理问题也非常严重。丧偶使多年的夫妻生活所形成的互相关爱、互相支持的平衡状态突然被打破，常会使他们感到生活无望、乏味，甚至积郁成疾。据 WHO 报告，丧偶老人的孤独感和心理问题发生率均高于有配偶者，尤其是近期丧偶者，这种现象对老年人的健康是有害的，常导致原有疾病的复发。因此，关心、关爱和照顾丧偶老人，帮助他们解决生活和心理上的问题是医疗保健人员的重要责任。

4. 患病的老年人 老年人患病后，身体状况差，生活自理能力下降，需要进行全面系统的治疗，因而加重了老年人的经济负担。为缓解经济压力，部分老年人自行购药、服药，易导致延误诊断和治疗。因此，应做好老年人健康体检、健康教育宣传、健康咨询，并配合医生治疗，以促进老年人的康复。

5. 近期出院的老年人 近期出院的老年人因身体尚未完全康复，常需要继续治疗，如中断治疗或遇到经济困难等不利因素，疾病极易复发或恶化甚至导致死亡。因此，从事社区医疗保健的人员应根据老年患者的情况，定期随访，及时调整治疗方案以确保这部分老年人完全康复。

6. 精神障碍的老年人 老年人中的精神障碍者主要是痴呆老人，包括血管性痴呆和老年性痴呆。痴呆使老年人生活失去规律，并且生活不能自理，常伴有营养障碍，从而加重原有的躯体疾病。因此，痴呆老年人需要的医疗和护理服务明显高于其他人群，应引起全社会的重视。

三、老年人的自我保健

自我保健(self-health care)是指人们为保护自身健康所采取的一些综合性的保健措施。老年自我保健(self-health care in elderly)是指健康或罹患某些疾病的老年人，利用自己所掌握的医学知识和科学的养生保健方法，简单易行的康复治疗手段，依靠自己、家庭或周围的力量对身体进行自我观察、诊断、预防、治疗和护理等活动。通过这些活动不断地调适和恢复生理和心理的平衡，逐步养成良好的生活习惯，建立起一套适合自身健康状况的健身保健方法，达到增进健康、防病治病、提高生活质量、推迟衰老和延年益寿的目的。

自我保健活动应包括两部分：一是个体不断地获得自我保健知识并形成某种机体内在的自我保健机制，是人们自我防卫的本能之一；二是利用学习和掌握的保健知识，根据自己的健康保健需求自觉地、主动地进行自我保健活动。

1. 自我保健措施

(1) 自我观察：通过自我观察，能够早期发现异常或危险信号，及时寻求医疗保健服务和治疗疾病。主要通过望、听、嗅、触等方法观察自身的健康状况。自我观察内容包括与生命活动有关的重要生理指标、疼痛的部位和特征、身体结构和功能的变化等。

(2) 自我预防：建立健康的生活模式，养成良好的生活、饮食、卫生习惯，调整和保持最佳的心理状态，坚持适度运动，锻炼身体，是预防疾病的重要措施。

(3) 自我治疗：是指对轻微损伤和慢性疾病患者的自我治疗，如常见慢性疾病的自我服药，患有心肺疾病的老年人可在家中用氧气袋、小氧气瓶等吸氧，糖尿病患者自己进行皮下注射胰岛素等。

(4) 自我护理：运用家庭护理知识进行自我照料、自我调节、自我参与及自我保护等护理活动，增强生活自理能力。

2. 自我保健中应注意的问题

（1）老年人要根据身体情况选用适当的自我保健方法。常用的自我保健方法有精神心理卫生保健、膳食营养保健、运动保健、生活调理保健、传统医学保健、物理疗法保健、药物疗法保健等。

（2）自我保健中应采用非药物疗法和药物疗法相结合，以非药物疗法为主。如在急性传染病、慢性病的发病期或感染性疾病急性期等，应以药物疗法为主，而老年人的一些慢性病以非药物疗法（如生活调理、营养、运动、物理、心理治疗等）为主，效果不明显时再采用药物疗法进行治疗。

（3）体弱多病的老年人，在自我保健时常需采用上述综合性保健措施，但要分清主次，合理调配，起到协同作用，提高保健效果。

（4）使用药物自我保健法时应慎重，应根据自身的健康状况、个体的耐受性及肝肾功能情况合理使用，以非处方药为主，如需治疗用药，应根据医嘱用药，并注意掌握适应证、禁忌证、剂量、用法和疗程，以免产生不良反应。

第二节　老年保健事业的发展

欧美等国家由于进入老龄化社会比较早，已经建立了规范、完善的老年保健制度和方法。我国由于经济发展与人口老龄化进程的不平衡以及老年人口众多、老年保健工作起步晚，发展缓慢，还需要逐步建立正规、全面、系统的老年保健模式，老年保健事业及服务体系将面临严峻的挑战。

一、国外老年保健事业的发展

下面就英国、美国、日本老年保健制度的建立和发展来介绍国外老年保健事业的发展情况。

1. 英国　老年保健最初源于英国。当时在综合性医院内住院的一部分高龄老年人患有多器官系统疾病，常伴有精神障碍，同时还存在一些社会和经济问题。这部分患者由于反复入院或不能出院，住院时间长，护理需求多和治疗上的特殊性，致使国家或地区开始兴建专门的老年人医院。现有专门的老年人医院，对长期患病的老年人实行“轮换住院制度”。为有利于老年人的心理健康和对患者的管理，又建立了以社区为中心的社区老年保健服务机构，并且有老年病专科医生，有健全的老年人医疗保健网络。

2. 美国　早在1915—1918年，美国的老年保健问题就被提了出来。1934年，建立了经济保障咨询委员会，起草了《社会保障法》，即保障老年人、失业者、盲人、鳏寡者及其子女最基本收入的法律。1939—1949年，商业保险大幅度发展，成为医疗费用支付的主要渠道。1949年，加快实施医疗保险制度。1965年，修订了《社会保障法》，老年健康保险被写进《社会保障法》中。从1966年7月开始，美国老年人开始享有老年健康保险。

美国老年保健事业经历了长期的发展，目前在长期护理方面比较完善。老年服务机构有护理之家、日间护理院、家庭养护院等。美国政府主要致力于在医院和老人院之间建立协作关系，解决长期保健的筹资问题。

3. 日本 日本是亚洲经济发达的国家,也是世界第一长寿国。日本的老年保健制度是在20世纪70年代以后逐步建立和完善起来的。目前已形成了一套比较完整的体系,有《老年保健法》、《老年福利法》、《护理保险法》,并逐步形成了医疗、老年保健设施和老人访问护理等一系列制度。日本社区老年保健的主要特点是建立多元化的养老服务,老年保健机构把老年人在疾病的预防、治疗、护理、功能训练及健康教育等方面结合起来,对保持老年人的身心健康起了很大作用。从1982—1993年三次制定、修改并推行老年保健事业发展计划,配合实施“老年人保健福利战略”。

二、国内老年保健事业的发展

我国政府对老年工作十分关注,为加速老年保健事业的发展,国家颁布和实施了一系列的法律法规和政策。建立以家庭养老为基础、社区服务为依托、社会养老为补充的比较完善的老年服务体系和老年保健模式。

我国老年保健事业的发展大致分为三个阶段。

第一阶段:萌芽期(1949—1981年)

这一阶段虽然没有“老龄政策”这一概念,但在中华人民共和国成立后,国家颁布了《农村五保供养工作条例》,20世纪60年代实施了农村合作医疗制度以及城市职工养老和公费医疗政策等。

第二阶段:形成期(1982—1999年)

1982年,成立“中国老龄问题全国委员会”。1995年2月19日,经国务院批准,更名为“中国老龄协会”。

1986年5月,成立“中国老年基金会”,现更名为“中国老龄事业发展基金会”,是中华人民共和国民政部和全国老龄办领导下的为全国老年人服务的民间慈善组织,有贫困老人援助基金、爱心护理基金、老人心理关爱基金、老人健康基金等。

1995年成立的“中国老年保健协会”是中华人民共和国民政部批准,国家卫生部主管的全国性社会团体。协会由一批从事老年保健事业的医学保健专家、学者、热爱老年保健事业的社会活动家、企业家和有识之士组成,并建立了中国老年保健协会网,依托互联网提供有关老年保健方面的资讯和信息交流的平台。

1996年10月颁布实施了《中华人民共和国老年人权益保障法》,对老年人的赡养与抚养、社会保障、参与社会发展及法律责任等做出了明确的法律规定。各省、自治区、直辖市制定了维护老年人合法权益的地方性法规。

第三阶段: 发展期(1999年至今)

1999年10月,为进一步加强全国老龄工作的领导,先后成立了全国老龄工作委员会、地方各级老龄工作委员会;与此同时,建立了老龄协会及老年学研究会、老年大学、老年体育、老年书画、老年法律、老年科技、老年保健等非政府群众组织;在农村建立了村老年人协会;目前已形成了政府与非政府老龄工作组织网络。

2000年8月,中共中央国务院发布了《关于加强老龄工作的决定》,确定了老龄工作和老龄事业发展的指导思想、基本原则、目标任务,切实保障老年人的合法权益,完善社会保障制度,逐步建立国家、社会、家庭和个人相结合的养老保障机制。先后又制定了《中国老龄工作发展纲要》、《中国老龄事业发展计划纲要》,把老龄事业纳入国民经济和社会发展计划。

2005年12月,全国老龄委办公室等21个部门联合发布了《关于加强老年人优待工作的意见》。积极为老年人提供各种形式的经济补贴、照顾和优先、优惠服务,促进老年人共享经济社会发展成果。

2006年,国务院办公厅转发了全国老龄委等部门《关于加快发展养老服务业的意见》,提出进一步发展老年社会福利事业,大力发展社会养老服务机构,开展老年护理服务,为老年人创造良好的养老环境和条件。同年,公布了《中国人口老龄化发展趋势研究报告》、《中国老龄事业的发展》白皮书,并召开第二次全国老龄工作会议,充分体现了国家对人口老龄化问题的高度重视和关注。

2008年2月,全国老龄办等部门发布了《关于全面推进居家养老服务工作的意见》,从老年人实际需求出发,为老年人提供方便、快捷、高质量、人性化的服务。依托社区,建立居家养老服务机构、场所和服务队伍,整合社会资源,共同营造老年人居家养老服务的社会环境。

2011年9月,国务院明确了中国老龄事业在老年社会保障、老年医疗卫生保健、老年家庭建设、老龄服务、老年人生活环境改善、老龄产业、老年人精神文化生活和老年社会管理、老年人权益保障、老龄科研及国际交流与合作等方面的发展任务。国务院还颁布了《社会养老服务体系建设规划(2011—2015年)》,积极应对人口老龄化,建立与人口老龄化进程相适应、与经济社会发展水平相协调的社会养老服务体系。

2012年12月28日,《中华人民共和国老年人权益保障法》通过中华人民共和国第十一届全国人民代表大会常务委员会第三十次会议修订后公布,自2013年7月1日起施行。保障老年人的合法权益,发展老龄事业,弘扬中华民族敬老、养老、助老的美德。

我国老年保健事业的发展,有力地促进了老年医疗、保健、康复、护理及健康教育等服务的开展。

第三节　老年保健的原则、任务和策略

一、老年保健的原则

老年保健原则是开展老年保健工作的行动准则,为今后的老年保健工作提供指导。

1. 全面性原则　老年人健康包括身体、心理和社会三方面的健康,故老年保健也应该是多维度、多层次的。全面性原则包括:① 老年人的躯体、心理及社会适应能力和生活质量等方面的问题;② 疾病和功能障碍的治疗、预防、康复及健康促进。

2. 区域化原则　为了使老年人能方便、快捷地获得保健服务,服务提供者能更有效地组织保健服务,提供以一定区域为单位的保健,也就是以社区为基础提供的老年保健。社区老年保健的工作重点是针对老年人独特的需要,确保在要求的时间、地点,为真正需要服务的老年人提供社会援助。

3. 费用分担原则　由于日益增长的老年保健需求和紧缺的财政支持,老年保健的费用应采取多渠道筹集社会保障基金的办法,即政府承担一部分、保险公司的保险金补偿一部分、老年人自付一部分。这种"风险共担"的原则越来越为大多数人所接受。

4. 功能分化原则　老年保健的功能分化是随着老年保健的需求增加，在对老年保健的多层次性有充分认识的基础上，对老年保健的各个层面有足够的重视，在老年保健的计划、组织和实施及评价方面有所体现。

二、联合国老年人原则

1991 年，第 46 届联合国大会通过了“联合国老年人原则”，其主要精神是独立、参与、照顾、自我实现和尊严。

1. 独立性原则　① 老年人应能通过劳动收入、家庭和社会资助，享有足够的生活保障；② 老年人应有工作机会或其他创造收入的机会；③ 老年人应能参与决定退休时间；④ 老年人应能参加适当的教育和培训方案；⑤ 老年人应能生活在安全且适合个人选择和能力变化的环境；⑥ 老年人应尽可能长期在家居住。

2. 参与性原则　① 老年人应当保持融入社会，积极参与制定和实施与其健康直接相关的政策，并与年轻人分享他们的知识和技能；② 老年人应能够寻找和创造为社区服务的机会，并以志愿工作者身份担任与其兴趣和能力相称的职务；③ 老年人应能寻求和发展为社会服务的机会，能够形成自己的协会或组织。

3. 保健与照顾原则　① 老年人应当得到与其社会文化背景相适应的家庭和社区照顾及保护；② 老年人应享有保健服务，以帮助他们保持或恢复身体、智力和情绪的最佳水平，并预防或延缓疾病的发生；③ 老年人应享有各种社会和法律服务，以提高其自主能力，并使他们得到更好的保护和照顾；④ 老年人居住在任何住所或医疗保健服务机构时，均应能享有人权和基本自由，包括充分尊重他们的尊严、信仰、需要和隐私，并尊重他们对自己的照顾和生活质量的决定权。

4. 自我实现或自我成就原则　① 老年人应当能够追求充分发展他们潜力的机会；② 老年人应当能够享受社会中的教育、文化、精神和娱乐资源。

5. 尊严性原则　① 老年人应当能够生活在尊严和安全中，避免受到剥削和身心虐待；② 老年人无论处于任何年龄、性别、种族背景、能力丧失或其他状态，都应当能够被公正对待，而且不论其经济贡献大小均应受到尊重。

三、老年保健的任务

老年保健工作的目的是要运用老年医学知识开展老年病的防治工作，加强老年病的监测，控制慢性病和伤残的发生。开展老年人群健康教育，指导老年人的日常生活和健身锻炼，提高健康意识和自我保健能力，延长老年人的健康期望寿命。为老年人提供满意的医疗保健服务，提高老年人的生活质量，是我国当前十分重要的任务。因此，老年保健任务的完成需要依赖一个完善的医疗保健服务体系，即需要在老年人医院或老年病房、中间服务机构、社区及临终关怀设施内，充分利用社会资源，做好老年保健工作。

1. 老年人医院或老年病房的保健护理　医院内的医护人员应掌握老年患者的临床特征，运用老年医学和护理知识，配合医生有针对性地做好住院老年患者的治疗、护理和健康教育工作。

2. 中间服务机构中的保健护理　中间服务机构是介于医院、社区和家庭中间的老年服务保健机构，如老人护理院、老人疗养院、日间老年护理站，养（敬）老院、老年公寓等。中间服务机构的老年保健护理，可以增进老年人对所面临健康问题的了解和调节能力，指导老年人每日按时服药、康复训练，帮助老年人满足生活需要。

3. 社区家庭中的医疗保健护理　社区家庭医疗保健服务是老年保健的重要工作内容之一，是方便老年人的医疗服务的主要形式，可以减轻医疗负担，并能解决老年人基本的医疗、护理、健康保健、康复服务等需求。

四、老年保健的策略

由于文化背景和各国社会经济条件的差异，老年保健制度和体系也不尽相同。我国在现有的经济和法律基础上，建立符合我国国情的老年保健制度和体系是老年保健事业的关键，关系到我国经济发展和社会稳定，需要引起高度重视。在物质、精神方面进行准备并采取切实可行的对策。

我国老年保健总体战略部署：贯彻全国老龄工作会议精神，构建更加完善的多渠道、多层次、全方位（即包括政府、社区、家庭和个人共同参与）的老年保障体系，进一步形成老年人口寿命延长、生活质量提高、代际关系和谐、社会保障有力的健康老龄化社会的老年服务保健网络。

针对老年人的权益和特点，根据老年保健目标，从以下几个方面介绍我国的老年保健策略。

1. 老有所养——老年人的生活保障　家庭养老仍然是我国老年人养老的主要方式，但是由于家庭养老功能的逐渐弱化，养老必然由家庭转向社会，特别是社会福利保健机构。建立完善社区老年服务设施和机构，增加养老资金的投入，确保老年人的基本生活和服务保障，将成为老年人安度幸福晚年的重要方面。

2. 老有所医——老年人的医疗保障　大多数老年人的健康状况随着年龄的增长而下降，健康问题和疾病逐渐增多。可以说“老有所医”关系到老年人的生活质量。要改善老年人口的医疗状况，就必须首先解决好医疗保障问题。只有深化医疗保健制度的改革，逐步实现社会化的医疗保险，运用立法的手段和国家、集体、个人合理分担的原则，将大多数的公民纳入这一体系当中，真正实现“老有所医”。

3. 老有所乐——老年人的文化生活　老年人在离开劳动生产岗位之前，奉献了自己的一生，因此有权继续享受生活的乐趣。国家、集体和社区都有责任为老年人的“所乐”提供条件，积极引导老年人正确和科学地参与社会文化活动，提高身心健康水平和文化修养。“老有所乐”的内容十分广泛，如社区内可建立老年活动站，开展琴棋书画、阅读欣赏、体育文娱活动，饲养鱼虫花草、组织观光旅游、参与社会活动等。

4. 老有所学和老有所为——老年人的发展与成就　老年人虽然在体力和精力上不如青年人和中年人，但老年人在人生岁月中积累了丰富的经验和广博的知识，是社会的宝贵财富。因此，老年人仍然存在着一个继续发展的问题。“老有所学”和“老有所为”是两个彼此相关的不同问题，随着社会的发展，老年人的健康水平逐步提高，这两个问题也就越发显得重要。

（1）老有所学：自 1983 年我国第一所老年大学创立以来，老年大学为老年人提供了一个再学习的机会，也为老年人的社会交往创造了有利的条件。老年学员通过一段时间的学习，精神面貌发生了很大改观，生活变得充实而活跃，身体健康状况也有明显改善。因此，受到老年人的欢迎。老年人可根据自己的兴趣爱好，选择学习内容，如医疗保健、少儿教育、绘画、烹饪、缝纫等，这些知识又给老有所为创造了一定的条件或有助于潜能的发挥。

（2）老有所为：可分为两类：一是直接参与社会发展，将自己的知识和经验直接用于社会活动中，如从事各种技术咨询服务、医疗保健服务、人才培养等；二是间接参与社会发展，如献计献策、社会公益活动、编史或写回忆录、参加家务劳动、支持子女工作等。在人口老龄化日益加剧的今天，不少国家开始出现了劳动力缺乏的问题，老有所为将在一定程度上缓和这种矛盾；同时，老有所为也为老年人增加了个人收入，对提高老年人在社会和家庭中的地位及进一步改善自身生活质量起到了积极的作用。

5. 老有所教——老年人的教育及精神生活　一般来说，老年群体是相对脆弱的群体，经济脆弱、身体脆弱、心理脆弱。由于经济上分配不公、政治上忽视老人、情感上淡漠老人、观念上歧视老人等都可能造成老年人的心理不平衡，从而不利于代际关系与和谐社会发展，甚至会造成社会的不安定因素。国内外研究表明：科学的、良好的教育和精神文化生活是老年人生活质量和健康状况的前提和保证。因此，社会有责任对老年人进行科学的教育，充分利用先进文化武装人、教育人、塑造人、鼓舞人。建立健康的、丰富的、高品位的精神文化生活。

思考题

1. 老年保健的含义是什么？基本原则有哪些？
2. 老年保健的重点人群包括哪些人群？具体的自我保健措施有哪些？
3. 针对老年人的权益和特点，老年保健的策略有几个方面？

（姜菲菲　王　钰）

第四章 老年人的健康评估

学习目标

1. 掌握社会家庭评估的内容。
2. 掌握身体评估的内容及注意事项。
3. 熟悉资料收集的方法及注意事项。
4. 了解心理评估的内容及常用的评估量表。

第一节 概 述

老年人的健康评估与成年人基本相同，但由于老年人的听力或视觉减退，导致接受信息的能力下降，在认知能力上也存在不同程度的改变。老年人的感知觉能力下降，往往有可能低估自己的感受，表现为临床症状不典型。如果不注意老年人的生理、心理与社会背景的特殊性，将影响评估内容的针对性和结果的可靠性。因此，护理人员要充分认识到老年人的特殊性，在评估过程中，运用护理评估技能和人际沟通技巧，获取健康评估资料，对老年人的健康问题以及护理需求作出正确的判断，为制订护理措施提供依据。

一、健康评估的方法与内容

健康评估的方法可以通过交谈、体格检查以及查阅原始的病历资料或相关的实验室检查结果来进行，其中交谈和体格检查是最常用、最基本的方法。

（一）交谈

1. 目的　交谈是收集资料的最重要手段。通过交谈了解老年人的疾病发生、发展情况、诊治经过以及目前存在的主要健康问题，还可以了解老年人的心理、家庭状况和经济状况以及社会功能，从而对老年人的健康状态作出判断。

2. 技巧　在与老年人交谈前，首先应作自我介绍，说明交谈的目的，以取得老年人的支持和信任。尊重老年人的语言习惯，不随意中途打断。提问应选择一般性易于回答的开放性问题，如“您感到哪儿不舒服了?”“感觉不适有多长时间了?”为证实或确认被评估老人所诉的病史，可以直接提问，如“请告诉我，过去您有过头痛、头晕的情况吗?”当评估对象回答问题不能很好表达时，可提供有多项备选答案的问题，如“您腹痛是钝痛、锐痛还是烧灼痛?”在提问过程中也可以提一些闭合性的问题，如“您平时喝酒吗?”等。在交谈过程中，还应注意老人的文化背景、受教育程度，以选择适当的交谈距离与方式。

3. 对象　在收集资料时,交谈的主要对象是老年人。当老年人的表达有问题或健康状况不许可时,可与老年人的家庭成员或其他与之关系密切者交谈,从而获得更进一步详细的资料。

4. 内容　通过交谈向被评估老年人收集以下资料。

(1) 一般资料:姓名、性别、年龄(出生年月)、婚姻状况、受教育程度、职业、宗教信仰、家庭地址、联系方式、联系人姓名、医疗费用支付方式等。

(2) 目前主要自觉症状或体征:患者感觉不适而来就诊的最主要原因,包括起病的时间、自觉症状、体征与检查结果、治疗经过与治疗效果、目前主要的自觉症状或体征。

(3) 既往史:包括既往健康状况和曾患过的疾病、手术史、过敏史、外伤史等。

(4) 功能性健康形态:为健康意识与健康行为,营养与代谢,排泄,活动与运动,睡眠与休息,认知与感知,自我概念,角色与关系,压力与应对,价值与信念等。

(二) 体格检查

1. 目的　评估者运用自己的感觉器官或借助检查器具来了解被评估者的健康状况。

2. 方法与内容

(1) 视诊:对老年人的视诊,主要是对其面色、营养、体形、步态、皮肤、胸廓、腹部、背部及关节等的观察。要特别注意细致地观察,发现一些易被老年人忽视的病变。

(2) 触诊:老年人皮下脂肪减少,对疼痛和触压的感觉或反应不如年轻人敏锐,故在为老年人触诊过程中,要注意手法轻柔,深浅度恰当,要结合其他情况分析判断。如老年人患急性阑尾炎时,不能因为患者的腹部体征不典型而排除诊断。

(3) 叩诊:对老年人要掌握恰当的叩诊方法、力度,注意仔细分辨叩诊时所听到声音的性质和变化特点。

(4) 听诊:在听诊前,护理人员要向老人做好解释工作,以取得配合,避免因老人的呻吟、躁动而影响检查结果的准确性。

二、健康评估的注意事项

1. 态度和蔼　在评估过程中,评估者对老年人态度要和蔼可亲。老年人面对医务人员本能地有一种恐惧心理,唯恐自己说错话、听错话,害怕医务人员不耐烦,表现出小心谨慎,忐忑不安。评估者应该以特别的耐心与老年人交谈,面带微笑,鼓励老年人表达自己的感受、诉说自己的疾病经历,不耻笑老年人的行为和语言。

2. 运用沟通技巧　评估者应采取面对面交流的方式,以便老年人能看清评估者的口形变化,弥补老年人听力减退所引起的缺陷。要注意尊重老年人,语气温和、语调平缓、语速放慢、吐字清楚,必要时重复,并给老年人有足够的时间反应。语言通俗易懂,尊重老年人的语言习惯,耐心解答老年人提出的问题。对口头表达不清的老年人,可借助书面语言交谈或肢体语言交谈。另外,在检查过程中,动作轻柔、准确到位,不增加老年患者的痛苦和不便。

3. 环境适宜　创造安静舒适的环境,灯光柔和,温度调节在 22 ~ 24℃、湿度在 50% ~ 60%,在评估过程中,避免其他人员的频繁走动,以免影响老年人的注意力,同时也要注意保护老年人的隐私。

4. 时间适当　因老年人感觉器官功能退化,反应较慢,行动迟缓,故评估者要有耐心。评估时间的长短,应以老年人的身体承受能力而定,时间过长会造成老年人注意力不集中或疲惫,还有可能出现躁动不安的行为。

5. 资料准确　尽量由老年人自己回答问题,对认知功能有障碍的老年人,可由主要照料者或家人一起参与,但仍然以老年人的回答为主,可以向其他人核实资料的准确性,必要时,由主要照料者或家人提供信息资料。此外,护理人员还应查阅患者的原始病历资料,综合分析老年人存在的健康问题,以制订恰当的护理措施。

第二节　身体状况评估

一、体格检查

(一)一般原则

1. 注意保暖　老年人易受凉,应注意防止身体暴露过多过久,同时应注意调节室温。

2. 选择合适体位　老年人行动不便及躯体活动灵活性较差,要帮助老年人安排合适的体位,以便体检顺利进行。

3. 避免过度疲劳　体检时间不宜过久,以免老年人疲劳。全身评估时要注意动作轻柔、利落,必要时分次完成全身评估。

4. 环境安静　要选择安静的体检环境,注意保护老年人的隐私。

5. 判断正确　注意区别生理性退化与病理改变,能正确判断老年人存在的健康问题。

(二)内容与步骤

1. 身高、体重测量　正常情况下从50岁起身高可略缩短,女性较男性明显。女性一般从50岁开始体重增加,而老年男性通常是体重降低。

2. 头面部检查

(1) 头发:随着年龄增长,头发变得灰白、稀疏,发丝变细、变软,大多数老年男性有明显脱发。

(2) 眼及视力:眼睑下垂松弛,眼球内陷。角膜老化,角膜周边可出现灰白色类脂质沉积,随着年龄的增加,角膜上出现灰白色云翳。泪腺分泌减少,出现眼干。瞳孔缩小,对光反应相应迟钝。晶状体柔韧性变差,睫状肌肌力减弱,眼的调节能力下降,所以老年人远视功能增加,近距离的视力变得模糊,而后越来越明显,称之为"老花眼",即老视(presbyopia)。晶状体混浊时可出现白内障,眼压升高可发生青光眼。

(3) 耳:听神经功能逐渐减退,许多疾病加重耳蜗损害,导致听力下降,出现老年性耳聋。外耳道耵聍栓塞,是老年人可逆性听力下降的主要原因。

(4) 鼻腔:鼻腔黏膜萎缩、变薄而干燥。

(5) 口腔:口唇失去红色,口腔黏膜及牙龈苍白。唾液分泌减少,使口腔黏膜干燥。味蕾退化,使味觉减低。牙齿颜色发黄,且有松动或脱落,常有义齿。

3. 颈部检查　颈部与成年人相似,无明显变化。

4. 胸部检查

(1) 乳房视诊和触诊:老年女性乳房因乳腺组织萎缩和脂肪组织减少,乳房松弛下垂而平坦,如触及肿块应高度重视,排除恶性肿瘤可能。男性乳房变化不大,如有发育则是体内激素水平改变或药物副作用引起。

(2) 胸、肺部:部分老年人胸腔前后径增大,横径缩小,如桶状胸。胸部叩诊呈过清音,两肺呼吸音减弱。

(3) 心前区:心脏下移,心尖搏动幅度减小。心脏听诊心音减弱,如有瓣膜病变,可闻及心脏杂音。

5. 腹部　腹部皮下脂肪堆积且腹肌松弛,使腹部膨隆下垂。由于肺扩张,肺下界下移,使得肋缘下触诊易触及肝。由于肠蠕动功能下降,腹部听诊可闻及肠鸣音减少。

6. 会阴部　由于性激素水平的下降,生殖器官发生退行性改变。

7. 皮肤　因弹性组织丧失,使皮肤出现皱纹。皮肤变薄且干燥,常在脸部、手背、前臂等处出现老年斑。可见皮脂腺角化过度、疣样改变。

8. 骨骼肌肉　肌肉萎缩,肌力减退。骨质萎缩、疏松,易发生骨折。脊柱椎体骨质疏松与塌陷,使脊椎后凸,导致老年人身高缩短。

9. 神经系统　由于存在不同程度的脑萎缩及神经的退行性改变,使老年人思维反应下降,神经反射减弱。

二、功能状态评估

老年人的功能状态如何,直接关系到老年人的生活质量。通过对老年人日常生活活动能力、工具性日常生活能力的评估,使护理人员对老年人功能状况有总体了解,以确定护理方案、实施护理措施。通过动态的评估,及时对护理效果作出评价。

(一) 活动能力分类

1. 日常生活活动能力(activties of daily living, ADL)　包括是否有大小便失禁,修饰、用餐、如厕、洗澡、穿衣及上下楼梯等是否需要帮助,活动(步行)是否能独立进行等。

2. 工具性日常生活能力(instrumental activities of daily living, IADL)　包括打电话、购物、做家务、服药、使用交通工具和管理经济等方面是否需要帮助,同时了解是否参与娱乐、职业工作和社会活动等。

(二) 评估方法

1. 日常生活活动能力量表(改良巴氏指数评定表, MBI)　主要用于评定被试者的日常生活活动能力(表 4-1)。评定时按表格逐项询问,如被试者因痴呆或失语不能回答或不能正确回答,则由家属或照料者回答相应问题。

2. 工具日常生活能力(IADL)　主要用于评定被试者利用工具完成日常生活的能力,以及参与娱乐、职业工作和社会活动方面的能力等,通常是询问患者家属。典型的 IADL 评定采用功能活动问卷(functional activities questionnaire,FAQ)进行评定(表4-2)。

表4-1 改良巴氏指数评定表

项目	评分标准
1. 用餐	0分=依赖他人 5分=需部分辅助(夹菜、盛饭、切面包、抹黄油) 10分=全面自理
2. 转移	0分=完全依赖别人,不能坐 5分=能坐,但需2人辅助 10分=需1人辅助 15分=自理
3. 修饰	0分=需帮助 5分=独立洗脸、梳头、刷牙、剃须
4. 如厕	0分=依赖他人 5分=需部分辅助 10分=自理
5. 洗澡	0分=依赖他人 5分=自理
6. 活动(步行)	0分=不能步行 5分=在轮椅上能独立行动 10分=需1人辅助步行(体力或语言指导) 15分=独立步行
7. 上楼梯	0分=不能 5分=需帮助(体力或语言指导) 10分=自理
8. 穿衣	0分=依赖他人 5分=需一半辅助 10分=自理(系、开纽扣,开闭拉锁和穿鞋等)
9. 大便控制	0分=失禁或昏迷 5分=偶尔失禁(每周<1次) 10分=能控制
10. 小便控制	0分=失禁或昏迷或需要由他人导尿 5分=偶尔失禁(每24 h<1次,每周>1次) 10分=能控制
总分	

注:ADL能力缺陷程度:0~20分=极严重功能缺陷;21~49分=严重功能缺陷;50~74分=中度功能缺陷;75~99分=轻度功能缺陷;100分=ADL自理

[资料来源:中国康复医学诊疗规范(上册). 中华人民共和国卫生部医政司主编. 华夏出版社,1998]

表 4-2 功能活动问卷

评估内容	0 分	1 分	2 分	3 分
1. 每月平衡收支的能力，算账的能力				
2. 患者的工作能力				
3. 能否到商店买衣服、杂货和家庭用品				
4. 有无爱好，会不会下棋和打扑克				
5. 会不会做简单的事，如点炉子、泡茶等				
6. 会不会准备饭菜				
7. 能否了解最近发生的事件（时事）				
8. 能否参加讨论和了解电视、书和杂志的内容				
9. 能否记住约会时间、家庭节日和吃药				
10. 能否拜访邻居、自己乘公共汽车				

注：1. 评估标准：0 = 正常或从未做过但能做；1 分 = 困难、但可单独完成；2 分 = 需要帮助；3 分 = 完全依赖他人。

2. ≤5 分为正常；>5 分表示该患者在家庭和社区中不能独立。

［资料来源：（美）Alan M. Adelman，Mel P. Daly. 邢华译. 老年病学. 高等教育出版社，2003］

身体状况的评估应注意结合老年人的具体情况，日常生活能力与老年人的年龄、视力、躯体疾病、运动功能障碍、情绪低落等密切相关。因此，对老年人的评估要全面地结合老年人的躯体、心理及社会健康状态进行评估。

第三节 认知与心理状况评估

心理健康是衡量老年人健康的一个重要指标。进入老年期后，随着生理功能的逐渐衰退，对老年人的心理健康带来一定的影响，如记忆力、思维敏捷性下降，解决问题的能力减弱等。但老年人的生理老化与心理老化并不同步，有些老年人进入高龄后，仍能有成就，这与老年人的知识、文化、人生经历、环境及遗传等都有着密切的关系。有较多的老年人因社会角色的变化、感觉器官功能的减退、体力不支及疾病、经济收入减少等因素的影响，常表现为忧心忡忡、孤独不安、多猜疑、失落感。因此，要及时对老年人的心理健康状况作出正确的评估，了解是否存在不同程度心理不健康的情况，甚至心理疾病，如神经症、焦虑症、恐惧症、强迫症、疑病症、神经衰弱、抑郁症等，以便能及时采取相应护理措施，使老年人摆脱不良心理的影响，提高生活质量。

一、评估的内容

（一）认知状况评估

1. 外观与行为　意识状况、姿势、穿着、打扮等。
2. 语言　音量、语速、流畅性、理解力、重述力等。
3. 思考与知觉　判断力、思考内容、知觉。
4. 记忆力与注意力　短时记忆、长时记忆、学习新事物能力、定向力。

5. 高等认知功能　运用知识的能力、计算力、抽象思考力、结构力等。

（二）心理状况评估

1. 是否存在不同程度心理不健康的情况。
2. 是否存在心理疾病。

二、评估的方法

老年人认知和心理状况的评估方法主要有3种，即观察法、会谈法和测试法。

（一）观察法

1. 与认知和心理活动有关的一般护理评估

（1）生命体征：体温、脉搏、呼吸和血压的变化会导致老年人的情绪改变，如焦虑、紧张、恐惧或痛苦等。

（2）面容表情：注意观察老年人因情绪改变而引起的面容和表情的变化，如高兴、激动、兴奋、紧张、焦虑、痛苦、愤怒等。

（3）情绪情感：注意观察老年人内在的情感反应，如自卑、自责、悔恨、内疚、自信、自尊、自豪等。同时，也应倾听老年人对自己情感的描述。

（4）姿势步态：注意观察老年人是否有因情绪和情感活动所引起的身体姿势与步态的改变。当出现手足无措、坐立不安时往往反应内心的焦虑、惊恐、紧张，当手足发抖甚至身体发颤时要注意老年人是否很气愤等。

（5）精神、睡眠：注意观察老年人的精神面貌与睡眠情况。有无萎靡不振、长吁短叹、消极悲观的精神状况，了解老年人是否有入睡困难、早醒和多梦情况。

（6）动作行为：注意观察老年人的行为与动作，是否有举止不端、不修边幅、衣衫褴褛、不爱整洁，在言语表情方面是否有懒言少语或喋喋不休、语调低沉或高昂，在动作方面是否有动作迟缓、不协调或笨拙现象。

2. 与认知和心理活动有关能力的观察

（1）一般能力观察：一般能力是指从事任何活动都需要的能力，如观察能力、思维能力、语言能力、想象力、判断力、记忆力和计算能力等。评估者应根据需要设计情景与问题，便于观察分析老年人的一般能力。

1）观察能力：通过让老年人仔细观看某些日常生活中的录像情景，让老年人说出所得结果，判断其结果是否正确。

2）思维能力：让老年人对某些日常生活常识、某些概念进行思考、逻辑推理与应答，观察其综合分析能力如何。

3）语言能力：通过与老年人交谈，了解他们语言用词是否妥当、诚恳、自然，语句是否流畅。

4）想象力：给老年人出一个与其有关的题目，并根据题意要求，设想出符合现实生活的梦境。

5）判断力：请老年人回答一些简单的有关时事政治、历史、地理等方面的问题，观察其概括和判断能力如何。

6）记忆力：给老年人看几个相互没有关联的物品，5 min 内以谈话分散其注意力，5 min 后让其说出物品的名称，以了解其短时记忆。也可以通过谈话了解他们对过去和最近一些情况的记忆程度。

7）计算能力：根据老年人原来从事某项工作的特长，有针对性地进行复杂与简单的数字计算。

（2）特殊能力的观察：特殊能力是指为某项专门活动所需的能力。它只在特殊活动领域内发生作用，包括动作能力、机械能力、核对能力、美术能力、音乐能力、数学能力、体育能力和写作能力等。评估者给老年人创造实践机会，通过实际表现来观察其上述相应的能力。其目的是了解其对娱乐、体育的兴趣爱好是否广泛，兴趣是否易变。对日常生活与社会环境的适应能力如何，能否独立生活。是否能与过去一样对某些活动保持兴趣，并有专业的表现。

（二）会谈法

通过与患者或其家属、亲友、陪同者的会谈，收集与老年人认知和心理方面有关的资料。

1. 与认知和心理有关的生理及精神活动变化

（1）了解有无感觉和知觉异常，包括视觉、听觉、嗅觉、触觉等。

（2）有无肢体感觉与运动障碍。

（3）记忆能力、独立生活能力、阅读和书写能力如何。

（4）思维反应能力、注意力、应答力、理解力和综合分析能力如何。

（5）对环境的适应能力、动作协调能力和综合认知能力如何。

（6）了解老年人的人格变化，有无孤僻、离群、固执、主观、自私、多疑、过度紧张或烦躁不安等。

（7）有无脑功能衰退现象，平时的睡眠时间、惊醒程度和自控能力等。

2. 影响心理行为的因素　老年期如遇有某些生活压力事件和意外事件的刺激，而引起一些生理、心理反应，尤其可能会出现不良的心理反应。这将有损于老年人的健康，严重时将导致老年人精神失常。评估者通过会谈，了解是否存在有影响老年人心理行为的因素。同时，了解老年人的社交活动情况，与家人、邻居、同事、朋友之间相处是否融洽。良好的人际关系将能使交往双方互相愉悦、互相欣赏、互相认可，会刺激产生良好的心理反应。不友好的关系长期存在将严重影响老年人的心理健康。

（三）测验法

1. 认知测验

（1）简易心智状态量表（SPMSQ）：该量表是由佛史丹（Folstein）发展出来的，共分为定向感、记录能力、注意力和计算力、回忆能力、抽象概念和语言能力等几项来评估。

（2）简短操作心智状态问答：是由菲佛（Pfeiffer）发展出来的，共包括 10 个问题，内容包括定向感、个人基本资料、远程记忆力和计算力等。

2. 心理测验：是评估人们心理状况的常用方法，通过各类心理测验，分析判断老年人的心理是否存有健康问题，为制订护理计划提供依据。

(1) 人格测验:是对个性心理特征进行测量,可利用明尼苏达多重人格测定量表(MMPI)和艾森克人格问卷(EPQ)。明尼苏达多重人格测定量表(MMPI)主要用于人格的临床评估,内容广泛,包括身体一般健康与各系统的状况、神经症状或精神病行为表现、婚姻和家庭关系、性的态度、政治和社会态度等,对于鉴定正常和异常人格有很高的价值。艾森克人格问卷(EPQ)分成人式、儿童式,成人式问卷也适合于老年人[见附录一:艾森克人格问卷(EPQ)]。

(2) 焦虑的评估:当人遇到可能会造成危险和威胁的重大事件,或者预示要作出重大努力的情况进行适应时,心理上出现紧张和一种不愉快的期待,这种情绪发生即为焦虑。老年人因退休、丧偶、患慢性疾病等面对自己的生活担忧,表现为紧张、不安和急躁等。

常用评估焦虑的量表有:汉密尔顿焦虑量表和状态－特质焦虑问卷。汉密尔顿焦虑量表是使用较广泛地用于评定焦虑严重程度的他评量表。状态－特质焦虑问卷是用于评定焦虑性质的自评问卷,其特点是简单,并能直观地反映焦虑者的主观感受。焦虑可分为状态焦虑和特质焦虑两个不同的概念,前者描述一种短暂、当前不愉快的情绪体验,如紧张、恐惧、忧虑和神经质,伴有自主神经功能亢进,而后者指相对稳定的焦虑性特质。

(3) 抑郁的评估:抑郁是个体失去某种重视或追求的东西时产生的情绪体验。抑郁的显著特征是情绪低落,典型症状为失眠、悲哀、行动受限、自责和性欲减退。老年人常因为退休、子女独立后离家、身患某种慢性疾病等,而出现情绪低落、失眠等。

常用评估的抑郁量表有:汉密尔顿抑郁量表(HAMD)和老年抑郁量表(GDS)。汉密尔顿抑郁量表是临床评定抑郁状态时应用最为普遍的量表。老年抑郁量表通常用于老年抑郁症的评估,但如果存在中等程度的认知障碍则结果并不可靠。

第四节　社会功能评估

社会功能评估(assessment of social function)包括对老年人的社会角色、所属家庭、所处环境及文化等评估。通过对老年人的社会功能评估,可了解其有无角色功能紊乱、角色适应不良,尤其是老年人自我角色认同的偏差;找出影响老年人健康的家庭因素,制订有针对性的护理计划;评估老年人的家庭环境、社区环境与社会环境,发现影响健康的环境危险因素,指导或协调改善环境的措施;更进一步了解老年人的文化需求,避免在护理过程中发生文化强加。老年人的社会功能还包括其在社会活动方面的参与情况和对自我生活现状的满意程度。

社会功能的评估方法,通常也是采取交谈、观察及量表测定法。在进行家庭环境、社区环境评估时,应进行实地观察和抽样检查。老年人的家庭环境观察,重点是发现一些可能会发生外伤的隐患。

一、角色与角色适应评估

(一) 评估的目的

老年人对自我角色的认同状况,关系到老年人生活的家庭状况和自身的健康状况。通过对老年人角色与角色适应评估,及时发现其存在的角色适应不良以及对健康的影响,为制订合理完善的护理计划提供依据。

（二）评估的内容

评估的内容包括：① 老年人生活现状的满意程度；② 自身健康状况的认识程度；③ 自身能力的了解程度；④ 对目前所处家庭地位的态度；⑤ 社会活动参与情况；⑥自我形象的维护情况。

（三）评估的方法

1. 交谈　通过下列问题进行评估。

- 以前您从事什么职业且担任什么职务？
- 目前您是否仍在工作？在社会上承担任务吗？
- 目前您在家中是否承担家长角色？家中谁的意见最具有决定性？
- 您是否感到任务过重，有些力不从心？
- 您是否感觉您未被重视，您有丰富的经验没有充分发挥作用？
- 夫妻晚年生活是否满意？是否打算进一步改善？
- 您是否满意子女对您的生活建议和安排？
- 您是否愿意参加老年人群体的活动？
- 作为患者的角色您有什么想法？
- 您对未来生活有什么打算？
- 您认为老年人是否同样需要注意修饰打扮？

2. 观察　主要观察老年人有无角色适应不良的生理与心理行为反应，如头痛、烦躁、焦虑、抑郁、疲乏、否认自己有疾病的事实、不信任医生和护士的治疗与护理方案。

通过以上评估，可分析判断出被评估老年人对角色的感知、对承担的角色是否满意、有无角色适应不良，尤其是患者角色适应不良。

二、家庭评估

家庭是人类生活的最基本并最重要的一种组织，因为有了家庭才可能有人类的繁衍，家庭的稳定能使社会安定、国家繁荣。家庭关系在性质上主要是一种情感联系，它比其他社会团体更重视关心、爱护感情。关系不健全的家庭往往存在更多的问题，对家庭成员的健康带来很大的影响。随着人们生活水平提高，观念转变、生活节奏加快以及情感问题等复杂的因素，家庭结构类型也趋向简单，传统的“大家庭”已相对较少。家庭养老功能的逐渐减退，对患病的老年人来说，显然是不利的。

（一）评估的目的

通过对老年人所处家庭的评估，了解其家庭状况，发现影响老年人健康的主要家庭问题，帮助护理人员在制订护理计划时考虑多方面的因素，调动可以利用的资源，促进老年人康复。老年家庭的类型有大家庭、空巢家庭、独居家庭、重组家庭等。

（二）评估的内容

评估的内容包括：① 家庭成员的年龄、性别、文化背景、职业及经济收入情况等；② 家庭成员的健康状况；③ 家庭成员的生活方式；④ 家庭成员间的沟通情况；⑤ 家庭健康照顾功能；⑥ 家庭成员间的亲密度；⑦ 家庭与社区的联系。

（三）评估的方法

1. 交谈　是常用的评估方法。可通过以下问题与老年人交谈收集资料。

- 您退休了吗？老伴身体好吗？
- 您(二老)有几个子女？子女经常来看您(二老)吗？
- 子女从事什么工作？工作是否很忙？
- 您二老经常聊天吗？
- 您二老经常一起出去散步、参加老年人活动、旅游吗？
- 您通常独自在家做些什么？生活上由谁来照顾？
- 您(二老)是否经常参与社区组织的活动？
- 当您患病时，通常是由谁来照顾？

2. 观察　观察家庭气氛，家庭成员间的亲密程度，对老年人的关心照顾等。

3. 测试　可让老年人画家庭圈或对其进行家庭关怀度指数(APGAR 问卷)的测评。

家庭圈是一种了解家庭结构与功能的简单方法，可作为访视功能障碍家庭的出发点。家庭关怀度指数(APGAR 问卷)，是斯密克斯汀(Smilkstein)于 1978 年首先设计出的监测家庭功能的问卷，是主观评估法中比较简单的一种[详见附录二:家庭关怀度指数(APGAR 问卷)]。

三、环境评估

人类生存的环境包括内环境和外环境。内环境是指人体内的细胞外液体，是人体细胞赖以生存的液体环境。内环境稳定是组织细胞维持正常生理功能的必要条件，也是机体维持正常生命活动的必要条件。外环境是人类进行生产和生活活动的场所，是人类生存和发展的物质基础，是影响一切生命活动的重要因素，包括自然环境和社会环境。人类的健康离不开环境，环境因素对人类生活和健康的影响已受到人们越来越多的关注，尤其对老年人的健康更为重要。营造一个良好的生活环境，对促进老年人的健康，提高老年人的生活质量有着重要的意义。本章主要介绍与外环境有关的家庭环境、社区环境和社会环境的评估。

（一）评估的目的

通过对老年人家庭环境、社区环境和社会环境的评估，了解具体环境因素对老年人的影响，及时采取有效措施来改善环境，促进老年人的健康。

（二）评估的内容与方法

1. 家庭环境评估

(1) 居住环境：通过观察了解照明设备，尤其是楼梯、走廊、厕所等处；了解取暖或降温设备以及室内空气是否流通等。

(2) 家庭安全:通过观察了解地毯边缘是否固定,厕所浴室是否安装有扶手,地面是否太滑,桌椅安放是否固定合理,电源插座使用是否安全方便,家中药物是否在有效期内,热水瓶放置高度是否合理,冰箱内食物是否及时食用或清理等。

2. 社区环境评估　向社区管理组织了解或到实地观察,社区是否有老年人的活动场所,是否有关心老年人的组织机构,是否有配套的生活服务设施,是否有就近医疗服务部门,社区空气、水是否有污染情况,附近是否有噪声、异味,外出活动交通是否便利等。

3. 社会环境评估

(1) 经济状况:经济状况对老年人的健康影响较大。因老年人退离工作岗位,身体健康状况的减弱而外出工作机会减少等因素,使得收入减少,但支出却相应增加。老年人的家庭开支除日常生活外,很大一部分用于医疗费用和与子女的节假日聚餐。因经济关系,常导致老年人有病不及时就医。老年人由于害怕患病时巨额的医疗费,平时省吃俭用,发生营养不良也是屡见不鲜。对老年人的经济状况评估,可通过与老年人或家属的交谈收集资料,包括了解经济来源、医疗费支付形式等。

(2) 生活方式:生活方式与健康有着密切的关系,如饮食习惯、睡眠与休息习惯、娱乐方式等。通过与老年人或家属的交谈,了解是否存在有影响健康的不良生活方式。如饮食过咸、吸烟、酗酒、整天沉溺于棋牌、睡眠时间过少、不参加体育锻炼等。

(3) 教育水平:教育水平与自我保健意识有很大的关系。良好的教育有助于主动寻求健康保健信息,改变不良的生活习惯。通过交谈,了解老年人对健康知识的了解程度及对健康的态度。

(4) 社会关系与社会支持:通过交谈或观察,评估老年人的交往能力,以及与家人、朋友、亲友之间关系的亲疏程度。良好的人际关系,有助于老年人从精神、健康信息、物质上得到支持与帮助。良好的人际关系能使老年人在患病时与医护人员密切配合,保持面对现实和积极治疗的心态。

四、文化评估

文化是一个社会及其成员所特有的物质与精神财富的总和,即特定人群为适应社会环境和物质环境而共有的行为与价值模式。文化就是生活,是一种文明所形成的生活方式与行为方式,包括知识、艺术、价值观、信念与信仰、习俗、道德、法律与规范等多方面。文化具有民族性、传承性和积累性、获得性、共享性、复合性和双重性的特性。价值观、信念和信仰、习俗为文化的核心要素,并与健康密切相关。

(一) 评估的目的

通过对老年人的文化评估,有助于了解其文化背景,理解其思想行为,避免文化固执与偏见,使制订的护理计划更适合老年人。

(二) 评估的内容与方法

1. 价值观　指一个社会或群体中的人们,在长期社会化过程中,通过后天学习逐步形成的和共有的,对于区分事物好与坏、对与错、符合或违背人的愿望、可行与不可行的观点、看法与准则。价值观与健康观密切相关,健康观影响人们对健康观念、求医行为、治疗方案的选择、对疾病态度等的认识。评估者可以通过询问下列问题,获得被评估者与价值观有关的信息。

• 您认为生命中什么是最重要的?

• 当您遇到困难时通常的求助或解脱方式是什么?

• 您认为什么是幸福?

2. 信念与信仰的评估　信念是自己认为可以确信的看法。信仰则是人们对某种事物或思想的极度尊崇与信服,并把它作为自己的精神寄托和行为准则。

信念涵盖了对世界万物的感知与见解。随着社会的发展,人们对健康的概念也逐步清晰。但还有一部分人,尤其是老年人,认为健康就是没有疾病,忽视心理、社会方面的健康。

宗教信仰与健康也有密切的关系。有些老年人参加宗教活动,在一定程度上减轻心理压力,把参与宗教活动作为一种精神寄托。但也有一部分老年人迷信宗教的力量,认为宗教活动可以替代医疗,表现出一些愚昧的行为。

很多方法可用来评估信念系统,克兰曼(Kleinman)等人提出的评估模式应用最为广泛,包括以下 10 个方面。

• 对您来说,健康指什么? 不健康又指什么?

• 通常您在什么情况下认为自己有病并就医?

• 您认为导致您健康问题的原因是什么?

• 您是在何时,怎样发现您有该健康问题的?

• 这种健康问题对您的身心造成了哪些影响? 严重程度如何?

• 发作时持续时间长还是短?

• 您认为您应该接受何种治疗?

• 您希望通过治疗达到哪些效果?

• 您的病给您带来的主要问题有哪些?

• 对这种病您最害怕什么?

通过以上询问,能够引出患者对健康问题的认识,评估者可以从中分析病因、表现、病理生理改变、病程、治疗过程以及预后等。

对宗教信仰的评估可以通过以下问题来进行。

• 您有宗教信仰吗? 何种类型的宗教信仰?

• 平日您参加哪些宗教活动?

• 住院对您参加宗教活动有何影响? 内心感受如何? 有无恰当人选替您完成? 需要我们为您做什么?

• 您的宗教信仰对您在住院、检查、治疗、饮食等方面有何特殊限制?

通过以上问题的询问,可以理解老年患者因宗教信仰而提出的特殊需求,在不影响治疗与护理的基础上,尽可能尊重其宗教信仰。

3. 习俗的评估　习俗是指人类调适生活的一种手段和方式,起源于人类为满足需求所作的努力。习俗反映一个民族在生产、居住、婚姻、节日、礼仪等方面有着共同的爱好、习惯和禁忌。与健康相关的习俗主要有饮食、医药、居住、婚姻与家庭等。通过与老年人及家庭成员的交谈，了解他们的习俗，有助于分析老年人的生活中是否存在影响健康的不良习俗，如饮食的烹调方法、饮食戒规等。同时，在不影响健康和治疗的基础上，应尊重其习俗，如用硬币“刮痧”祛风寒。在了解习俗的谈话中，可对老年人提出以下问题。

- 您平时是否有特别的食物喜好？主要是哪些食物？
- 您家的烹调方式一般是怎样的？常用的调味品是什么？
- 您认为哪些食物有营养？哪些食物没有营养？
- 当您感觉不适时，通常您采取什么样的处理方式？

在与老年人或家属交谈时，要注意耐心倾听，并作必要的解释。

在为老年人进行健康评估时，不能机械地进行以上各项评估，应根据老年人回答问题的情况，灵活巧妙地提出各项问题，并在评估过程中，注意生理、心理、社会全方位的观察，尽可能缩短评估时间，收集可靠资料。

思 考 题

学习小组到一老年慢性患者家庭中对老年患者及其家庭进行一次评估，确定老年患者及家庭中存在的和潜在的健康问题，并写出一份评估报告。

（王 钰 曹文静）

第五章　老年人的活动与安全

学习目标

1. 掌握老年人常发生的意外事件及预防措施。
2. 掌握老年人的运动原则及注意事项。
3. 熟悉老年人的运动项目。

随着年龄的增长,老年人各系统逐渐发生老化改变,加上老年人本身的病理变化,使老年人在活动过程中更容易出现安全问题。影响老年人安全的因素有很多,本章重点阐述生活环境和活动因素对老年人健康与安全的影响。护理人员应指导老年人做好常见意外事件的预防措施,做好健康教育工作,确保老年人的活动安全。

第一节　老年人的生活环境

环境是人类进行生产和生活活动的场所,是人类生存和发展的物质基础,是影响一切生命活动的重要因素,包括自然环境和社会环境。人类的健康离不开环境,环境因素对人类生活和健康的影响已受到人们越来越多的关注,尤其对老年人的健康更为重要。营造一个良好的生活环境,对促进老年人的健康,提高老年人的生活质量有着重要的意义。

一、自然环境

良好的自然环境是人类生活和健康的保证,否则会影响到老年人的健康。如老年人居家时间长,室内空气污浊将影响老年人健康。饮水量不足或水质不良容易使老人发生慢性缺水、腹泻,容易诱发其他疾病,重者危及生命。严寒酷暑等气候多变的季节是老年疾病的高发时段。气温过高易导致心血管系统的变化,容易发生头晕、跌倒,并使人的情绪浮躁,影响老年人的睡眠和休息;气温过低,导致血管收缩,血流缓慢,同样会诱发老年疾病的急性发作。总之,自然环境因素对老年人的健康与安全造成的潜在危害是不容忽视的。

二、社会环境

和平安定的社会环境是人类生存和发展的基本条件,也是老年人健康长寿的保证。社会物质文明和科学技术的进步,使人类的健康水平和健康保障有了进一步的提高。1999 年 4 月 7 日世界卫生日的主题是“积极健康的老年生活”,呼吁全世界为老年人创造健康、充实和富有创造力的生活。2012 年 12 月新修订的《老年人权益保障法》从家庭赡养与抚养、社会保障、社会服务、社会优待、宜居环境、参与社会发展、法律责任等方面更好地保障老年人的权益。《老年人权益保障法》还明确规定，家庭成员应当关心老年人的精神需求，不得忽视、冷落老年人，与老年人分开居住的家庭成员，应当经常看望或问候老年人。这是我国首次将精神赡养写入条文，这种氛围为老年人的健康生活提供了良好的社会环境。

三、社区环境

社区环境包括社区文化环境和社区医疗卫生保障系统。社区文化环境是老年人获得社会所提供的教育、文化、娱乐等资源的直接活动场所，可以丰富老年人的精神文化生活。良好的社区环境应具备完善的医疗卫生设施和高素质、有爱心的医护人员，能随时为有需要的老年人提供优质和便利的医疗护理服务。并通过多种形式开展健康教育，宣传老年人常见疾病的预防保健知识，增强老年个体的保健意识，提高防病能力。

四、家庭环境

家庭环境是老年人生活的小环境。因老年人退休后主要的活动场所就是家庭，再加上我国目前的养老形式以家庭养老为主，家庭结构、家庭成员文化层次、修养、经济收入及相互之间的关系，会直接影响到老年人的生活与身心健康。因此，要营造温馨、和睦、融洽、尊老爱老的家庭氛围，有助于老年人的身心健康。

五、居住环境

居住环境对老年人尤其是高龄老年人是非常重要的，他们大部分时间在居室内生活和活动，因此应重视居室环境的改善。老年人居室环境的改善要遵循的原则是安全、省力、方便、舒适、适用、美观。主要注意以下几个方面：

1. 私人空间　对于老年人来说，应该保证老年人有独立的私人空间，老年人有自己的休息、睡眠、饮食等习惯，应尊重他们的生活习惯，维护老年人的自尊和身心健康，使老年人能安居，满足老年人的基本需求。对生活在大家庭中的老年人，家庭易忽视老人的这一基本需要，导致了老年人的私人空间长期被剥夺，或子女各自承担一个老人的养老义务，致使老年夫妻长期分居，严重影响了老年人的身心健康。

2. 光线　老年人居住的房间尽量安排在朝阳面，接受自然光照的沐浴，冬暖夏凉。适量的日光照射可以促进血液循环，提高机体免疫力。经常打开门窗，使日光直接射入，可以保持室内空气新鲜。自然光照对于活动受限的老年人尤其重要，即使不出户外，柔和明快的自然光照也可使老年人的心情愉快。人工光源的设置要能满足正常的夜间照明需要，避免灯光过于昏暗或过强，以免老年人因眼花而跌倒。卧室应安置床头灯或床旁灯，方便老年人开关。通向厕所的过道可安装节能灯。

3. 室内设置

（1）室内装修：室内地板的装修应选用防滑材料，地面保持清洁干燥、防滑。若使用地毯的居室，应保持地毯的清洁平整，防止老年人被绊倒。椅子、痰盂等应及时收好，不要放在老年人经常走动的地方，避免老年人磕碰造成跌倒骨折等意外损伤。楼梯、通道尽量避免设置门槛和台阶，避免堆放杂物，应有适宜的照明设备。门和走廊的通道上应设扶手，扶手的高度以 40 ~ 50 cm为宜[图 5 - 1(1)]；门的理想宽度为 80 ~ 86 cm，方便轮椅进出，门锁、居室内灯具开关的位置和高度适当,应考虑坐轮椅的老人能够方便使用。

色彩对人的情绪、行为及健康均有一定影响,居室色调不同可以使老人产生不同的情绪反应。应根据老年人的喜好帮助其选择墙的装饰颜色和室内用品的颜色,有利于老年人的健康。米黄、粉红等属于暖色调,可以使老年人精神振奋,产生愉悦感;浅蓝、浅绿属于冷色调,具有镇静安定作用。室内放置一些有益于人体健康的盆景或绿色植物,可以改善室内空气污浊的程度,并使房间充满生机活力,令人产生愉悦感。

(2) 浴室和厕所:厕所的位置最好在卧室内,方便老年人使用。厕所宜选用坐式马桶。有条件可以安装加温马桶和紧急呼叫装置。浴室和厕所应设扶手[图 5-1(2)]。浴缸内和地面要有防滑垫,下水道排水通畅,地面无积水。热水龙头应有隔热装置以防烫伤。

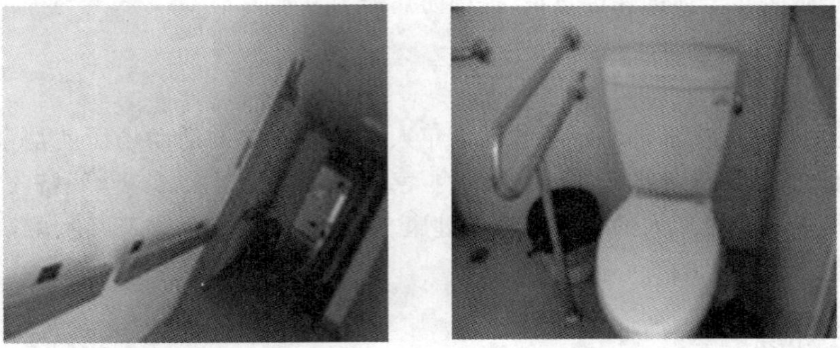

(1) (2)

图 5-1 扶手

(1)走廊中的扶手;(2)坐式马桶和扶手

(3) 家具:家具以牢固稳定为首要原则。家具摆设要简洁实用,不要过多地更换位置。家里有使用轮椅的老年人还应考虑桌子的高度。老年人用的椅子应牢靠结实,过于小巧精致的凳子,容易使老年人跌倒。老年人的卧室、活动室面积尽可能宽敞。

(4) 床铺:床的高度适宜,以老年人坐在床边,双脚可着地为宜。床的高度应考虑方便使用轮椅的老年人进行体位的转移。床靠墙或角落安置可以提高其稳定性,并可防止老年人坠床。床垫的软硬度适宜,过软的弹簧床不利于老年人翻身和移位,在身体移位时,容易造成重心失控导致坠床。肥胖的老年人也会因为床垫过软使身体过度下陷,影响呼吸和循环。体质消瘦的老年人,床垫可适当增厚,避免局部骨隆突处过度受压。保持床单清洁、平整、无碎屑,床褥经常更换、拆洗并在阳光下曝晒。枕头的高度适宜,枕芯松软适中。枕头过高容易造成落枕,并导致患脑动脉硬化的老年人发生脑血栓的危险;枕头过低会影响舒适感。应充分利用床头柜,便于老人取、放眼镜及电话等常用物件。

4. 安静 老年人的睡眠时间少,睡眠质量差,常常会影响精神状态和活动耐力。噪声在 50~60 dB 可以使人产生不愉快的情绪,影响老人的休息和睡眠。长时间的噪声干扰,可以引起头痛、头晕、耳鸣、失眠等不良症状。因此,老人的住处尽可能选择远离城市喧嚣的中心地带,同时应教育社区居民在使用电视机或音响设备时音量不宜过大。老年人的居室要保持安静,以保证老年人的充足睡眠。老年病房,要求保持病区的安静,医护人员应做到“四轻”,即:走路轻、说话轻、操作轻、开关门轻,避免探视人员大声喧哗。但是过度安静的居室环境也不利于健康,容易使老年人感觉寂寞、孤独。应多与老年人聊天或播放一些老年人喜欢的轻音乐、歌曲,可调节情绪,使老年人心情愉快,增进健康。

5. 通风　开窗通风,可促使室内的空气流通,调节室内温度、湿度,保持室内空气新鲜,增加氧含量,降低二氧化碳及空气中微生物的密度,减少室内污染,预防呼吸道疾病的发生。冬天开窗通风时间宜选择中午和下午气温偏高的时段,避免冷风直接吹到老人身上。每次通风 30 min 左右。

6. 温度、湿度　由于老年人的体温调节能力减弱,老年居室内应备有温度计和湿度计,以便随时评估室内温度和湿度。老年居室温度控制在 18 ~ 22℃ 为宜,保持室内温度恒定。室内湿度应控制在 50% ~ 60%。由于老年人的体温调节能力减弱,在高温天气,人体代谢旺盛,能量消耗较大时,易导致机体免疫力下降。使用空调或风扇时,注意居室内、外温差不要大于 8℃。当老年人刚从炎热的户外进入室内时,避免风直接吹向老人。长时间使用空调或暖气,可采用负离子湿化器或定时开窗通风的方法进行空气湿化。

第二节　老年人的活动

老年人的活动种类包括日常生活活动、家务活动、职业活动、娱乐活动等。日常生活活动和家务活动是最基本的活动,包括个人满足基本生理需要所进行的活动,反映了老年人的生活自理能力。职业活动主要指从事再就业的老年人围绕职业所开展的活动,反映老年人的社会适应能力。适合老年人的娱乐活动有很多,积极地参与,可达到修身养性的目的,这种能力反映了老年人智能能动性和社会角色功能。

一、老年人的日常生活活动

日常生活活动既能满足机体基本生理需要,又可以维持机体的功能状态,预防失用性综合征。日常生活活动是生活中必须完成的活动,如个人卫生、衣着、排泄、饮食等。对于健康老年人,应指导其合理地完成日常生活活动,避免潜在的健康问题发生;对于老年慢性疾病患者,鼓励老年人独立完成日常生活的自理;对于活动能力欠缺者,护士或家庭照顾者应给予一定的帮助。

(一) 个人卫生

1. 沐浴　老年人皮肤较干燥,沐浴不宜过于频繁。夏天出汗多时可每日淋浴或擦浴 1 次;冬季一般应 7 天 1 次,保持皮肤的清洁与健康。沐浴时选用中性肥皂,沐浴时间不宜过长;避免空腹或酒后、餐饱时立即沐浴。调节室温 22 ~ 26℃,水温 35 ~ 40℃ 为宜。水温过低容易着凉;水温过高,皮肤毛细血管扩张,导致机体重要脏器供血不足,容易诱发心脑血管意外。冬秋季气候比较干燥,沐浴完毕涂抹润肤霜,防止皮肤干燥引起皮肤的瘙痒。体质虚弱的老年人独自沐浴时,要随时询问,叮嘱不要反锁门,注意安全,防止意外的发生。对长期卧床的老年人,家属应协助完成床上擦浴。床上擦浴时要掌握 3 个原则:① 室温适宜,保持水温。关闭门窗,注意保暖,以防着凉。② 擦浴时尽量少翻动,如心脑血管疾病的老年患者,以防意外。

③ 观察受压皮肤的情况和全身反应。

2. 头发卫生　老年人发质较脆弱，头发稀松易脱落，每日应梳理，刺激头皮血液循环。洗头次数不宜过频。皮脂腺分泌旺盛的老年人，可选择碱性洗发液，适当增加洗头的次数；发质干燥者，宜选用中性洗发液。老年人的头发不宜过长，以便于梳洗和整理。对卧床不起的老年人可给予床上洗发。保持头发清洁无异味，对维持老年人良好的仪表，增强自信心有重要作用。

3. 口腔卫生　老年人的牙齿间隙增大，常引起食物嵌塞，加上老年人的唾液腺分泌减少，易发生口腔感染。因此，要做好口腔卫生。口腔卫生提倡"三三制"，即每天刷牙三次，餐后三分钟刷牙，每次刷牙时间三分钟。配戴义齿的老人，睡前将义齿取出，以免误咽，刷洗干净，用生理盐水浸泡，切勿用热水或酒精浸泡，防止义齿变形和老化；另外，义齿脱下放置的时间不宜过长，次晨及时配戴，防止牙龈生长影响义齿的安装。每日做叩齿运动可促进牙齿的健康。不能自理的老年人，给予特殊口腔护理。

4. 特殊部位的卫生　老年女性每晚要用温水清洗会阴，预防感染。老年人足部要注意清洁与保暖，每晚用热水泡脚，以促进血液循环及睡眠。应定期修剪指甲、更换鞋垫。有糖尿病的老年人更要加强足部护理。

（二）衣着

老年人衣服的款式、颜色选择上，既要考虑个人的喜好、经济条件，又要考虑是否适合老年人外出参加社会活动来挑选。合适的衣着可以增强老年人的自信心和对生活的乐趣。老年人的衣着以宽松、轻便、舒适、样式大方得体、易于穿着为原则。贴身衣服选用棉质，夏季应选择透气好、吸水性能强的服装面料，冬季着装应偏重于保暖效果好。裤脚或裙子下摆的设计不宜过长、过宽，以免影响步行绊倒老年人。高龄或体质虚弱的老年人，裤腰的设计可改成松紧带式。老年人穿着颜色明快的服饰外出，可在一定程度上避免交通事故的发生。鞋的选择着重考虑安全性和简便性，选择大小适合、软底、低跟、防滑、不需系带的样式比较适合。

（三）排泄

老年人应养成每天定时排便的习惯，排便时间不宜过长，排便后借用扶手助力，缓慢起身，避免突然起立造成直立性低血压，导致意外损伤的发生。根据情况采用舒适的排便姿势，蹲位排便是最佳排便姿势，但患有高血压、心脏病的老年人宜用坐位排便。体弱或因病不能下床的老年人可采用卧位排便，需抬高床头30°~50°，使用便盆。保持大便通畅，出现便秘应及时处理，避免滥用缓泻剂。老年男性前列腺增生导致夜尿频繁，排尿困难，应指导就医，避免影响休息或诱发其他疾病。老年女性应有意识地进行盆底肌群的收缩锻炼，对增强排尿功能的自我控制，预防压力性尿失禁有一定作用。大小便失禁的老年人，应加强局部皮肤护理。

（四）饮食

老年人应注意营养均衡，遵循老年人的饮食原则。用餐时防止食物哽噎和误吸的发生（详见本章第三节）。

（五）性生活

晚年适度的性生活是老年人正常的生理需要，也是日常生活的一部分，可提高其生活质量。老年人对性生活应有正确的认识，既要避免传统观念的影响，过度压抑性要求，又要防止纵欲过度，损害健康。适度的性生活应以自然，无不适感，不影响睡眠及次日的精神状态和日常活动为原则。

二、老年人的运动

人体的运动与机体的生理活动、新陈代谢等密切相关。运动可保持生命的活力和激情，是老年人健康长寿的关键。但老年人由于各系统的老化、疾病等使活动量受到限制。有学者认为每天活动消耗能量在 4 180 kJ(1 000 kcal)以上，可以达到强身健体、预防疾病的目的。

相关链接：

老年人运动量参考指标

消耗 335 kJ(80 kcal)能量的运动有：① 家务运动：洗衣服 50 min、扫除 20 min、沐浴 20 ~ 30 min；② 娱乐运动：读书 6 h、写作 40 ~ 50 min；③ 体育锻炼：投球 10 min、跑步 10 ~ 15 min、跳绳 10 ~ 15 min、体操 20 ~ 30 min、游泳 5 min、爬楼梯 5 ~ 10 min。

（一）适合老年人的运动项目

老年人选择运动项目应根据年龄、性别、身体状况、锻炼基础、个人爱好及环境条件等因素来决定。应以低、中等强度的有氧运动为主。如散步、慢跑、游泳、太极拳等。

1. 散步　属于低强度的有氧代谢运动，是一种安全有效、容易调节的运动，已成为大多数中老年人乐于选择的运动项目。一般认为：散步每周至少坚持 3 ~ 5 次，每次 40 ~ 60 min，距离 5 000 m，即可达到促进心脏功能、控制体重的效果。

2. 慢跑　属于中等强度的有氧代谢运动，老年人适宜慢速中长跑，对锻炼心肺功能有好处。刚开始运动的老年人，可根据自己身体的耐受情况逐渐增加运动量。慢跑结束后，不宜立即停步，而应由慢跑逐渐过渡到步行，最终过渡到原地踏步或肢体放松活动，使机体逐渐恢复到运动前的安静状态。

3. 游泳　游泳是全身性健身运动，由于全身肌肉的运动以及水的物理、化学刺激，对长期坚持游泳的老年人有促进健康作用，对于保持健美的体型有明显作用，可延缓衰老。游泳每小时可消耗 1 255. 2 ~ 3 347. 2 kJ(300 ~ 800 kcal)的热量。有心脏病的老年患者不宜参加游泳运动。

4. 跳舞　适合老年人的舞蹈有交际舞、老年迪斯科、秧歌舞、腰鼓舞等。跳舞不仅使老年人精神焕发，心情愉快，同时起到增强体质、维护健康、预防疾病的目的。跳舞的节奏不宜过快，注意根据自身的体力适当休息和饮水。经常参加跳舞的老年人，在相互的交往中增进友谊，在相互的交流中获取信息，扩大了自身的社会交际范围。

5. 球类运动　适合老年人的球类运动有门球、乒乓球、手球等，可根据个人的兴趣和条件进行选择。

(1) 门球:属于一项集体运动项目,运动强度小,以其独特的竞赛形式,集娱乐与运动于一体的趣味特点,吸引了众多的老年人参与,可以相互学习和交流,增加人际交往,寻找到生活的乐趣。

(2) 乒乓球:是一项双人竞技运动,要求运动者手眼配合,对于锻炼机体神经肌肉协调功能有良好的作用。

(3) 健身球:又称手球,是我国的传统健身项目。运动时用手部力量捏握玩转健身球,由于手指关节的运动和球体对手部穴位的刺激,可以锻炼手部肌肉和关节的灵活性,促进手指末梢血液循环,达到健脑益智的作用。

6. 太极拳　太极拳是我国的传统健身项目。一套完整的太极拳运动,使老年人的平均心率接近最佳心率,相比其他运动项目,太极拳更适合老年人的生理特点。太极拳以动静结合、姿态优美、刚柔相济以及运动强度适中等特点,使人们在锻炼中陶冶情操,又达到了运动保健的目的。运动过程中,要求练习者自然呼吸,身体和精神放松,提高身体的稳定性和灵活性。

7. 气功　气功的修炼强调通过调身、调心、调息的统一结合,以良性的意念使心理、生理活动形成神经条件反射,激发人体潜能,提高机体免疫力,从而达到修身养性、延年益寿的功效,对高血压、糖尿病、心脑血管疾病、慢性支气管哮喘等多种慢性疾病有防治作用。宜选择在空气清新、安静幽雅的环境进行锻炼。

(二) 影响老年人运动的因素

1. 机体老化和疾病　由于全身各系统的退行性改变和疾病的影响,使老年人的活动耐受力降低,神经肌肉的协调能力减弱,运动的灵活性和反应的敏感性下降,机体容易出现疲劳、跌倒。这些综合因素导致老年人的活动范围和活动量逐渐减少。

2. 运动认知情况　老年人文化程度的高低与参加体育锻炼的积极性成正比关系。由于对运动的防病治病、强身健体的作用和意义认识不足,疾病和老化常常成为老年人不能自觉参加和坚持锻炼的理由;部分老年人无法根据自己的病情和身体状况科学地选择运动项目,制订相适宜的运动计划,包括运动强度的调节、运动中的注意事项等。

3. 社区和家庭的支持　社区应增加老年公共健身器材的投资,建立适合老年人的活动场地,加强防病健身知识的宣传,积极开展老年体育运动,组织相关的活动竞赛等。家庭成员和运动伙伴的鼓励、督促和支持,直接影响老年人参加和坚持体育运动的积极性和持久性。

(三) 老年人运动的原则

合理、适度的运动是增进健康的重要方式。针对老年个体制订出相适宜的运动处方,确保运动的安全和有效性。

1. 项目适宜　根据老年人身体的健康状况、不同的环境和设备条件,选择适宜的运动项目。以简便易学、易于坚持、活动量容易控制、动作缓慢柔和为原则,避免参加负重和激烈的竞技运动。

2. 量力而行　老年人应根据身体的健康状况选择适当的运动量。运动后要达到最适宜心率,运动结束后在 3 ~ 5 min 之内恢复运动前的心率,同时运动时全身有热感或微微出汗,运动后自觉精力充沛,睡眠好,食欲佳,无不适感,说明运动量适中。如运动后心率比运动前增加不足 22 次/min，说明运动量过小，可适当增加运动强度，延长运动时间。运动后心率超过运动前的30 次/min，出现呼吸困难、面色苍白、头晕、乏力、失眠等则应考虑运动量超负荷，需进行重新调整。

3. 循序渐进　刚参加运动的老年人，运动强度不宜过大，时间不宜过长，运动量及运动时间应逐渐增加。

（1）运动步骤：安全、有效、科学的健身运动包括运动前、中、后 3 个阶段。即每次运动前应做 10 min 的伸展活动，以增加肌肉和韧带的弹性和关节的灵活性，防止运动损伤，而后开始 20～30 min 的健身运动，最后进行 10 min 的整理活动。整理活动主要以步行、肢体放松运动为主，使机体逐渐恢复正常状态。

（2）运动时间：运动时间以每天 1～2 次，每次 30 min 左右，一天运动总时间不超过 2 h 为宜。

4. 持之以恒　老年人应选择自己喜爱的运动项目长期坚持。每天或隔日自觉进行锻炼。运动锻炼使老年人感到身体轻松和心情愉悦。当遇到身体不适、情绪不好、睡眠不佳时不要勉强进行，可减少运动量或暂停运动；遇天气变化时，可改换场地或减少运动量。

5. 自我监护　老年人的运动强度可通过最高心率来掌握。最简便的监测方法是以运动后心率作为衡量标准，即运动后的最适宜心率（次/min）=170 − 年龄。身体健壮者可用 180 作为被减数，即运动后最高心率（次/min）=180 − 年龄。计算心率采用 10 s 心率乘以 6 的方法，不能用直接测量 1 min 的方法。

开始运动后，在保证每天的运动时间和强度基本一致的情况下，观察身体对运动的反应。如记录每天起床前、运动前和运动后的心率与呼吸频率，运动后心率、呼吸频率恢复到运动前状态所需要的时间。

6. 不能以家务劳动替代体育运动　如无特殊情况，锻炼应该坚持每天或隔天进行。虽然老年人可每天参加家务劳动，但家务劳动持续时间短，能量消耗小，不能达到体育运动锻炼的效果。因此，家务劳动不能取代体育运动。

（四）老年人运动的注意事项

1. 合理安排饮食与运动　不宜在饱餐后立即运动，因运动后血液循环加快，全身血液重新分布，使胃肠道供血相对不足，影响食物的消化吸收；也不宜在空腹时运动，以免引起心律失常，甚至导致老年人猝死。因此，运动可在进食后 30～60 min 进行。运动前 20 min 和运动过程中应补充水分，以增加血容量，避免出汗过多引起机体缺水。

2. 选择适宜天气、地点及时间　老年人应留意当天的空气质量指数报告和天气预报。应指导老年人，进行户外运动时，选择适宜的天气和空气质量较好的清晨或傍晚时段进行。气候恶劣的情况下，应适当调整运动方案。冬天在室内健身房中运动，夏天避免在烈日下进行。体质差的老年人在运动过程中应该注意保暖，防止受凉。

3. 适宜的运动服饰　老年人运动时应穿着宽松、吸水性强、无静电的运动服。冬季运动，更要注意衣服的增减，防止着凉。根据运动项目的不同，选择适宜的运动鞋、袜，以确保运动的安全性，老年糖尿病患者更应重视运动鞋的选择，防止脚被挤压或摩擦伤。

4. 异常情况应及时就诊　年老体弱或患有慢性病的老年人，在运动过程中出现胸闷、头晕、气促、异常乏力等情况，应停止运动，观察身体的状况，及时请医生检查，遵医嘱调整运动处方。

5. 下列情况应暂停运动锻炼　患有急性疾病如心绞痛、呼吸困难，情绪受刺激、情绪过于激动和悲伤时应暂停运动。

三、娱乐活动和职业活动

(一) 老年人的娱乐活动

老年人的娱乐活动包括琴棋书画、文化收藏、民间技艺、饲养花鸟虫鱼等活动。娱乐活动使老年人在参与的过程中获得愉悦，增进交流，产生满足感。目前很多老年人喜欢打麻将、打牌，有学者认为，麻将和牌技活动可以延缓老年人的记忆力减退，尤其对阿尔茨海默病和脑血管疾病恢复期的患者有效，但是久坐对老年人的健康不利。因此，类似的活动每次持续的时间不宜过长，注意劳逸结合。

(二) 老年人的职业活动

老年人的职业活动是指老年人通过各种形式参与的社会活动，并从中获取一定的劳动报酬。退休老年人的丰富经验，尤其是那些具备熟练劳动技能及高层管理人员、科技工作者和老干部是社会的宝贵财富。鼓励老年人从事职业活动，发挥余热，是“老有所为”“老有所用”的具体体现。其意义在于：① 充分发挥老年人的社会作用，促进国家、社会及家庭的建设。② 获得适当的劳动报酬，提高生活水平。③ 充实老年人的晚年生活，增进老年人的自信心和生活的乐趣，使老年人的幸福感和满足感得以实现。④ 使老年人维持一定的社会交往，保持健康的情绪状态，有利于老年人健康长寿。

四、患病老年人的活动

患病老年人保持适当的活动，可以维持或促进老年人的生理功能，增加日常生活的自理能力，提高自我满意度和生活质量。

(一) 偏瘫老人

偏瘫老人活动的目的是消除或减轻残肢功能缺损，最大限度恢复生活自理能力。可借助辅助器进行活动，如助行器、手杖等。训练活动的时间越早，功能恢复得越好。活动的程序应遵循先大后小、先粗后细、先易后难的原则。初期可做上下肢抬举、伸展、旋转运动，逐渐开始一些精细动作，如握拳、持物、扣衣服纽扣等。配合患肢做被动运动，偏瘫的老年人运动时要加以保护，预防老年人坠床和跌倒。

(二) 需要制动的老年人

制动状态容易使机体出现肌肉萎缩、肌力下降、关节僵硬、手足下垂和局部压疮，针对不同的制动治疗，护理人员或家属应向医生了解最小的制动范围，以确定可以活动的部位及活动的方式。在不影响治疗的情况下，对肢体进行被动活动或肢体按摩，防止肌肉萎缩，争取早日解除制动状态。

（三）恐惧活动的老年人

对害怕活动的老年人，应根据老年人个体情况，制订乐于接受、易于学习、容易开展的运动处方。结合老年人的心理特点做好心理护理。另外，注意运动的循序渐进原则，先在床上运动，再床边、室内运动，逐渐过渡到户外运动。运动时间的长短，以老年人自己感觉轻度乏力为止，以达到老年人自我健康照顾的目标。恐惧活动的老年人运动时，由专业人员现场指导，确保运动的安全性和有效性。

（四）痴呆老人

痴呆老人的感知和认知功能较差，一般人们会尽量限制痴呆老人的活动范围，这样只会加重病情。因此，积极促进痴呆老人的活动能力，可延缓病情。对轻度阿尔茨海默病患者，应鼓励参加简单的劳动和社交活动，从事力所能及的脑力劳动和体力活动，选择适当的户外活动项目。外出活动时，最好有人陪伴，也可以在老人的口袋中放置写有姓名、家庭住址和电话号码的卡片，便于走失时及时获得他人的帮助。中度阿尔茨海默病的患者尽可能协助其维持日常生活的自理能力。对生活完全不能自理、卧床的重度阿尔茨海默病症患者，应加强翻身和肢体的被动运动，防止压疮和其他并发症的发生。

第三节　老年人常见意外事件的预防

老化的生理性和病理性改变给老年人造成了许多不安全因素，易导致老年人出现意外事件，常见的有跌倒、误吸、哽噎、压疮、烫伤及坠床等，这些意外事件的发生，致伤、致残率很高，影响老年人的生活质量，严重时可危及生命。为防止老年人意外事件的发生，要提前做好预防工作。

一、老年人常发生的意外事件

（一）跌倒

跌倒(fall down)是指除双脚以外的身体任何部位意外性地接触地面而造成伤害的现象。特别是高龄老年人最为常见。据报道，65岁以上家居的老年人中，男性21%～23%，女性43%～44%曾发生过跌倒。有资料显示：跌倒是美国老年人死亡的第六位原因。因跌倒而发生骨折者为3%～5%，多为重要部位骨折，如髋关节、骨盆、前臂等。跌倒最常见的是髋骨骨折，由于老年人愈合时间长以及手术后的特殊护理要求，如长期卧床和局部的制动，使老年人容易发生压疮、肺炎和泌尿系感染等并发症，后果严重。有跌倒史的老年人因跌倒后的严重后果而担心再跌倒，自信心丧失。因此，产生巨大的心理创伤，从而有意识地减少活动，且活动的依赖性增加等，容易造成恶性循环，更易导致跌倒。跌倒是老年人群伤残、失能和死亡的重要原因之一，严重地影响老年人的生活质量和生活自理能力，给家庭和社会带来了巨大的负担。

1. 原因

（1）自身因素：① 由于机体各器官的老化，使老年人的视觉、听觉功能减弱，不能对环境作出正确的判断；老年人的神经肌肉协调能力减退，步态异常，反应迟缓，应变能力减退，也易导致跌倒;② 随着各种病理性改变,如慢性老年性关节炎、直立性低血压等可降低机体的平衡性;③ 由于使用某些药物,如镇静催眠药、降压药、抗焦虑药或过度饮酒等均可使老年人产生眩晕感,降低身体的稳定性;④ 老年辅助器具使用不当;⑤ 衣着不当,如鞋子或拖鞋不合适,裤腿过长影响步行等均可导致跌倒发生。

(2) 环境因素:跌倒多数发生在室内,主要有浴室、卧室和厨房;少数发生在室外,主要是街沿和台阶处。室内跌倒常因地面光滑潮湿、花纹过于繁杂;地毯滑动、卷边、不平坦或有障碍物;居室内家具摆放不合理或移动过于频繁,稳定性差;厕所、浴室、走廊缺乏扶手,夜间照明不足等。室外跌倒常因障碍物过多,路面不平坦或路面潮湿;过强或过暗的灯光,使老年人看不清路面的障碍物;楼梯过于陡峭,缺乏扶手等。

(3) 心理因素:有两种心理状态易导致老年人发生跌倒,一种是部分老年人不服老,对自己的能力估计不足;另一种是因为担心增加他人的负担,不愿过多地麻烦他人而勉强为之。

2. 处理　老年人跌倒时,将患者就地平卧,观察生命体征和神志,询问老人的自觉症状,作出正确判断,情况严重的应立即拨打急救电话。若老人神志不清,应询问其家人或周围的人。一般认为,在未清楚病因的情况下,切勿立即将老人扶起或随意搬动,防止加重病情。如骨质疏松发生骨折的患者,不良的搬运方式有可能会加重损伤;脑出血的患者,有可能会加重出血症状;直立性低血压引起的跌倒,有可能会加重脑缺血症状。

3. 预防

(1) 增强体质:长期坚持适当的体育运动,可提高各系统功能,尤其是运动系统功能,增强肌肉的活动耐力和关节的灵活性,提高平衡和协调能力,经常参加运动的老年人跌倒发生率低。

(2) 创造安全环境:创造安全的老年人居室环境,应在设计上尽量减少台阶和门槛,地面采用防滑材料,台阶有防滑踏板,终止处及踏板边缘处可涂上不同颜色或标上安全符号。随时保持地面干燥无水迹、无杂物,避免在打蜡或用水拖过的地面上走动;地毯不要松弛或卷起;浴室和楼梯、走廊过道应有扶手,有适宜的照明设备;家具摆放要适当、稳定,床和椅子的高度适宜;卫生间要靠近卧室,通往卫生间的过道不要有障碍物,必要时把便器放在床旁。老年人穿着的鞋大小合适,鞋底不宜过厚,应粗糙防滑,裤脚不宜过长。行动不便的老年人应配备适宜的助步器,并放置在固定的位置便于取用;上下轮椅时应锁定轮子。视力不佳的老年人应配备老花镜。

(3) 活动指导:指导老年人在体位转换,如起床、蹲便,或由坐位转换成站立位时,动作应缓慢,防止由于直立性低血压造成的眩晕跌倒,日常生活起居做到"3 个 30 s",即醒后 30 s 坐起,坐起后 30 s 再站立,站立后 30 s 方行走。此外,在 2 个光线反差过大的区域间过渡时,一定要考虑到暗适应的问题可能会给老年人带来的潜在的危险。

(4) 安全知识宣传:开展健康教育,讲解跌倒的相关知识,使老年人了解跌倒的危险因素,积极采取应对措施,提高对跌倒的防御能力。

(5) 积极治疗引起眩晕的各种疾病,减少眩晕产生的概率。避免或慎重使用有可能引起眩晕的药物,必须使用时,应向患者交代药物的副作用,自觉身体不适时,应立即卧床休息,避免在用药后外出活动。

(二) 误吸与哽噎

误吸(misimbibition)是指进食或饮水时,喉头抬升不协调,咽部与气管通道同时开放,导致食物或液体误入气管。其主要表现为在进食的过程中,突发剧烈呛咳、呼吸困难、面色青紫,重者引起窒息,甚至危及生命。误吸是造成高龄老年人吸入性肺炎的主要原因之一。

哽噎(choke)是指一些过于干燥的食物或团状食物,未经充分咀嚼和唾液均匀混合即进入咽部,停留于梨状窝、环状软骨或主动脉弓后方等食管狭窄部位。主要表现为胸骨后阻塞感、不能说话、胸闷,无明显发绀、呛咳及窒息症状。

1. 原因 ① 随着年龄的增长,机体老化,导致老年人咽喉部的感觉、知觉减退,协调功能减弱,吞咽反射降低,容易导致哽噎或误吸。② 由于患有某些疾病而发生类似情况,如假性延髓麻痹而出现吞咽困难或哽噎;脑血管意外或头部外伤的患者常会发生吞咽困难或误吸现象。③ 食物的形态过于黏稠易发生哽噎;食入稀薄液体发生呛咳甚至误吸者高达 93% ~100%。④ 进食时体位不佳易导致误吸,或服用某些药物也会使吞咽反射迟钝,容易导致食物吞咽障碍。

2. 急救处理 根据不同的情况,给予不同的处理方法。发生轻度的哽噎,食物量少,立即饮适量的水,可缓解症状,否则可按压上腹部使胃内压上升,促使食物逆行;或指导老年人置于弯腰体位,用叩背法,迫使食团排出。

发生误吸时,应立即停止饮水及进流质食物,指导老年人置于头低位,用拍背和刺激咳嗽的方法,协助老年人排出异物。一旦发生严重的误吸,应就地抢救,迅速清除咽部异物,疏通呼吸道。以上方法无效时,应尽快到医院采取喉镜或纤维支气管镜下取异物,必要时进行气管切开,以保持呼吸道通畅,维持正常的呼吸功能。

3. 预防

(1) 饮食要求:太稀的食物容易引起呛咳和误吸。因此,老年人应选择半流质饮食,如蛋羹、稠粥、菜泥、酸牛奶等,同时注意每口食物不宜过多。食物温热适宜、色香美味,以促进食欲,引起吞咽反射。

(2) 进食体位:老年人进食多采用坐位或半卧位,卧床老年患者应抬高床头 30° ~45°,进食后不宜立即平躺,应保持坐位或半坐卧位 30 min 以上,防止食物反流。进食体位应以舒适、方便进食为原则。

(3) 功能训练:进行吞咽功能训练,如训练老年人做伸舌、吹气动作,提高吞咽反射的敏感性。

(4) 治疗原发病及伴随症状:有吞咽困难的老年人,应及早治疗原发病及伴随症状。

(5) 尽早开始管喂饮食:有严重吞咽困难及意识障碍的老年患者,应及早给予管喂饮食,避免哽噎和误吸的发生。病情好转后,逐渐过渡到照顾者协助进食或自主进食。要注意观察患者进食的情况。

(6) 进食指导:要求老年人进食时注意力集中,进食时不要与人交谈,以免分散注意力。指导照顾者及家属合理地照顾老年人的饮食。喂饭时不急不躁,不要催促老年人快速进食。给有吞咽困难的老年人喂饭时,可先用勺轻压舌面,刺激舌的感觉和运动;每勺的食物量不要太多,速度宜慢,使老年人充分咀嚼和吞咽。意识障碍或气管切开的患者,进食前后半小时不宜吸痰,以免刺激患者引起呕吐,增加误吸的危险。对面部偏瘫的老年人,可将食物送至健侧。

(7) 注意与其他疾病鉴别和诊断:有些老年人的咳嗽反射不明显,或误吸的过程未被他人注意,容易被误诊为心脑血管疾病的急性发作,失去抢救的机会。

（三）压疮

压疮（pressure sores）是机体局部组织长期受压，血液循环障碍，持续缺血、缺氧、营养缺乏而导致的组织溃烂坏死。老年人皮肤抵抗力下降，易受机械及理化因素刺激而损伤，长期卧床的老年人易出现压疮。老年人机体组织修复能力差，一旦发生，愈合困难，并发严重感染者可导致脓毒败血症，危及生命。

1. 原因　引起压疮的原因是复杂多样的，主要有物理因素、生理因素和营养状况。

（1）物理因素：造成压疮的物理力主要有压力、剪力和摩擦力。通常是 2 ~ 3 种力联合作用而导致。单位面积承受的压力越大，越易发生组织坏死。此外，长期受压的皮肤经常受到汗液、尿液、大便的刺激，表皮角质层的保护作用下降，皮肤容易破损。

（2）生理因素：随着年龄的增长，老年人的皮肤变得松弛而干燥，缺乏弹性，皮肤保护功能减弱；回避反射减弱；神经末梢反应降低，对皮肤造成的摩擦、疼痛、异物刺激等敏感度下降，局部组织长期受压但无感觉，易发生压疮。

（3）营养状况：全身营养不良、肌肉萎缩、负氮平衡的老年人，皮下脂肪萎缩、变薄，皮肤易损性增加。

2. 预防和护理　预防压疮的关键在于消除各种致病因素，定期检查患者的皮肤状况，对容易发生压疮的高危人群认真细致地做好“六勤”，即勤翻身、勤按摩、勤观察、勤擦洗、勤整理、勤更换。鼓励和协助卧床老年人定时翻身，1 ~ 2 h 更换一次卧位。容易受压的骨隆突部位，垫软枕以扩大接触面积，降低局部组织的受力压强；加强皮肤的清洁护理，保持皮肤的干燥、清洁，避免潮湿等不良刺激；调整饮食结构，增进营养；在不影响病情的情况下，鼓励老年人适度活动，增强机体抵抗力。开展健康教育，使患者和家庭照顾者掌握预防压疮的正确方法。

（四）烫伤

烫伤（burn）是由热力（火焰、热水、蒸汽及高温金属等）、电流、化学物质、放射线等作用于机体而引起的局部或全身损害。其中以热力烫伤最为常见。

1. 原因　热力烫伤的严重程度，取决于温度和作用时间，同时烫伤的发生、发展与个体条件有关。老年人的皮肤神经末梢的敏感性下降，对疼痛刺激的反射减弱，感觉相对迟钝，导致其对同一致伤温度的反应较其他年龄阶段的人缓慢，因而烫伤的发生率高，程度重。使用热水袋或热水瓶保暖、治疗性用热的方法不正确，尤其容易发生烫伤。

2. 处理

（1）迅速脱离热源：一旦发生烫伤，首先脱离热源，并用凉水浸泡或自来水冲淋降温，降低伤害程度。一般来说，浸泡时间越早，水温越低，效果越好，但水温不能低于 5℃，以免冻伤。如果烫伤处的水疱已破溃，则不能浸泡，防止感染。对于烫伤面积较大的患者，应立即剪除湿衣服，用凉水冲洗或浸泡烫伤处，尽早送医院进行处理，切不可穿着热液浸透的衣服求医，以免导致烫伤加深。

（2）创面处理：小面积轻度烫伤的老年人，可在家中处理，用凉水持续冲洗后，水疱未形成前可用 70% 酒精纱布加压包扎，以防止水疱形成。也可以在清洁创面后，局部涂抹烫伤止痛膏等消炎止痛。大面积烫伤要送医院进行清创处理，处理创面时注意不要弄破水疱，大水疱可用无菌注射器抽出水疱液，根据情况采取包扎或暴露疗法。叮嘱清创术后应注射破伤风抗毒素，必要时及时使用抗生素。

(3) 眼部烫伤处理：老人在家常会发生沸油星、蒸汽、开水滴等烫伤眼睛的意外事故。要学会判断烫伤的程度。症状轻者，局部涂抹金霉素眼膏或四环素眼膏即可，采取暴露疗法，3～5天会渐渐愈合，切勿使用污染的纱布敷贴，以免引起局部感染。如果眼内摩擦感严重，流泪多，角膜上出现白点，说明角膜已被烫伤，应立即到医院就诊。

3. 预防　老年人从事家务活动时，应充分考虑安全因素。做家务活动之前检查用具的安全性能，动作稳健细致，避免慌乱，以免发生危险。即便是想承担部分家务劳动，也应量力而行，自觉无力完成的或危险的家务劳动，应由他人帮助完成。医院环境中的治疗性用热，如烤灯、热水袋等，应设置隔热层，严格按照操作规程进行，避免直接接触皮肤发生烫伤，并随时观察局部用热情况。

(五) 坠床

肢体瘫痪、意识障碍、躁动或翻身幅度过大、身材高大的老年人，应加设床栏以防坠床，尤其是偏瘫的老年人取半坐位或坐位者，一定要设置床栏，并有专人看护。对于躁动者，向患者或家属说明安全的重要性，并使其同意使用保护带。保护带的松紧适宜，以免损伤皮肤。老年人使用的床垫软硬度适中，避免床垫过于松软造成翻身不便和坠床的危险。如果发现老年人睡近床边缘时，要及时护挡，必要时把老人推向床中央，以防老年人坠床摔伤。

二、增强老年人自我照顾的能力

鼓励老年人独立生活和生活自理，并通过自我照顾最大限度地发挥其残存功能，从而延缓老化速度，延长其健康预期寿命，可以提高生命质量。因此，做好老年人的健康教育工作，提高老年人的自我照顾能力，是老年护理工作者的重要职责。

1. 心理指导　指导老年人适应社会角色的两大变化，即退休和丧偶。正确面对退休和丧偶，尽快从丧偶的悲伤中摆脱出来，保持积极健康的心态；积极参加单位、社区筹办的各种老年活动，从容应对各种生活事件；学会自我疏导、自我放松、自我调节，为自己的生活增添色彩。

2. 活动指导　使老年人了解生命在于运动，保持活动与活力是老年人健康长寿的关键，自觉积极地进行体育锻炼；指导老年人定期进行健康体检，了解自身功能状态，学会自我监测，自我调控，选择适宜的运动项目，做到安全、有效地开展体育锻炼，达到延缓衰老、增强体质、促进健康的目的。

3. 用药指导　增进老年人的常用药物知识和自我用药护理能力，使老年人在生活中，严格遵循老年人的用药原则，提高药物治疗的遵医行为，科学、慎重用药，防止药物中毒和不良反应的发生。

4. 自我护理能力的培养　包括日常生活自理能力和对疾病的自我照顾能力。鼓励老年人独立完成力所能及的自我照顾，避免过度依赖导致部分能力的丧失，加速老化进程。让老年人参与家庭和社会生活，满足其生理需要和精神需要。对于具备活动能力的慢性疾病的老年人，要掌握自身疾病特点和防治措施，学会相关的护理操作，如糖尿病患者要学会血糖、尿糖的监测，足部的护理等；高血压患者要学会血压的测量、合理的饮食、体重的控制等，增强老年患者对疾病的自我护理能力。

5. 提高对疾病的防御能力　积极开展老年人常见病、多发病的健康教育讲座和组织各种学习及培训班，充分调动各种有利资源，广泛传播健康信息，提高老年人的健康知识水平和对常见老年疾病的防御能力，使老年人自觉采取有益于健康的生活和行为方式。积极参加各种预防保健活动，定期或不定期地进行体格检查，提高自身对疾病的防御和监测能力。并使老年人及家庭成员了解老年人容易发生的意外、相关的危险因素和应对措施，去除家庭环境和生活环境中的潜在危险因素。

三、常见生活辅助用品的选用

生活辅助用品的选用对老年人的日常生活起到不可忽视的作用。

（一）助步工具

1. 手杖和拐杖　可分为木制和金属制。手杖是老年人常用的助力工具。按照底端的形状可分为单脚手杖、多脚手杖[图 5 - 2(1)、图 5 - 2(2)]。多脚手杖的支撑面大，稳定性强。应结合老年个体的需要选择手杖的款式，调节适当的高度，使用前应交代手杖使用的有关事宜，避免出现误用综合征(如“手杖误用综合征”，是指使用手杖方法不当产生指、腕、肘和肩等关节部位的改变，如疼痛、末梢神经麻痹、关节硬化和囊肿等)。

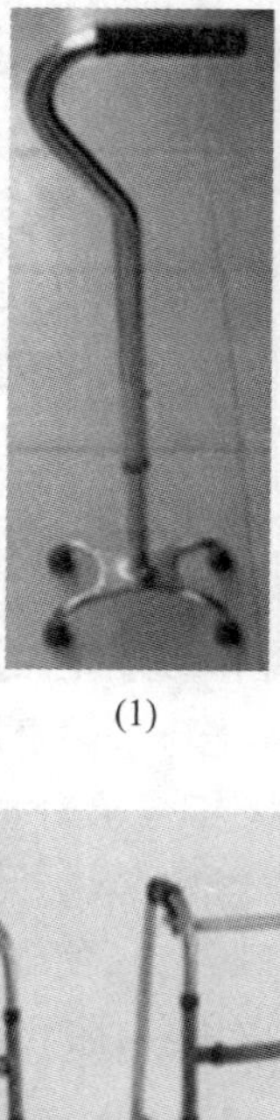

(1)

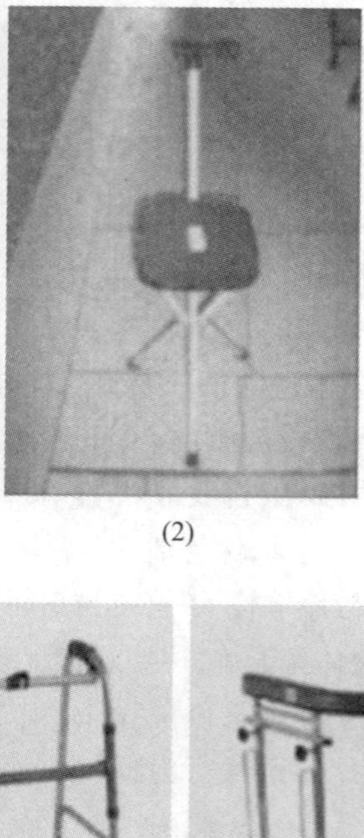

(2)

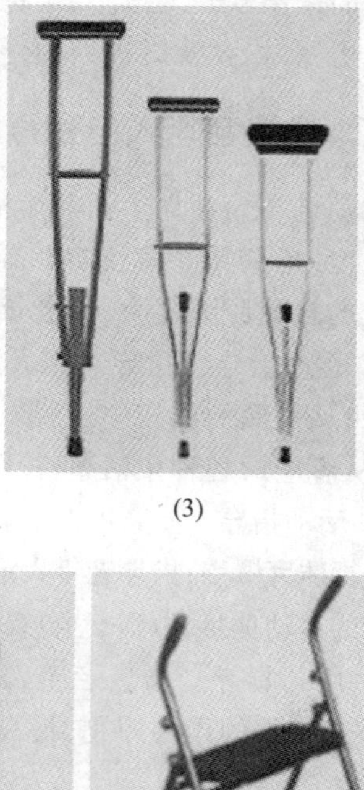

(3)

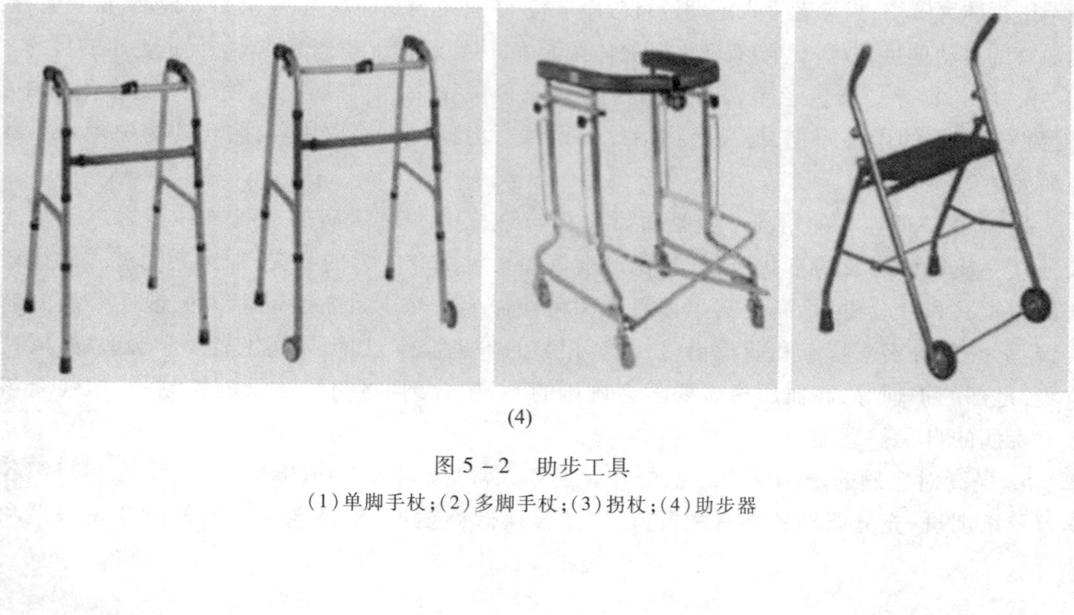

(4)

图 5 - 2　助步工具

(1)单脚手杖；(2)多脚手杖；(3)拐杖；(4)助步器

拐杖是肢体有残障的老年人离床活动的支撑工具[图5-2(3)]。使用时应选择质量好、扶手牢固、有防滑装置的轻便拐杖。使用前向老年人讲解拐杖的使用方法。尤其要注意使用拐杖的重力点在双手,而不应靠腋窝支撑身体,防止局部过度受压出现腋窝神经麻痹。使用双拐杖的老人,要注意避免步幅过大,防止重心后移而摔倒。拐杖的使用与步伐的协调是护理指导的重点。护理人员应结合示范和练习,使老年人掌握拐杖的正确使用方法。

2. 助步器 助步器可以减轻膝关节的负重,老年性膝关节炎患者、体质虚弱的老年人使用得较多,它可以在老人行程中感到劳累时,随时坐下休息。助步器有两种,一种带有轮子,可减轻车身的重量和推行时的阻力。另一种无轮子,可帮助老年人站立和训练行走,可根据老年人的需求和经济状况进行选择[图5-2(4)]。

(二) 助听器

助听器是改善听力,弥补老年性听力障碍的一种小型扩音器。验配助听器前,应经过专业医生的专科检查,结合个人听力受损的程度来决定需要与否以及型号的选择,不可随意戴助听器而造成残存听力的损害。

1. 助听器的种类 常用的助听器有:耳内式、耳背式、耳道式、深耳道式及盒式(图5-3)。耳内式助听器是目前国际上较为先进和普遍的款式,是根据患者的耳道大小和形状定做而成。其优点是隐蔽性好、戴起来舒适、声音接近自然声、听电话更直接,缺点是价格昂贵。耳背式助听器适用于各种不同程度听力损失的老年人,其开关、音量调控器通过耳钩挂在耳廓后,耳模或耳塞放置在耳道内。盒式助听器是经济型助听器,适用于极重度听力损失和行动不便的老年人。其体积如火柴盒般大小,有一根导线连接耳塞至耳内。

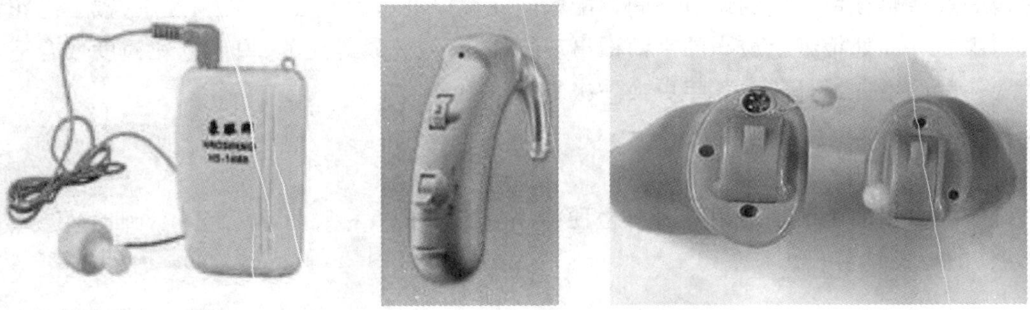

(1) (2) (3)

图5-3 助听器

(1)盒式助听器;(2)耳背式助听器;(3)耳内式助听器

2. 助听器的使用 应指导老年人熟悉助听器各种开关的功能及使用、音量的调节,并进行适应训练。开始使用助听器时,音量调节不宜过大,先在安静的环境中使用,熟悉安静环境后,再到室外的公共场所试听。接受音频的距离以1 m为最佳的距离。鉴别戴上助听器后所听到的各种声音,充分利用残余听力去发展听觉。

使用助听器还要注意以下几点:① 避免堵塞:助听器容易被耳垢等堵塞,影响音量,严重的可使受话器堵塞而损坏,给老年人带来不必要的损失。应定期用尖嘴橡胶球清洁受话器孔,吸出填塞物。② 避免潮湿:一旦发生助听器受潮,切勿用电吹风或烤箱烘烤,应取出受潮的电池。在淋浴时,应将助听器摘下保管。③ 避免震动:助听器中的元件是由细小的导线连接,发生振动时,受话器内部的簧片和顶针容易移位变形,造成失真或无声。

相关链接:

听力损失有多少人?

据世界卫生组织估算,全世界有轻度听力损失者近6亿,中度以上的听力损失者2.5亿。我国是世界上听力障碍人数最多的国家,据2006年中华人民共和国国家统计局发布第二次全国残疾人抽样调查结果显示:我国听力残疾者有2 004万人,占残疾人总数的24.16%。听力障碍严重损害人的听觉言语功能,影响人的身心健康、生活质量,加重经济社会负担。

(三) 老花镜

老视是老年人的一种正常的生理现象,是随着年龄的增长,晶状体逐渐失去弹性,调节功能减退,导致近距离工作或阅读时发生困难的现象。由于视力下降,影响老年人的学习和活动安全。老年人采用配、戴老花镜来弥补调节力的不足,把近点移到习惯工作的距离内,帮助老年人进行正常的生活、学习和活动。

1. 老花镜的种类 大体可以分为单光镜和双光镜。单光镜适合以前是正视力的老年人,在阅读或看细小物件时应用;双光镜适用于原有近视、远视或散光的老年人。

2. 老花镜的使用 老年人应根据自己的职业种类、用眼习惯及工作距离,选择适当的老花镜。选配老花镜应注意以下几点:① 配镜前做常规眼科检查,包括视力、屈光间质、眼底的情况,了解有无眼部疾病和全身疾病,依据个体的情况选择合适的眼镜,避免隐患发生;② 配镜时度数的选择要预留一定的调节空间。配戴老花镜以舒适为原则,一般情况下,戴上老花镜能看清距眼30 cm处报纸上最小的字而不出现物体变形、眩晕等症状,说明老花镜度数合适。以后随着年龄的增加,每隔3~5年更换一次眼镜。

(四) 其他

老年人常用的生活辅助用具还有坐便椅、轮椅等(图5-4,图5-5)。详细介绍见《护理学基础》的有关章节。

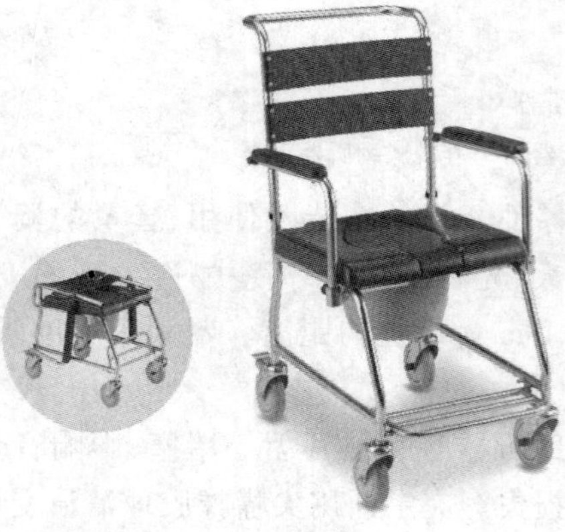

图5-4 坐便椅

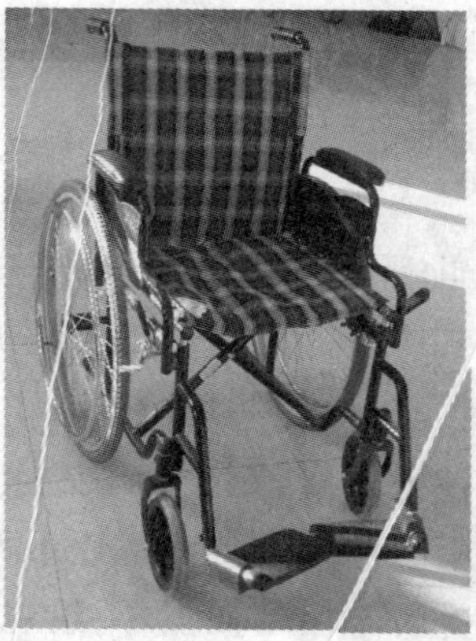

图5-5 轮椅

思 考 题

1. 老年人常发生的意外事件有哪些？如何预防？
2. 适合老年人的运动项目有哪些？怎样指导老年人正确地运动？
3. 制订一份偏瘫老年人的活动计划。

（李佳敏）

第六章　老年人的营养与饮食

学习目标

1. 掌握老年人各种营养物质的需要量。
2. 掌握老年人的饮食原则和进食管理。
3. 了解老年人营养评估的内容。

饮食与营养是维持生命的基本需要，合理营养是减少疾病发生和保证老年人健康长寿的重要物质基础。由于人体结构老化、功能衰退，使老年人对食物的消化和营养成分的吸收能力逐渐减退，容易发生代谢紊乱，导致营养缺乏病和慢性非传染性疾病的危险性增加。改善饮食与营养，防止人体功能衰退和老年多发病，对维护老年人的健康具有重要意义。因此，针对老年人的特点，按照老年人身体所需营养物质，给予适合个体的相对平衡的膳食显得尤为重要。

第一节　老年人的营养评估

营养评估的目的在于了解老年人的代谢特点、营养状况，以及营养物质的需要量、饮食习惯、进食环境等影响老年人营养的因素，确定营养不良的程度和类型，制订营养支持的方案，指导老年人合理的营养和食物选择，满足机体的需要。

一、营养需要量

营养需要量是指维持机体正常生理功能所需的各类营养素的最低量。如果低于该数量，机体将会产生不良反应。根据老年人的器官功能逐渐减退、消化和代谢不同程度下降的生理特点，各种营养素的需要与中年人有所不同。因此，老年人的膳食中所含的营养素应做到种类齐全、数量充足、比例适当，达到平衡。

（一）糖类

糖类是体内热能的主要来源，供给的热能占总热量的55% ~65%为宜，主要是由谷物、薯类等含有较丰富淀粉的食物供给。由于老年人糖耐量低，胰岛素对血糖的调节功能降低，食用糖和淀粉过多易发生血糖增高，因此要限制可直接引起血糖波动的单糖（如葡萄糖、果糖、半乳糖）和双糖（如蔗糖、麦芽糖、乳糖）的摄入。老年人对果糖易吸收，能较迅速地转化为氨基酸，所以在老年人的饮食中，可供给一些含果糖的糖类，如蜂蜜、水果等。

（二）蛋白质

蛋白质是维持健康所必需的成分，是老年人所需的最基本的营养素。由于老年人体内代谢过程以分解代谢为主，蛋白质的合成能力差，易出现负氮平衡；加之老年人对蛋白质的吸收、利用率低，易发生低蛋白血症、水肿和营养性贫血。因此，老年人需要摄入丰富的且质量高的蛋白质，如大豆、乳类、鱼类和瘦肉。一般老年人蛋白质的供应量为每日每公斤体重1.0～1.5 g，由蛋白质所提供的热能占总热量的10%～15%较合适。由于老年人肝、肾功能降低，过多的蛋白质可以加重消化系统和肾的负担，有肝、肾功能减退的老年人更应注意控制蛋白质的供给量。

（三）脂肪

老年人胆汁酸分泌减少，脂酶活性降低，对脂肪的消化能力下降。因此，脂肪的摄入不宜过多。老年人每日脂肪摄入量所提供的热能占总热量的20%为宜，每日胆固醇的摄取最好低于300 mg。应选择一些富含不饱和脂肪酸的植物油为主，如菜子油、豆油、花生油等，其中以菜籽油最好，应尽量避免摄入含饱和脂肪酸多的动物脂肪，如肥肉、猪油、牛油等。不饱和脂肪酸可降低血浆中胆固醇及其他脂类的含量，有预防动脉粥样硬化、抑制血栓形成的作用。

（四）无机盐

老年人消化吸收能力下降，户外活动和日照机会减少，合成维生素D的量也下降，影响钙的吸收。尤其是女性，由于绝经期后雌激素水平下降，骨质疏松的发生概率增加，致骨折发生率增高，故应增加钙质的摄入量。60岁以上老年人每日钙的供给量为800 mg，乳类和豆制品是最好的钙质来源。

老年人对铁的吸收和利用减少，铁储备降低，故发生少量失血就容易出现贫血。食物中铁摄入不足时，常合并维生素B_{12}和叶酸的摄入不足，故在治疗老年缺铁性贫血时，应补充维生素B_{12}和叶酸，以提高铁的吸收。

老年人每日膳食中氯化钠的供给量以6～8 g为宜。如患心脏病、高血压、肝硬化而易产生水肿，需要限制钠的摄入量，应控制在5 g以下。钾在食物中广泛存在，也易排泄，在患病时，低血钾和高血钾都可发生。老年人推荐每日钾的供给量为3～5 g。

（五）维生素

维生素在维护人体健康、促进生长发育、调节生理功能和延缓衰老过程中起着重要的作用。大多数维生素在体内不能合成、合成较少或不能在组织中储存，故食物中必须供给足量的各种维生素。富含维生素A、维生素B_1、维生素B_2、维生素C的食物，可增强机体的抗病能力，特别是B族维生素可增进老年人的食欲。蔬菜和水果可增加维生素C的摄入，故老年人应选择鲜嫩的蔬菜和瓜果，以保证维生素的摄入量。我国营养学会推荐的老年人每日摄入维生素的量为：维生素A 800 μg，维生素D 10 μg，维生素E 12 mg，维生素C 60 mg，维生素B_1 1.2 mg，维生素B_2 1.2 mg，烟酸12 mg。

（六）膳食纤维

膳食纤维是高分子碳水化合物，不能被人体消化吸收，但在帮助通便、吸附由细菌分解胆酸等而生成的致癌物质、促进胆固醇的代谢、防止心血管疾病等方面起着重要作用。主要存在于蔬菜、水果及粗粮中，如玉米、芹菜、柑橘均是富含纤维的食物。老年人摄入量以每天 30 g 为宜。

（七）水分

由于老年人结肠、直肠肌肉萎缩，排便功能减退，再加上肠道中黏液分泌减少，很容易发生便秘。故饮一定量的水有利于排便和清除代谢废物。但饮水过多会增加心、肾负担。老年人每日饮水量（不含膳食中的水分）一般以 1 500 ml 左右为宜，注意一次饮水量不宜过多。饮食中适量增加汤羹类食品，既补充营养，又补充相应的水分。

（八）热能

老年人活动量减少，生理活动减慢，基础代谢率显著降低。我国营养学会建议，在 50 ~ 59 岁者能量供给可比成年人值减少 10%；60 ~ 69 岁减少 20%；70 岁以后减少 30%。一般情况下，65 岁以上老年人每日摄入能量应在 6 700 ~ 8 400 kJ（1 600 ~ 2 000 kcal）。老年人在能量方面要注意保持能量平衡，维持正常体重。我国营养学会 1988 年修订了不同性别、年龄的轻重程度不同的劳动情况下的热能供应推荐量，见表 6 - 1。

表 6 - 1 推荐的老年人每日膳食中热能供给量（kcal）

性别	60 岁 ~			70 岁 ~		80 岁以上
	极轻劳动	轻劳动	中劳动	极轻劳动	轻劳动	
男	2 000(8.4)	2 200(9.2)	2 500(10.5)	1 800(7.5)	2 000(8.4)	1 600(6.7)
女	1 700(7.1)	1 900(8.0)	2 100(8.8)	1 600(6.7)	1 800(7.5)	1 400(5.9)

注：1 000 kcal = 4.18 MJ　括号数字单位为 MJ

相关链接：

老年人的营养新规定

世界卫生组织（WHO）对老年人营养的新规定，共有如下 7 条，每日膳食：① 脂肪应占膳食总热能的 15% ~ 30%，主要是豆油与芝麻油等；② 蛋白质占膳食总热能的 10% ~ 15%；③ 微量元素锌应注意补充，富含锌的食物有沙丁鱼、马铃薯、牛肉等；④ 糖类应占膳食总热能的50% ~ 60%，主要为谷物；⑤ 非淀粉多糖类纤维，每天需要 16 ~ 24 g，主要存在于芝麻、香椿、稻米、豆类等食物中；⑥ 食盐每天的上限量为 6 g，无下限量；⑦ 胆固醇的上限量为 300 mg，下限为零。

二、饮食习惯

老年人经过了长期的生活实践，饮食习惯已相对固定，其中大多数是合乎饮食者本身需要的，但随着年龄的增长，机体细胞、组织及器官的功能均下降，生理功能和各种储备能力降低，产生一系列的生理病理变化。原有的饮食习惯如果不符合老年人的营养需求，就容易发生营养失调而出现消瘦、贫血、缺钙等症状。如果不良的饮食习惯得到纠正，则可以预防营养失调的发生。因此，在评估时应注意收集以下几方面的信息。

1. 老年人及其家属是否有平衡膳食的概念；老年人是否知道每日的营养需要量。

2. 日常饮食形式；每天液体的摄入量；每日的进餐时间是否规律；每日进餐的次数。

3. 进餐前是否依据需要量准备食物；食物的主要烹调方法；是否注意进餐环境和气氛的营造。

4. 有无特殊的饮食习惯；有无特殊的宗教信仰；是否由于疾病原因需要特殊种类的疾病饮食等。

5. 体重及其动态变化。

三、进食环境

老年人由于消化功能减退，消化液分泌减少，导致食欲下降，良好的进餐环境和温馨舒适的进餐氛围，会起到增进食欲、帮助消化的作用。

（一）物理环境

进食前营造一个愉快、舒适、优雅的进餐环境，有益于增加唾液分泌、促进食欲、帮助消化。主要评估餐厅墙壁的色彩、面积、光线、通风、取暖、照明、隔热条件。餐厅应尽量布置得简单、便捷、卫生、舒适，室内通风良好、空气清新、温度湿度适宜，有利于增进食欲；就餐气氛应温馨、安静一些，杂乱、肮脏及噪声会引起心绪烦躁，有碍消化；灯光对餐厅的气氛和格调起着不可替代的作用，适宜的光线可以刺激用餐者的胃口，舒缓紧张的情绪，给人以愉悦的感觉；餐厅适当绿化和点缀，会使餐厅生机盎然，促进食欲。

（二）精神状态

进餐时应保持心情愉快，可以充分享受进食的乐趣。注意评估老年人日常进餐时情绪、情感变化。抑郁和孤独等消极情绪影响食欲和胃肠道的消化吸收功能；进餐前要尽力排除头脑中不愉快的想法，不去想一时难以解决的矛盾，餐桌上更不要谈论不愉快的事。在进食过程中，对老年人进食的禁忌和不适当的劝告，会对老年人产生不良的影响；情绪不佳时，不可勉强进食，待情绪好转时再进餐；进餐时，不要看书、看电视，也不宜大声喧哗或辩论问题，更不应争得面红耳赤，应集中精力用餐。

第二节　老年人的饮食护理

由于老年人代谢、生理功能及饮食习惯的改变，影响到老年人对营养物质的摄取，从而影响老年人的健康。合理饮食有助于维持老年人的机体功能，是维护健康、预防疾病和延缓衰老的一个重要条件,是老年人饮食护理中非常重要的内容。

一、影响老年人营养摄入的因素

(一)生理因素

老年人因牙齿松动、脱落,使咀嚼功能下降,严重影响进食的种类和方式。咀嚼困难使老年人多喜欢食用容易咀嚼的糖类食物,影响蛋白质、矿物质、维生素的摄入。老年人味觉功能下降,特别是对苦味和咸味功能显著丧失,同时多伴有嗅觉功能低下,不能或很难嗅到饮食的香味,因而老年人的口感偏厚味,增加了糖、盐、油的摄入量。老年人对食物的消化吸收能力下降,因此所摄取的食物不能有效地被机体利用,特别是摄取大量蛋白质和脂肪时,容易引起腹泻。老年人肠蠕动减慢,易发生便秘,引起腹部饱胀感,对其食物摄取造成影响。

(二)心理因素

心情不愉快,情绪低落,可以影响食欲和进食的兴趣,甚至会诱发消化道溃疡而影响消化系统的功能。患有抑郁症者,常进食过少,易致营养不良。对于痴呆的老年人,如果不控制其饮食摄入量,则容易导致误食和过量饮食。排泄功能异常而又不能自理的老年人,考虑到照顾者的需求,往往自己控制饮食的摄入量。

(三)社会因素

老年人的社会地位、经济实力、生活环境及价值观等对其饮食影响很大。经济收入的减少、生活困难导致可选择的饮食种类和数量减少;而营养知识缺乏可引起偏食,导致营养失衡。价值观、习俗也可直接或间接地影响老年人的饮食,如有些老年人认为自己老了,不需要讲究营养,把有营养的食物留给子孙吃,自己少食省食,久之就会影响健康。

二、老年人的饮食原则

(一)平衡膳食

合理平衡的膳食应能够供给机体需要的所有营养素和热能,保证老年人身体健康,并维持一定的工作和生活能力。根据老年人的生理特点,应适当限制热量,保证充足的优质蛋白、低脂肪、低盐、低糖、丰富的维生素、足量的膳食纤维和适量的含钙、铁等微量元素的食物和充足的水分。

(二)食物易于消化吸收

食物加工应细、软、松,易于咀嚼,又便于消化吸收;合理烹调以减少营养素的丢失,宜采取蒸、煮、炖、煨、烩等方式,少用煎炒、油炸等;同时应注意色、香、味齐全,以增进食欲,但不要过多食用调味精或辛辣食物。充分照顾老年人的饮食习惯,采用其习惯的烹调方法,以促进饮食的实施。

（三）食物温度适宜

老年人消化道对食物的温度较为敏感，过冷或过热的饮食，均可刺激消化道黏膜，而影响消化和营养素的吸收。故饮食宜温偏热，忌过冷过热。可在两餐之间或入睡前加热饮料，以解除疲劳，增加温暖。冬季可进食热性食品，如羊肉等。

（四）良好的饮食习惯

老年人要养成良好的饮食习惯，做到有节制、有规律、少量多餐、定时定量、保证充足的水分，饮食中切忌暴饮暴食或过饥过饱。餐量分配合理，遵循“早餐吃好，午餐吃饱，晚餐吃少”的原则，通常早餐应为全天总热量的25% ~30%，午餐为40% ~50%，晚餐为20% ~25%。每餐间隔时间不宜太长，一般两餐间隔以5 ~6 h或4 ~5 h为宜。

（五）注意饮食卫生

注意饮食卫生，餐具做到定期消毒，把住病从口入关；不吃腌制、烟熏、烧焦、发霉的食物。适当多食富含纤维素的食物，可预防便秘，减少结肠癌的发生；适当增加一些碱性食品，有利于体内正常酸碱平衡的维持。

相关链接：

您的饮食符合膳食指南吗?

中国营养学会理事会通过的《中国居民膳食指南》中，倡导平衡膳食，合理营养，以减少与膳食有关的疾病。“指南”共分10条：第一条，食物多样，谷类为主，粗细搭配；第二条，多吃素菜水果和薯类；第三条，每天吃奶类、大豆或其制品；第四条，常吃适量的鱼、禽、蛋、瘦肉；第五条，减少烹调油用量，吃清淡少盐的膳食；第六条，食不过量，天天运动，保持健康体重；第七条，三餐分配要合理，零食要适当；第八条，每天足量饮水，合理选择饮料；第九条，如饮酒应限量；第十条，吃新鲜卫生的食物。新定的“指南”增加了每天足量饮水，合理选择饮料；强调了加强身体运动，减少烹调油用量和合理选择零食等内容。

三、老年人的进食管理

（一）食物选择

食物选择应适合老年人的特点。原则是食物种类多样，营养丰富易于消化。注意荤素搭配，以素为主；粗细搭配，多吃粗粮；干稀搭配，混合食用；生熟搭配，适量生食。摄取食物时做到“三高、一低、四少”，即高蛋白、高维生素、高纤维素；低脂肪；少盐、少油、少糖、少辛辣调味品。忌食酒类、咖啡、酸辣、油煎和过多产气的食物。

（二）节制饮食

因老年人消化功能减退，胃肠道适应能力较差，切忌暴饮暴食，否则不但会引起消化不良，而且可能诱发心肌梗死，故老年人饮食有节制有规律，尽可能少食多餐，不饥不饱，进食定时定量,每餐以吃八九分饱为度,并适当饮水。

(三)防噎防呛

老年人进餐时尽量取坐位或半坐位,对卧床老人应将头部抬高并偏向一侧。进餐过程中嘱咐老年人不要说笑,集中注意力细嚼慢咽,以防误吸引起呛咳。食物应切碎煮烂以利吞咽。吃干食发噎者,应准备汤类或饮料,每口食物不要太多,喝稀食易呛者应将食物加工成糊状,对生活不能自理、卧床、衰弱者,要耐心喂食,不可催促,可用吸管或小壶吸食流质饮食。

(四)进餐的护理

创造良好的进餐环境,室内空气要新鲜,必要时通风换气,排除异味。老年人单独进餐,会影响食欲,如果和家人一起就餐则会促进食欲,增加进食量。

根据老年人的身体状况,采取合适的进餐姿势,尽量取坐位或半坐位。对卧床的老年人,要根据其病情采取相应的措施,如让其坐在床上进餐,支起靠背架,放好床上餐桌。对生活能自理的老年人,鼓励其自己进餐;对进餐有部分自理缺陷的老年人,可用一些自制餐具,尽量维持老年人自己进餐的能力,家人给予必要的协助;对进餐完全不能自理的老年人,应由家属或照料者给予喂餐。对于不能经口进餐者,可采用鼻饲法、肠道营养法及全肠道外营养等途径为老年人输送食物和营养。

餐后及时撤去餐具,清理食物残渣,整理周围环境。督促或协助老年人洗手、漱口或做口腔护理。评价老年人的进食情况,是否达到营养需求。

相关链接:

如何增加食欲?

促进食欲的方法有:① 要选择适合老年人食用的新鲜易于消化的食物;② 饭菜品种花样要多种多样,做到粮菜、荤素搭配,要尽量使饭菜的颜色和形状能刺激食欲;③ 鲜美可口,能刺激味觉,增加食欲,但要少用盐、糖;④ 要经常更换主副食花样,有利于增进食欲;⑤ 食品加工要切成小块、碎末、细丝或薄片等,便于老年人咀嚼利于消化吸收,少吃油炸、油腻、过黏的食物;⑥ 要定时定量按时进餐。

附:老年人的营养食谱

[例 1] 60 岁老年人食谱

对象:60 岁男性,轻体力劳动者。

本食谱提供能量 2 000 kcal,蛋白质 71 g,其他营养素基本符合老年人需要。

早餐:馒头(标准粉 40 g),牛奶加鸡蛋(牛奶 250 ml,鸡蛋 1 个)。

午餐:春饼(标准粉 70 g),炒合菜(猪肉 25 g、绿豆芽 100 g、菠菜 100 g、韭菜 20 g、粉条 20 g、植物油 10 g,酱油、精盐适量),红豆小米粥(小米 35 g,红豆 15 g)。

晚餐:米饭(150 g),香菇炒小白菜(小白菜 200 g、香菇 10 g、植物油 15 g,葱、姜、盐适量),肉炒胡萝卜丝(猪肉 10 g、胡萝卜 50 g、冬笋 50 g、植物油 5 g,酱油、盐适量),菠菜紫菜汤(菠菜 50 g、紫菜 10 g,鸡汤、料酒、味精、盐适量)。

[例 2] 70 岁老年人食谱

对象:70 岁,男性,极轻体力劳动者。

本食谱提供热能 1 800 kcal,蛋白质 65 g,其他营养素基本符合老年人需要。

早餐:花卷(标准粉 50 g),牛奶(200 ml)。

午餐:发面饼(标准粉 150 g),肉丝炒韭菜(猪肉丝 25 g、韭菜 120 g、植物油 8 g),虾皮三丝(虾皮 10 g、菠菜 50 g、土豆 70 g、胡萝卜 80 g、植物油 5 g),海蛎汤(海蛎肉 10 g、汤 300 ml,香菜少许)。

晚餐:米饭(100 g),葱椒带鱼(带鱼 75 g,葱、姜、花椒、醋、白糖适量,植物油 6 g),小白菜口蘑汤(小白菜 70 g、干口蘑 10 g、粉条 20 g、汤 300 ml、植物油 1 g)。

老年妇女可按上述食谱各减去部分粮食、油脂,以减少 200 ~ 300 kcal 能量。

思考题

1. 简述老年人各种营养物质的需要量。
2. 对老年人进行营养评估的内容包括哪些?
3. 评估老年人饮食习惯时应注意收集哪些资料?
4. 如何指导消化功能不良的老年人正确选择食品并安排好每日膳食?

(曹文静 王 芳)

第七章　老年人的睡眠

学习目标

1. 掌握常见的睡眠型态和时相。
2. 掌握睡眠障碍的主要类型及特点。
3. 了解睡眠各阶段的变化特点。
4. 制订一份睡眠障碍老年人的护理计划。

睡眠和觉醒是人类及其他高等动物最重要的生理现象之一，也是老年人获得健康长寿的必要因素。人的一生中约有1/3的时间是在睡眠中度过，由于年龄的不同，老年人与儿童、成年人的睡眠各不相同。老年人休息增多，但睡眠时间相对减少，每天大约6 h，且因人而异，睡眠的质量也因个人和环境的因素，受到一定的影响，如疼痛、呼吸困难、情绪变化、环境改变、夜尿频繁等。睡眠活动的这些变化规律与生理、心理健康密切相关，是反映个体身心健康的重要指标。良好的睡眠对增进老年人的身心健康，特别是促进老年患者的早日康复，具有十分重要的意义。

第一节　老年人的睡眠时相

睡眠由睡眠中枢控制，目前认为其位置在脑干尾端。睡眠中枢能引起睡眠和脑电波同步化，发出的冲动向上传导可作用于大脑皮质，与控制觉醒状态的脑干网状结构上行激动系统的作用相拮抗，来调节睡眠与觉醒的相互转化。为了解老年人睡眠的特点，应首先了解正常睡眠的相关知识。

一、睡眠时相

睡眠有两种不同时相，即慢波睡眠（slow wave sleep，SWS）和快波睡眠（fast wave sleep，FWS）。睡眠过程中两者相互交替进行。

（一）慢波睡眠

慢波睡眠即脑电波呈现同步化慢波的时相，又称非快速眼球运动阶段睡眠（non-rapid eye movement sleep，NREM sleep）或同步睡眠或安静睡眠。

老年人的慢波睡眠分为4个时期，有浅深之分。用睡眠多导图观察，在慢波睡眠时，皮质脑电活动呈高幅慢波，此期间全身肌肉松弛，但仍保持一定的紧张性，是一种浅的睡眠状态。慢波睡眠的程度由浅入深，可分为以下几期。

入睡期（Ⅰ期）：为过渡期。在所有睡眠时相中是入睡最浅，并认为是从清醒到入睡的过渡阶段，只维持 0.5 ~7 min，很容易被外界的说话声或响声惊醒。此阶段生理活动开始减慢，但脑电图（EEG）显示的一些特点与清醒时大致相同。

浅睡期（Ⅱ期）：进入中等深度的睡眠，发生在快波睡眠前后，因而常被称为"入门时相"。睡眠逐渐加深，但仍易被唤醒，持续 10 ~20 min。

中度睡眠期（Ⅲ期）：为熟睡期，持续 15 ~30 min。此阶段肌肉完全放松，心搏缓慢，血压下降，难以唤醒。

深度睡眠期（Ⅳ期）：为深睡期，大约持续 10 min。此阶段全身松弛，无任何活动，腺垂体分泌大量生长激素，人体组织愈合加快，极难唤醒。

在入睡后 0.5 ~1 h，即慢波睡眠的第Ⅲ、Ⅳ时相，有时会突然惊醒，此时思维不清、意识混乱。晨起也可能根本不记得曾经醒过。从第Ⅲ、Ⅳ时相醒来者，常是病态，如尿床、梦游等；第Ⅳ时相醒来者常与做噩梦或极度的恐惧有关。

（二）快波睡眠

快波睡眠即脑电波呈现去同步化快波的时相，又称快速眼球运动（rapid eye movement，REM）睡眠或异相睡眠（paradoxical sleep，PS）。其睡眠特点是眼球转动很快，脑电图活跃，与清醒时极为相似，呈低幅度不同步快波。有显著而短暂的生理波动，如体温升高，心率加快，呼吸加快而不规则，血压出现波动，代谢率增高等。肌肉稍有抽动，肌电图反映全身肌张力极度降低，是睡眠各时期中最低者，肌肉几乎完全松弛，但不时伴有肢体活动。看上去睡得很不安稳，但却不易唤醒。人的梦 80% 发生于此期，从快波睡眠醒来的人会说他正在做梦。睡眠各阶段临床表现等不同（表 7－1）。

在整晚睡眠中，NREM 期占 75% ~80% 的时间，其中第Ⅰ时相占 5% ~10%，第Ⅱ时相占 50%，第Ⅲ、Ⅳ时相共占 20%；REM 期占 20% ~25%。

随着年龄增加，总的睡眠时相周期缩短，其中 NREM 期的第Ⅳ时相睡眠时间逐渐减少，而第Ⅰ、Ⅱ时相所占的睡眠时间增加，因而睡眠过程中醒来的频率增多。REM 期所占的百分比到老年期亦会进一步减少。

表 7－1 睡眠各阶段变化

睡眠分期	临床表现	生理变化	脑电图改变
NREM 期第Ⅰ时相	入睡的过渡期，可被说话声或外界的声响惊醒	生理活动开始减慢，全身肌肉逐渐放松，呼吸均匀，脉搏减慢	低电压 α 节律，频率为 8 ~12 次/s；若干 θ 波，4 ~7 次/s；同时夹杂一些 β 波，8 ~13 次/s
NREM 期第Ⅱ时相	进入睡眠状态，但仍易被惊醒	生理活动继续减慢，全身肌肉继续放松，呼吸均匀，脉搏减慢，血压、体温下降	宽大的梭状波，频率为 14 ~16 次/s
NREM 期第Ⅲ时相	熟睡期，持续 15 ~30 min，需要巨大的声响才能使之觉醒	全身肌肉完全松弛，呼吸均匀，心搏缓慢，血压、体温继续下降	梭状波与 δ 波交替

续表

睡眠分期	临床表现	生理变化	脑电图改变
NREM 期第Ⅳ时相	深睡期，约持续 10 min，很难唤醒，可出现梦游和遗尿	全身松弛，无任何活动，脉搏、体温继续下降，呼吸缓慢均匀，体内分泌大量激素，人体组织愈合加快	缓慢而高的 δ 波，频率为 1 ~ 2 次/s
REM 期	眼肌活跃，眼球迅速转动，梦境往往在此阶段出现，很难唤醒	除眼肌外，全身肌肉松弛，心率、血压、呼吸大幅度波动，肾上腺素大量分泌	呈不规则的低电压波形，与 NREM 第Ⅰ时相相似

二、睡眠的时相周期

正常人的睡眠是周期发生的，按照一定的睡眠时相顺序重复出现(图 7－1)。一般每晚 8 h的睡眠中，每一睡眠周期为 60 ~ 120 min，平均为 90 min，成年人每夜有顺序地要反复 4 ~ 6 个睡眠时相周期。

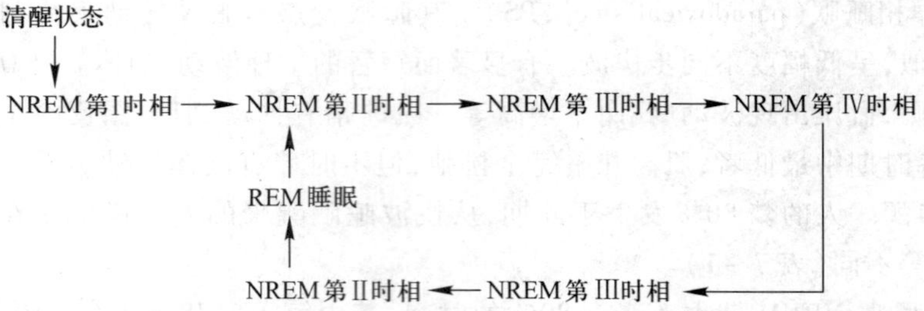

图 7－1 睡眠时相周期

在睡眠过程中，睡眠者在任一期醒而复睡时，均需从头开始依次经过各期。随着睡眠的进行，每一时相所占的时间比例亦随之发生改变。刚入睡时，NREM 睡眠第Ⅲ、Ⅳ时相约占 90 min，REM 睡眠持续不超过 30 min。进入深夜，REM 睡眠会延长至 60 min，而 NREM 睡眠第Ⅲ、Ⅳ时相所占时间则会相应缩短。越接近睡眠后期，REM 睡眠持续的时间越长。因此，大部分 NREM 睡眠发生在上半夜，REM 睡眠则多发生在下半夜。

睡眠进程中的一些时相对人体具有特殊的意义。在 NREM 睡眠的第Ⅳ时相(有时也包括第Ⅲ时相)的睡眠中，机体内可分泌大量的生长激素，其作用是促进合成作用，减少蛋白质的分解，使受损组织得到修复，尤其对于肌肉和软骨组织的生长非常重要。如果这一时相被剥夺，个体会感到疲劳、焦虑和忧伤，影响体力的恢复及疾病的康复。随着睡眠时相周期的进程，逐步进入 REM 睡眠，通常感到睡眠较浅、有梦，但做梦并不影响睡眠质量，反而对精神和情绪恢复起很重要的作用。因 REM 睡眠的梦境均是生动而充满感情色彩的，故可减轻和缓解精神压力，消除记忆中忧虑的事情。

睡眠时相周期随个体的成长过程而变化。新生儿期，REM 睡眠与 NREM 睡眠各占 50%；1.5 岁以上，REM 睡眠占 35%；5 岁以上，REM 睡眠占 20%；青年期，REM 睡眠又回升至 25%；

老年人的 REM 睡眠占 35%。

三、老年人睡眠的特点

1. 夜间睡眠浅而警醒　睡眠第Ⅰ时相所占的时间随年龄增长而增加，第Ⅰ时相时间成年人占 5%，老年人占 12%～15%。因此，老年人晚上有较频繁苏醒。在 REM 睡眠阶段，呼吸次数和深度增加，肌张力减低，多数梦境出现于 REM 睡眠阶段，而夜惊、梦游、梦话则出现于 NREM 睡眠的第Ⅳ时相。

2. 主要睡眠时相提前，表现为早睡早醒。有些老年人睡眠时相周期提早，因而吃完晚餐就想就寝，但天未亮就起床。睡眠型态的改变会影响睡眠的质量及日常生活。

3. 睡眠在昼夜间重新分布，夜间有效睡眠时间减少，白天瞌睡增加。

第二节　老年人的睡眠障碍

睡眠障碍(sleep disorder)是指失去了正常睡眠时间和规律，睡眠的质量出现异常。老年人睡眠障碍表现为夜间失眠和白天睡眠过多。以晚上入睡困难、清晨早醒，或夜间睡眠觉醒次数增多，睡眠效率低，白天疲劳、嗜睡为主要特征。长期的睡眠障碍会严重影响老年人的身体健康。

一、睡眠障碍的原因

（一）机体老化致睡眠模式改变

由于衰老所致的脑生理学改变，使睡眠的神经体液调节能力降低，高效应器官的作用减弱。此外，随着肾的老化，肾功能低下，使肾小管的重吸收能力下降，夜尿增多，频繁排尿，使睡眠变浅。老化引起的睡眠改变，其特征是睡眠时间和深度的改变。这种睡眠模式的变化，使睡眠与觉醒周期性的昼夜节律遭到破坏，导致老年人白天瞌睡增多，夜间失眠加重。睡眠效率，即总睡眠时间与卧床时间之比降低，故老年人常诉睡眠不足或失眠。

（二）各种疾病影响

由于老年人全身各系统生理功能均存在不同程度的老化，防御功能及代偿功能均降低，易同时患有多种疾病，由疾病所致的各种刺激源如疼痛不适、抑郁、焦虑等均会影响老年人的睡眠，导致其睡眠障碍。另外，因疾病所采取的不同体位也会直接影响其睡眠效果。

1. 心血管系统疾病　如心脏病发作常在睡眠时相周期的 REM 睡眠阶段，心源性猝死也常在夜间发生，尤其是在 REM 期。心功能不全时，如发生夜间阵发性呼吸困难，常采取端坐位。原发性高血压，常使老人清晨过早转醒，醒后又疲乏。

2. 呼吸系统疾病　如支气管哮喘、慢性支气管炎、肺气肿等所致的咳嗽、咳痰、喘息及可能采取的半坐位或端坐位等均会影响老年人的正常睡眠节律。

3. 消化系统疾病　反酸、嗳气可致患者无法入睡。消化道溃疡时，因夜间胃酸分泌增多，胃痛常在夜晚发生而致失眠。肝性脑病时，其入睡情况和睡眠深度与血氨浓度有直接关系。血氨浓度在37.7～69.6 μmol/L时，其入睡时间延长，夜间睡眠时间少于4 h，而清醒时间占夜间总睡眠时间的1/3；当血氨浓度升高至87～130.5 μmol/L时，这种改变更加明显，且难以判断睡眠深度。当血氨浓度下降后，睡眠也会逐渐恢复。

4. 泌尿系统疾病 研究表明血尿素氮的浓度增高与失眠有关。故尿毒症者整个睡眠时间缩短，且几乎不进入任何一睡眠时相周期。在肾透析后，可进入NREM睡眠第Ⅲ、Ⅳ时相的睡眠。肾炎时尿频、尿急的症状增加了夜间排尿的次数，使夜间醒转增多，入睡困难，睡眠变浅。

5. 运动系统疾病 如骨性关节炎、骨质增生、多发性肌肉痛等所致的不适与疼痛，常使老年人夜间不能入睡。

6. 代谢疾病 如甲状腺功能减退者，白天疲劳、嗜睡，其NREM睡眠第Ⅲ、Ⅳ时相的睡眠明显减少。而甲状腺功能亢进者，多有入睡困难、易醒，大部分时间睡眠变浅等特点。

7. 神经系统疾病 某些中枢神经系统疾病如脑血管病、阿尔茨海默病、脑炎、脑外伤、颅内肿瘤等均可引起睡眠障碍。

此外，有些老年人有打鼾、睡眠呼吸暂停和情绪失调等也都可能影响老年人的正常睡眠，导致睡眠障碍。

（三）睡眠环境改变

研究证明，在新环境下，睡眠时相周期中NREM睡眠与REM睡眠的比例有所变化，其特点是REM睡眠减少，入睡时间延长，觉醒次数增多等。故更换新的环境，或卧室环境的温度过高、过低，湿度过高、过低，床铺不平，有噪声，光线太强，均会改变老年人的睡眠规律，对睡眠质量产生影响。

（四）心理、社会因素

进入老年期后，个体本身对社会、生活的适应能力下降，同时面临退休、丧偶、社会角色改变、慢性病折磨、经济拮据、生活困难等重大事件，容易产生焦虑、紧张、忧郁乃至思虑过度而引起睡眠节律紊乱。忧郁症、焦虑症、失智症等精神疾病患者亦常有睡眠障碍。

（五）睡眠卫生不良

睡前饮用咖啡、浓茶，吸烟等，均可造成兴奋难眠，入睡困难或睡眠中断。饮酒或许开始有帮助入睡的作用，但长期饮用后，会改变睡眠结构，最常见的是容易早醒且有宿醉的情形，突然戒断时可产生严重失眠。饮食过饱或饥饿均可产生不舒适感，造成入睡困难。

（六）药源性睡眠障碍

凡是能影响5－羟色胺、多巴胺、乙酰胆碱、去甲肾上腺素等中枢神经递质，而使睡眠与觉醒规律改变的药物，均可能引起药源性睡眠障碍，而具有提神、兴奋的药物如在晚餐或睡前服用更容易引起。其主要表现为：① 困倦：服药后，因中枢神经系统受到抑制，使白天倦怠、思睡或睡眠过多。② 反跳性失眠:如有些老年人长期服用安眠药、抗精神病药,突然戒断时可产生严重失眠,表现为入睡时间延长或觉醒次数增加,频率超过用药前的40%,且睡眠时间缩短。③ 睡眠异常行为:包括噩梦、夜惊、梦游等现象。

二、常见的睡眠障碍

(一) 失眠

失眠(insomnia)即睡眠的始发和维持发生障碍,是最常见的睡眠障碍。主要表现为入睡困难、早醒、睡眠浅、易惊醒、自觉多梦、醒后不易入睡及无睡眠感。老年人自觉睡眠缺乏,清醒后感到疲乏或缺乏清醒感,白天思睡。睡眠始发障碍,指卧床后不能很快入睡。睡眠维持障碍,即不能进入深睡眠或虽然进入深睡眠但夜间醒后不能再次入睡。睡眠多导图呈现 NREM 睡眠第Ⅲ、Ⅳ时相的睡眠减少,即深睡减少,故即使入睡,晨起仍感疲倦。

1. 暂时性失眠　常由环境因素或生活事件引起,如旅行、迁居等睡眠场所改变,丧偶、离退休、近期手术等生活变化,在未适应时,出现失眠现象。这种失眠是暂时的,不需要特殊治疗,只要及时消除干扰因素,或随着老年人对新环境、新生活的不断适应,在一周至几个月后会自行消失。但如果严重妨碍了老年人的日常生活时,可选用半衰期短的镇静催眠药辅助治疗,使用镇静催眠药2~3天后,应缓慢间隔停药,防止产生药物依赖。镇静催眠药还可起到预防暂时性失眠转变为慢性失眠的作用。

2. 慢性失眠　是指超过一个月的失眠。由于机体老化,脑功能逐渐衰退,睡眠中枢调节功能下降,容易导致慢性失眠。随着年龄增长,各种危险因素逐渐增多,如脑组织疾病、冠心病、肺气肿、颈椎病、原发性高血压、动脉粥样硬化及精神心理因素的明显改变等,均会影响老年人的睡眠,且年龄越大,睡眠越差。美国国家睡眠障碍协会认为,在65岁以上的老年人中,以失眠为主的睡眠障碍占半数以上,并影响内分泌系统与心血管系统的功能恢复,还可诱发一些躯体和精神疾患。

(二) 睡眠过多

睡眠过多(hypersomnia)即睡眠时间过多或长期处在想睡的状态。其特征为嗜睡,虽然夜间睡眠已很充足,但白天仍反复打呵欠、瞌睡,导致总的睡眠时间增多。脑电图(EEG)显示睡眠过多,尽管延长了总的睡眠时间,但睡眠时相的周期进展和每一时相所占的百分比均在正常范围内。故睡眠过多除时间延长外,其余基本正常。

(三) 发作性睡眠

发作性睡眠(narcolepsy)是一种特殊的睡眠失调,其特征是控制不住的短时间的嗜睡。临床表现为即使夜间没有持续的睡眠不足,日间仍有强烈的、难以抵御的、短暂的突发睡眠,发作时虽力求保持清醒,但在1~2 min内就进入睡眠状态,一般持续10~15 min。每天发作数次,若夜间睡眠不足,发作更加频繁,且发作具有随机性,即在做家务、进餐或行走时均可能发作,故在发作性睡眠者中,约有70%的人会出现猝倒的现象,表现为肌张力部分或全部的失去,导致严重的跌伤。约有25%的人在发作性睡眠时有生动的、充满色彩的幻觉、幻听。如发作时将其唤醒，老年人常显得烦躁易怒；反之，若从睡眠发作中自行醒来时，会感到精力充沛、思路清晰。目前认为发作性睡眠是REM睡眠失调，即刚入睡不久就进入REM睡眠，而正常情况下需要经过70～90 min后才进入。

（四）睡眠呼吸暂停综合征

睡眠呼吸暂停（sleep apnea）是一种在睡眠期间发生的自我抑制、没有呼吸的现象。指在睡眠期间反复发生，每次持续10 s以上口鼻气流通过暂时停止，每小时停顿次数在20次以上。可分为中枢性和阻塞性睡眠呼吸暂停两种类型。

1. 中枢性睡眠呼吸暂停（central sleep apnea） 是因为脑部的睡眠中枢退化或中枢神经系统功能不良所致。由于REM睡眠时，脑干的呼吸中枢过度极化影响了呼吸中枢，使横膈运动停止，从而出现了呼吸暂停。

2. 阻塞性睡眠呼吸暂停（obstructive sleep apnea） 是在严重、频繁、用力地打鼾或喘息之后出现。由于维持上呼吸道通畅的肌肉在睡眠时变得松弛，张力下降，但为确保气流能持续进出呼吸道，上呼吸道和胸腔内的负压增加，空气交换的阻力也随之增加。压力越增加，呼吸道就变得越长和狭窄，这种情况若持续进行，会使呼吸道发生萎陷，而造成阻塞性呼吸暂停。肥胖者由于脂肪堆积在咽部，舌根部阻塞气道，也可引起。

两种类型的睡眠性呼吸暂停均可导致低氧血症、动脉血氧饱和度降低、高血压和肺动脉高压。发生呼吸暂停的次数越多越危险，且阻塞性呼吸暂停要比中枢性呼吸暂停严重。呼吸暂停可发生于任何年龄，老年男性比女性频繁。有此综合征的老年人白天容易感到疲劳，会出现嗜睡、打哈欠等精神不佳的情形。

（五）睡眠节律紊乱

睡眠节律紊乱（rhythm sleep disorder）指无法按照昼夜的清醒－睡眠周期进行睡眠。生理时钟随着外界环境的光线改变及日常的作息时间，有规律地控制睡眠与清醒的周期。脑部的一些神经核、神经传导物质及激素，则是生理时钟中枢的主要成员。但由于老年人脑部功能退化，生理时钟变得不规则或无法配合昼夜24 h的周期，而产生睡眠节律紊乱，出现白天睡觉晚上清醒的情形，或每天睡眠、清醒的时间不规律，使生活作息和社交活动受到很大的影响。此外，某些疾病如失智症、脑卒中、严重抑郁症等也会引起睡眠节律紊乱。

（六）由痴呆或谵妄引发的睡眠障碍

老年期痴呆、老年期谵妄的老年人常伴有睡眠问题，其特点是觉醒时间长，多次觉醒、NREM睡眠和REM睡眠减少。年龄越大越明显，且白天瞌睡也越多。其他与痴呆相关的疾病同样也会出现这些改变。

许多痴呆症中期和晚期患者在傍晚或夜间病情加重，出现日间睡觉、夜间清醒的现象。即在日落或天色变黑时，患者会变得很激动，或有其他行为异常，如不停地走动，恶声恶语等，呈现典型的“日暮症状”。这些老年人对外界环境的注意力降低，烦躁、情绪激动，语言、思维能力减退，知觉失调，出现幻觉、错觉和情感失调，如恐惧、忧虑、愤怒等表现。

相关链接:

世界睡眠日(World Sleep Day)

为引起人们对睡眠重要性和睡眠质量的关注,国际精神卫生和神经科学基金会于2001年发起了一项全球睡眠和健康计划,并将每年的3月21日,即春季的第一天定为“世界睡眠日”。之所以定在这一天,是因为季节变换的周期性和睡眠的昼夜交替规律都与我们的日常生活息息相关。2003年,中国睡眠研究会将“世界睡眠日”正式引入中国。

历届世界睡眠日主题:

2001年:睁开眼睛睡觉

(注:不是让我们真的瞪大眼睛入睡,而是提醒我们:要学习去熟悉、关注我们的睡眠)

2002年:开启心灵之窗,共同关注睡眠

2003年:睡出健康来

2004年:睡眠,健康的选择

2005年:睡眠与女性

2006年:健康睡眠进社区

2007年:科学的睡眠消费

2008年:健康生活,良好睡眠

2009年:科学管理睡眠

2010年:良好睡眠有益健康

2011年:关注中老年睡眠

2012年:科学管理睡眠

2013年:关注睡眠,关注心脏

2014年:健康睡眠,平安出行

三、睡眠障碍的护理

(一) 护理评估

1. 主观资料的收集

(1) 症状:倾听老年人的主诉,详细询问病史,了解睡眠的质量、睡眠障碍的类型、持续时间及其规律性、伴随疾病和症状。

(2) 原因或诱发因素:如全身或局部疾病,目前接受治疗的影响,睡眠环境的改变,近期发生的生活事件,老年人的生活习惯如饮酒史、吸烟史及饮用咖啡、茶等刺激性饮料史等。

(3) 诊断、治疗与护理经过:包括是否用药,药物种类、剂量及疗效;有无副作用或过敏反应;有无采取其他治疗方法及其疗效等。

(4) 老年人及亲属对诊断、治疗、护理、预后的反应和期望。

2. 客观资料的收集

(1) 体格检查:了解有无全身或局部疾病,睡眠障碍对老年人功能性健康型态的影响等。

(2) 辅助检查:详细了解睡眠多导图、睡眠-觉醒节律图及唤醒阈值、EEG功率谱、平均诱发电位、瞳孔描记图和睡眠潜伏期测定的睡眠深度或睡意，同时了解某些其他检查结果，排除影响睡眠的疾病和其他因素。

3. 睡眠的评估方法

（1）主观评价

1）自我主观评定尺（visval analogy scale，VAS）：用一条 10 cm 的直线，不作任何划分，仅在直线的两端分别注明最困和毫无倦意，如 5 cm 处记录表示困倦程度为 50%，这样就将困倦程度数量化进行标记，每 2 h 记录 1 次。主要通过记录日间的觉醒度及情绪波动、疲劳感、集中度等情况，来了解昨夜睡眠情况。

2）记录睡眠日志（sleep diary）：即每日清晨醒来，随即记录昨夜上床、就寝、觉醒及起床时间，如有中间觉醒，则记录觉醒次数及总的觉醒时间。

（2）客观评定

1）睡眠多导图（sleep polysomnography，PSG）：可通过记录脑电图、眼球运动、心电图、肌电图、呼吸等判断睡眠 - 觉醒状态。

2）采用 14 天睡眠 - 觉醒节律图来描述睡眠 - 觉醒的节律。

3）利用唤醒阈值、EEG 功率谱、平均诱发电位、瞳孔描记图和睡眠潜伏期测定睡眠深度或睡意。

4. 睡眠的评估内容

（1）每天习惯睡几小时，通常每晚何时就寝。

（2）睡前习惯：① 吃夜宵、饮茶或咖啡、吸烟；② 阅读书刊、看电视或听广播；③ 洗漱活动；④ 放松运动；⑤ 服用镇静催眠药情况；⑥ 睡眠时有无陪伴；⑦ 床铺的类型；⑧ 枕头的高低、松软和被褥的厚薄；⑨ 就寝时光线的亮度要求，是否需要熄灯或留灯；⑩ 睡眠环境要求等情况。

（3）入睡所需时间，入睡后是否易被惊醒，是否会打鼾。

（4）夜间醒来的次数、时间及原因。

（5）有无小睡习惯，小睡时间及次数。

（6）睡眠中有无异常情况，如梦游、失眠等。

（7）晨起后是否感觉睡眠很好。

（8）次日的精神状态。

（二）护理措施

1. 一般护理　睡眠障碍与环境因素密切相关，但老年人的内在因素也不可忽视。故要针对老年人的特点及环境对老年人的影响，采取相应的护理措施。

（1）创建良好的睡眠环境：老年人的睡眠环境应以整洁、舒适、安静、安全为原则。睡前根据老人的睡眠习惯，调节好室内的温度、湿度、光线，减少外界环境对老人视、听、嗅、触等感觉器官的不良刺激，要求室内光线幽暗、空气流通、温度湿度适宜、被褥舒适、床铺宽敞、弹性适中，并注意尽量避免变换老年人睡眠环境。一般室温在 18 ~ 22℃，湿度在 50% ~ 60% 为宜。天冷时要注意保暖，尤其是老人主诉两脚发凉时，睡前要用热水泡足，并根据季节变化，调整被子的厚薄，必要时加盖毛毯。对于住院的老年人，护理人员应尽快帮助老人适应新的环境变化，要详细介绍病房环境和同病室的病人，尽量将治疗集中在白天进行，工作人员要做到“说话轻、走路轻、操作轻、关门轻”，如条件允许可将需要治疗处理的患者和严重打鼾的老年人与其他人分室。此外，医院的寝具样式、面料直接关系到睡眠质量。要求被褥、枕头及有关物品舒适卫生、美观大方，易于消毒。必要时老年人可以使用自己的被褥。

（2）养成良好的睡眠习惯，加强睡眠与觉醒的正常节律：规律的生活作息时间，如固定的日间活动及就寝时间，是良好睡眠的必要条件。养成良好的睡眠习惯，不仅对睡眠有帮助，亦是最好的养生之道。

1）尽可能满足老年人的睡眠习惯。由于老年人的生活环境、文化背景不同，长期形成的睡眠习惯也各异。就寝前，有的老年人喜欢吃点心或喝热饮料；有的喜欢看电视、听收音机或阅读书报；有的则喜欢温水沐浴等。只要身体状况或病情许可，应尽量尊重老年人的睡眠习惯和睡眠体位。此外，乳酪、牛奶和金枪鱼等含有丰富的色氨酸，能够抑制脑的兴奋和思维活动，促使机体进入睡眠状态，是良好的增进睡眠的食物。

2）睡前要避免进食过饱或饥饿，避免饮浓茶、咖啡，避免服用氨茶碱、麻黄碱等兴奋中枢神经的药物，避免剧烈活动。

3）调整生活规律，安排有规律的睡眠时间表。定期锻炼和适度活动有助自然入睡，鼓励老年人日间尽量保证适当的活动，如打太极拳、散步、看书、听音乐及社交活动等，使其在白天保持清醒。劝告老人每天按时起床，以强化一天的生理节律。但由于老年人长年养成的睡眠习惯，有时即使对生活不利，也不要强迫纠正，而需要多解释，多说服，宣传规律睡眠的益处。对痴呆和睡眠节律紊乱如昼夜颠倒的老年人，要给予特殊的照顾，注意调整其睡眠类型，保证夜间睡眠。

（3）诱导睡眠：就寝前可用热水泡足、按摩头部、清洁口腔、清洗会阴、洗温水浴等，从精神和身体上给予老年人一种满足、爽快的感觉。

（4）自我肌肉放松练习：其特点是以呼吸、姿势、集中注意力凝思冥想为辅助动作，结合有意识地按顺序放松肌肉，达到松弛目的。介绍三种松弛肌肉的方法。

1）缓解上半部身体与颈部肌肉紧张的练习。缓慢旋转头部，耸肩，松弛肩肌；自肩部旋转双臂，按顺序活动，每次 10 ~ 15 min。

2）腹式呼吸法：① 采取自认为最舒适的体位，将双臂随意放置于身体两侧；② 行腹式吸气，同时尽可能扩大胸廓，放松腹肌；③ 平静地完成一次吸气动作后，缓慢地进行呼气，呼气时间较吸气时间长 1 倍。在腹式呼吸的同时，依次放松全身肌肉，自足部开始至头部。

3）肌肉松弛活动练习：① 选择清静的环境，并采取自然轻松的姿势，使全身肌肉放松；② 闭上双目，做深呼吸；③ 脑海里呈现一幅宁静的图画，并在每次呼气时重复一个对自身有特殊意义的词或字，如“安静”；④ 在上述活动时，按顺序放松全身肌肉，自足部开始至头部；⑤ 反复进行，每次 10 ~ 20 min；⑥ 结束时静坐数分钟，顿感全身轻松。

（5）帮助老年人排泄：担心夜间排尿的老年人，要准备好集尿器或床旁便器，并适当控制晚间液体的摄入量。由于老年人夜间起床易丧失定向力或意识混乱，故习惯去卫生间排尿的老年人，要注意安全，避免跌倒。

（6）心理护理：失眠的始发与维持，在很多情况下与心理、社会因素有关。由于躯体疾病或各种生活事件，均会带来心理冲突，引起情绪变化而发生失眠，如果刺激因素持久存在，则失眠会迁延下去,甚至无关因素亦可加重失眠而增加治疗的困难,故应加强心理护理。

1）支持性护理:护理人员应详细评估老年人的心理健康问题及影响睡眠的相关因素。平时鼓励老年人与亲友、家庭成员多交谈,积极参加力所能及的社交活动。关心安慰睡眠障碍的老年人,设身处地考虑每个老年人的特殊需求,认真解释与睡眠有关的卫生知识,为每个老年患者安排切实可行的治疗方案,稳定情绪,消除顾虑,使其保持平衡的心态,以促进老年人的睡眠。

2）改善人际关系:有些睡眠障碍是因心理冲突与人际关系紧张所致,如亲子、婆媳、夫妻、邻里之间的关系等。因此,改善人际关系能起到正本清源的作用。故要指导老年人采用一些改善人际关系的技巧,如用心、平等地与他人交流,改变不良的人际交往方式。同时也要告诉其家属,要了解老年人的个性特点和文化程度,尊重老年人,改善人际关系。

3）行为疗法:失眠的行为疗法多种多样,常用的松弛方法有进行性松弛训练、自身控制训练、沉思训练、生物反馈疗法等。① 松弛疗法,可通过身心的松弛,来促使自律神经活动向有利于睡眠方向转化,并促使警醒水平下降,从而诱导睡眠的发生。② 刺激控制疗法,目的在于控制与睡眠相关的各种刺激因素,其原理为设法打破入睡原有的条件联系,建立新的条件联系,主要用于境遇性失眠或与应激有关的暂时性失眠。③ 生物反馈疗法,即通过系统的治疗训练,使老年人学会利用反馈信息获得自身控制躯体功能的一种治疗方法。如通过松弛或收缩肌肉调节自主神经功能失调,达到消除焦虑,稳定情绪,改善睡眠的目的。

(7）积极治疗原发性疾病,解除身体的不适:老年睡眠障碍常与躯体疾病或精神障碍相伴发生,故治疗原发疾病尤为重要。对于疼痛、肌肉紧张等不适或痛苦,可通过合理止痛、按摩、保暖等措施,使肌肉松弛,消除不适感,促进睡眠。腰痛或关节疼痛的老年人要注意更换舒适的体位;受压部位、头皮、颈部、肩部的按摩可使老年人舒适,减轻疼痛;同时要做好皮肤的清洁,减轻瘙痒。

(8）健康教育:鼓励老年人建立有规律的日常生活习惯,养成良好的睡眠习惯,白天应参加适量锻炼,晚间睡前可略活动,放松四肢,运动不可过于激烈。睡前不能吃得过饱、饮水不宜过多、不喝浓茶和咖啡、不用脑过度,清晨按时起床等。为了保证夜间睡眠的质量,应建议老年人白天不要过多睡眠。劝告督促老年人每日清晨无论睡眠状况如何,也要按规定的时间起床,从而强化一日的生理节奏。告诉老年人哪些食物能促进睡眠,哪些食物会干扰睡眠。向老年人讲解引起睡眠障碍的原因、性质,介绍睡眠的卫生知识等。让老年人知道睡眠常随增龄而有些正常生理变化,如偶尔出现晚上睡眠不佳或睡醒后恢复慢些,并不表示健康出了问题,日间短暂瞌睡不会影响晚间睡眠。讲解使用镇静催眠药的基本知识,说明这些药物只在短期内使用有效,但同时会干扰睡眠质量,且常规服用会失去疗效。因此,尽可能不用,避免出现药物耐受。

2. 服用镇静催眠药老年人的护理

(1）严格控制用药剂量:老年人因失眠而服用镇静催眠类药物或抗精神病类药物时,须注意老年人药物代谢动力学改变的特点,应慎重给药,用药剂量要小,相当于一般成年人量的1/3～1/2,用药天数不宜太长,一般每月不超过20天,连续服药最好不超过3个月。即使服用常规剂量也有可能损害其活动能力,出现精力不足及各种不良反应,故应尽量避免长期服用安眠药。

(2）严密观察药物的不良反应:注意用药安全,如老年人肝功能、肾功能低下,用药后极易产生不良反应，故应定期监测肝、肾功能。服用镇静催眠药的老年人易发生幻想症或步态不稳，在夜间行走时易跌倒致股骨颈骨折等意外情况，故夜间或晨起时有步行障碍或下肢无力的老年人，去卫生间或做其他日常生活活动时，须特别注意安全，家属或护理人员应给予必要的协助。

（3）注意观察老年人对镇静催眠药的依赖作用，及时纠正老年人滥用药物的现象，避免对药物产生依赖性。

3. 睡眠障碍老年人的护理

（1）对于失眠的老年人，提供诱导睡眠的措施，如睡前喝少量牛奶、进行放松和深呼吸练习、背部按摩、自我催眠等，必要时给予镇静催眠药物，但须注意防止药物依赖和抗药性。用药同时结合其他促进睡眠的措施，帮助老年人建立良好的睡眠型态。由心理障碍引起的睡眠困难，可采用安慰剂治疗。

（2）睡眠过多的老年人，指导其控制饮食，减轻体重，增加有趣和有益的活动，并限制睡眠的时间。

（3）发作性睡眠的老年人，应根据医嘱选用药物治疗，指导其学会自我保护，注意发作前兆，减少意外发生。

（4）睡眠呼吸暂停的老年人，应指导其采取正确的睡眠姿势，以保持呼吸道通畅。寻找病因并予以治疗。

（5）患有梦游症的老年人，应采用各种预防措施，如将卧室中的危险物品移开，锁门。如梦游症经常发作或持续几年，则可使用抑制 NREM 睡眠第Ⅳ时相的药物如地西泮等。

现代医学可以对老年人的睡眠障碍提供准确的诊断及完善的治疗与护理，如发现老年人有睡眠障碍时，应建议及时就医，保证其有良好的睡眠，提高老年人的生活质量。

思考题

1. 讨论分析睡眠障碍的原因，并制订睡眠障碍老年人的护理计划。
2. 如何指导老年人养成良好的睡眠习惯？

（曹文静）

第八章　老年人的安全用药

学习目标

1. 掌握老年人用药的基本原则和用药指导。
2. 熟悉老年人常见药物不良反应。
3. 了解老年人药物代谢的特点。

随着年龄的增长，机体各组织器官的结构和功能逐渐出现一系列的衰退性变化，这些变化不仅使药物在体内的吸收、分布、代谢和排泄过程发生明显改变，还导致药物不良反应的发生概率增加，同时也影响了药物的疗效。保证老年人的用药安全，提高药物的疗效，减少不良反应的发生至关重要。

第一节　老化对药物使用的影响

一、老年人药物代谢的特点

（一）药物的吸收

老年人胃肠黏膜逐渐萎缩、蠕动减慢、供血减少和胃酸缺乏，但对药物的吸收影响较小。尽管老年人胃酸不足使弱酸性药物在胃内解离增加，胃吸收速率减慢，但因其胃排空缓慢，药物停留时间相对延长，从而增加了药物的吸收时间。同样，小肠蠕动减慢，增加了药物的吸收，从而抵消了小肠供血和单位吸收面积降低所致的药物吸收减少。因此，大多数药物在吸收上老年人和成年人相比无明显差异。只有葡萄糖、维生素 B_1、钙和铁等主动运转吸收的药物才随增龄而降低，主要与老年人药物吸收所需的载体和酶的活性降低有关。

（二）药物的分布

由于老年人机体组成成分、组织器官的血液循环、血浆蛋白结合率、器官与药物的亲和力等方面均有不同程度的改变，从而影响了体内药物的分布。

1. 机体组成成分　老年人由于细胞功能减退，细胞内液减少，而体内脂肪比例逐渐增加。因此，对于水溶性药物的分布容积可随年龄增长而减少，血药浓度较高，如对乙酰氨基酚、阿司匹林、哌替啶等；对于脂溶性高的药物，分布容积可随年龄增长而增大，长期服用会因药物蓄积而发生毒性反应，如地西泮、巴比妥等。分布容积增大，可降低血药峰值，延长半衰期，减少不良反应。相反，有效血药浓度时间延长会增加药物不良反应。

2. 血浆蛋白浓度　老年人由于肝合成清蛋白的能力下降，使血浆清蛋白含量降低。当营养不良或患肝、肾疾病时，血浆清蛋白下降更加明显，可以使与蛋白高结合率的游离型药物增加，药物作用增强，甚至发生毒性反应。此外，某些药物可以从血浆中将另一种与蛋白结合率高的药物竞争性地置换出来，尤其治疗指数小的药物更要注意监测血药浓度，否则容易发生这类高蛋白结合药物的不良反应。

（三）药物的代谢

肝是药物代谢的主要场所。随着年龄的增长，老年人肝的重量逐渐降低，使肝代谢量减少；肝血流量减少，决定了药物总清除率的降低；加之肝容积缩小，肝微粒体药物代谢酶活性降低，使药物的代谢较年轻人慢，药物半衰期一般较长，尤其在反复多次使用同一种药物时，会使血药浓度升高，所以老年人用药剂量应为成年人的1/3～1/2。

（四）药物的排泄

肾是多数药物及其代谢产物排泄的主要途径。由于老年人肾血流量减少，肾小球滤过率降低，肾小管的排泄功能减低，使药物的排泄速度减慢，药物在体内的半衰期延长，血药浓度升高，容易引起药物蓄积中毒。

二、老年人常见的药物不良反应及影响因素

随着年龄的增长，药物不良反应呈线性增加。由于老年人对药物敏感性高于年轻人，所以老年人药物不良反应的发生率比年轻人高3～7倍。

（一）不良反应

1. 心血管系统毒性反应　老年人对洋地黄药物敏感，中毒死亡人数高于年轻人。在服用洋地黄的心力衰竭患者中有20%～30%出现中毒症状，其中大约1/3的人有生命危险。老年人中毒症状以精神症状突出，除了消化道症状，还可出现心脏中毒反应，如心动过缓、室性期前收缩、室性心动过速或房室传导阻滞，而心房扑动、心房纤颤少见。

2. 神经性及耳毒性反应　中枢神经系统最容易受药物作用的影响。神经松弛药可使老年人产生药源性抑郁、精神运动性兴奋或帕金森综合征。利舍平可使少数人精神抑郁而自杀。三环类抗抑郁药可造成癫痫发作、精神错乱。长期服用巴比妥类催眠药可产生依赖性，停药后又会产生戒断症状。

耳毒性药物可加重老年性耳聋，如氨基苷类、多黏菌素类、呋塞米、头孢噻啶及抗肿瘤药顺氯铵铂等。

3. 肾毒性反应　大多数药物经肾排泄，老年人肾血流量减少，过滤、排泄能力降低，更容易产生蓄积中毒。如静脉滴注四环素可产生高氮质血症，严重者肝、肾损害或加重尿毒症。多西环素抑菌力强，肾毒性小，比较适合老年患者。长期服用复方阿司匹林或对乙酰氨基酚的老年人可造成急性间质性肾炎或肾乳头坏死。

4. 肝毒性反应　老年人发生药物性肝损害比年轻人多见，如对乙酰氨基酚的血药浓度超过300 μg/ml时，能严重损害肝；如果与乙醇同服，则加重肝毒性反应。异烟肼与利福平合用

治疗结核病时，对肝损害的发生率比单用异烟肼高；与乙胺丁醇合用可使转氨酶升高。

老年人常用药物引起的不良反应（表 8-1）。

表 8-1 老年人常用药物的不良反应

药物	不良反应
巴比妥类	精神错乱，异常兴奋，低血糖，肝功能障碍，卟啉症
抗胆碱药	幻觉，定向力障碍，青光眼急性发作，便秘，尿潴留
抗精神病药	锥体外系反应，溢乳，直立性低血压，肝功能障碍
苯二氮䓬类	精神错乱，腹泻，眩晕
左旋多巴	不随意运动，精神抑郁，心律失常，幻觉
甲基多巴	抑郁，嗜睡，妄想狂，锥体外系综合征，溢乳，肝功能障碍
利舍平	抑郁，精神错乱，低血压，锥体外系综合征
洋地黄	精神错乱，腹泻，心律失常，视觉障碍
氯噻嗪类利尿药	脱水，再生障碍性贫血
呋塞米	耳聋，高尿酸血症，高血糖
螺内酯	腹泻，多毛症，男性乳房发育
抗心律失常药	粒细胞减少，系统性红斑狼疮（普鲁卡因胺），视觉障碍（奎尼丁）
降压药	溶血性贫血（甲基多巴），水肿，直立性低血压，周围神经病变（肼屈嗪）
西咪替丁	便秘，溢乳
磺脲类	粒细胞减少，低血糖，肝功能障碍
抗关节炎药	肾上腺皮质功能不全，白内障，库欣综合征，水肿，青光眼，多毛症，高血糖，骨质疏松，消化性溃疡，精神病（肾上腺皮质激素），中性粒细胞减少（吲哚美辛）

（二）影响因素

1. 生理因素

（1）药物代谢动力学：很多药物半衰期随年龄增长而延长，导致血药浓度增高，容易发生药物不良反应。

（2）内环境稳定功能：随着老化，老年人的生理储备减小，使用影响内环境稳定的药物容易产生强烈的不良反应。

（3）药物敏感性：老年人对一些药物的敏感性增加，如使用巴比妥类药物后易出现精神错乱和共济失调，作用于胃肠道的药物更容易引起胃肠道功能紊乱。

（4）免疫系统的改变：导致药物变态反应发生率增高。

2. 病理因素 老年人腹泻时，口服药的吸收差，作用减小。伴有肝、肾功能减退，可影响许多药物的排出，容易出现不良反应。

3. 其他因素

(1) 多药合用：老年人同时患多种疾病，需同时服用多种药物。合理的联合用药可以提高药物的疗效，相反，不仅使药效降低或失效，还可使药物的毒性增加。

(2) 依从性差：老年人由于记忆力减退、使用药物种类过多等原因，用药依从性往往较差，不能坚持正确服药，影响药物的作用，容易发生不良反应。

第二节 老年人的用药护理

随着年龄的增长，老年人的记忆力逐渐减退，对药物治疗的目的、服药时间、服药方法往往不能正确理解，从而影响了药物治疗的效果和用药安全。指导老年人安全用药是一项重要的护理工作。

一、老年人用药情况评估

1. 用药史　详细评估老年人的用药史，建立完整的用药记录，包括以往和现在的用药记录、曾经出现的药物过敏、不良反应情况，以及老年人对药物的了解情况等。

2. 服药能力　详细评估老年人的服药能力，包括视力、听力、阅读理解能力、记忆力、药物获取及停药能力、吞咽能力、发现不良反应的能力及遵医行为等。

3. 肝、肾功能对药物的影响　详细评估老年人肝、肾功能的各项指标。

二、老年人用药原则

1. 用药坚持少而精　严格掌握用药指征，用药种类不超过 5 种药品；有相互干扰作用的药慎用；可用可不用的药不用；不滥用药，如抗生素、激素、解热镇痛药、镇静催眠药及未经论证的保健药。

2. 准确的用药剂量　先从最小剂量开始，如用成人量的 1/5 ~ 1/4，逐渐增加到最小有效剂量。老年人对药物的反应存在个体差异，应强调个体化给药。对一些高危药物，如洋地黄、抗心律失常药、抗抑郁及抗精神失常药、麻醉药等治疗剂量接近中毒剂量，用药的安全范围较小，更应严格控制剂量。

3. 科学的用药时间　一般药物都有其最佳吸收和作用时间，按照生理、病理、药理特点合理用药；按照吸收、最佳作用时间给药，既可提高疗效，又可减少不良反应。

4. 监测药物的作用　对老年人血药浓度的监测，可以使用药更为精确。在疾病治疗过程中，定期测定肝肾功能、电解质和酸碱度，掌握对药物代谢的影响。如应用抗心律失常药物时，注意监测心率、脉搏、心律及心电图的变化；应用降压药时注意测量血压；应用降血糖药时，要定时测量血糖、尿糖；应用利尿药时，注意测血钾、钠、氯浓度等。

5. 疑有药物不良反应时暂停用药　老年人用药种类较多，应严密观察用药反应，当怀疑有药物不良反应时，要在监护下停药一段时间。一旦发生任何新的症状，包括躯体、认知或情感方面的症状，都应考虑药物不良反应而停药；如病情加重，则应在医生指导下增加药量。

三、老年人用药指导

1. 鼓励老年人优先考虑非药物治疗措施　对于老年人经常出现的失眠、疼痛、便秘等情况，应先使用非药物性治疗的措施来解决，使药物中毒的危险降到最低程度。

2. 严格遵医嘱用药　遇到某些用非药物治疗无效、必须使用药物治疗的情况，应告诫老年人严格遵医嘱用药，并指导老年人不擅自购买和服用处方以外的药物。为防止漏服或误服，老年人的药物应放在固定、醒目的地方。

3. 严格掌握用药剂量和疗程　老年人的用药剂量应根据老年人的病情、体重、用药史等因素进行综合分析，选择最小的有效剂量最为合适。病情好转及时停药。提高老年人用药的依从性，告诫老年人既不能擅自加量、减量，也不能自行随意停药或延长服药时间。

4. 严格遵守用药时间　为了使药物达到最佳的治疗效果和减少副作用，不同药物最佳的用药时间也不相同。如洋地黄、胰岛素早晨6:00时给药，皮质激素6:00—8:00时给药，抗高血压药要峰前给药。对胃肠刺激性较大的药宜饭后服药，如抗生素、抗肿瘤药、铁剂、氯化钾、阿司匹林等。宜在饭前用的药有助消化的胃蛋白酶合剂，抗酸药乐得胃，抗糖尿病药胰岛素、磺脲类、双胍类，利胆药等。宜在睡前服用的药如安眠药、驱虫药、抗肿瘤药、抗溃疡病药、钙剂等。根据药物的半衰期需按时给药，如抗生素、抗肿瘤药、癌症镇痛药等。

5. 合理服用滋补药物　要想真正补养，最好先从调理饮食入手。如确实需要药补，应根据自身的情况，在医生的指导下，本着“缺什么补什么”的原则，有针对性地适当补充，切忌盲目滥补，以免出现适得其反的结果。

6. 加强安全用药知识教育　应经常对老年人及其家属进行有关安全用药知识的教育，防止因用药不当而导致的意外发生。

四、常用药物的注意事项

1. 降压药物　降压药是老年人常用药物之一。老年人在服用降压药时，降压要适度，一般以收缩压下降10~30 mmHg、舒张压下降10~20 mmHg为宜，防止因降压过低、过快而引起心、脑、肾的缺血；同时应监测24 h动态血压，以确定最佳的用药剂量和服药时间；一般而言，降压药最佳服用时间为每日7:00时、15:00时和19:00时；睡前不宜服用降压药，以免诱发脑卒中。

2. 抗生素　老年人在服用抗生素时，应注意其剂量和疗程，以免引发肠道菌群失调等问题。

3. 胰岛素　老年人在服用胰岛素过程中，由于肝功能衰退，对胰岛素的灭活能力降低，从而使胰岛素作用时间延长，容易发生低血糖反应。因此，老年糖尿病患者在应用胰岛素时，应注意监测自身血糖、尿糖的变化，及时调整胰岛素的用量，以免发生低血糖。

4. 解热镇痛类药　老年人由于对解热镇痛类药的作用比较敏感，在服用时宜采用小剂量；同时注意监测，避免诱发消化道出血。

5. 镇静催眠药　老年人在服用镇静催眠药时，应注意采用小剂量，且最好几种镇静催眠药交替服用；长期服用镇静催眠药的老年人不宜突然停药，以免出现失眠、兴奋、抑郁等问题。

思考题

1. 老年人的用药原则包括哪些?
2. 老年人用药易引起哪些不良反应?
3. 哪些因素可使老年人更容易发生药物不良反应?
4. 如何对老年人进行用药指导?

(王春霞　王　钰)

第九章　老年人的养老与照护

学习目标

1. 掌握居家养老照护、机构养老照护的主要内容。
2. 了解不同类型的养老照护形式的优缺点。
3. 了解我国现阶段所采取的养老服务体系。

家庭是老年人赖以生存的主要环境。按照中国的传统，老年人应该在家庭中养老，由家人提供养老照护。但在当今社会，随着老年人口寿命的延长，疾病所致的失能老人数量逐渐增多，而家庭照护系统的功能却逐渐减弱，机构养老照护逐渐成为家庭照护的必要补充。机构养老照护可以为那些无法获得家庭和社区照护系统但又需要大量照护的老年人提供最终的照护。因此，构建以家庭养老为核心、社区养老为依托、机构养老为补充的社会化养老服务体系，才能解决当前中国的养老问题。护理人员要学会在家庭和养老机构环境中，运用熟练的护理知识与技能直接为老年人提供护理服务，同时指导家庭照顾者运用科学的方法为老年人提供服务。

第一节　居家养老照护

居家养老照护是由社区和社会帮助家庭为居家老年人提供生活照料、医疗护理和精神慰藉等方面服务的一种社会化的养老服务模式。居家养老对老年人获得自尊和保持自我完整有重要的意义。

一、居家养老照护的主要内容

（一）一般护理

1. 膳食营养　膳食要求为低热量、适量蛋白（优质蛋白）、低糖、低盐、低脂饮食，注意增加水、维生素和膳食纤维的摄取。食物选择的原则是食物种类多样，营养丰富易于消化。科学烹调，少食多餐，按时进食。

2. 运动和休息　指导老年人选择适宜的运动项目，做适当的运动，加强对老年人运动量的监护，防止意外发生。对功能受限的老年人要尽量鼓励多活动，以保持其活动能力。老年人的睡眠时间一般为每天 6 h 左右，过长或过短的睡眠时间对老年人都是不利的。

3. 居家环境和安全维护　要求有整洁、安静、舒适、安全的环境。室温一般以 22 ~ 24℃ 为宜，相对湿度在 50% ~60% 为宜，空气流通，光线柔和，避免设置门槛，门口足够宽，便于轮椅通过,浴室、厨房等地面注意防滑,同时注意家中物品放置合理,以免老年人跌倒、外伤。加强对老年人的安全护理,防止发生坠床、烫伤、误食等。

4. 药品保管与合理用药　药品标签清楚醒目,经常检查药品质量,发现变质、过期药品应及时更换。严格控制用药剂量,督促老年人及时服药,密切观察药物反应,防止药物中毒。

5. 指导操作并及时纠正　指导照顾者学会简单的护理操作,及时了解照护是否得当,发现问题及时纠正。常用家庭护理操作项目有生命体征的测量、口腔护理、预防压疮护理、冷热疗法、卧床患者更换体位、拍背排痰、中医按摩等。

(二)长期卧床老年人的家庭护理

老年人因骨折、脑外伤、某些严重疾病及其后遗症或极度衰弱会导致长期卧床。因长期卧床,活动减少或不动,从而使机体在很多方面发生问题。因此,应做好以下各健康问题的预防和护理:

1. 压疮与便秘　详见《护理基本技术》相关章节。

2. 肌肉萎缩　老年人因卧床过久,活动降低或无活动时,肌肉耐力减退,运动力变小,肌肉很快就发生萎缩。肌肉萎缩的预防性措施有:治疗性运动、自我照顾活动训练、轮椅上运动、下床行走活动等。对神经受损所引起的四肢瘫痪,即使给予运动治疗,效果也不好,但依然要对其进行关节运动,防止关节僵硬。

3. 骨质疏松症　早期下床活动或协助老年人站立,将有助于减少或减轻骨质疏松症的发生(详见第十二章第四节老年骨质疏松症患者的护理)。

4. 关节挛缩　卧床不动半天,挛缩情形就会开始,若经历 2～3 周的卧床不动,挛缩就会加重,此时,必须借助关节运动方能纠正;若 2～3 个月不动所形成的挛缩,必须通过外科手术才能解决。因此,预防挛缩发生非常重要,预防的基本原则是每日至少在 8 h 以内,将所有关节运动一遍,由护理人员、家属协助或老年人自行完成。保持正确的卧姿,经常翻身,鼓励老年人早期下床活动,学习自我照顾及各类活动。当挛缩的发生范围太大或是无法矫正时,必须借助必要的辅助用具。

5. 尿路感染　如在床上排尿不畅、饮水量过少或有留置导尿管可能会发生尿路感染。尿路感染会威胁到肾的健康,从而使病情进一步复杂化。预防尿路感染的措施有:多饮水,早期下床活动,注意个人卫生,定期尿液分析,早期发现感染现象。

6. 直立性低血压　老年人由平卧位、坐位突然变为直立位或长时间站立时发生收缩压下降超过 20 mmHg 或舒张压下降超过 10 mmHg,即称为直立性低血压,又称体位性低血压。体位性低血压的主要症状:直立时出现眩晕、晕厥、视物模糊、周身乏力,有时伴有与体位改变无关的自主神经系统损害的表现,如尿频、便秘、瞳孔异常等。预防方法:平时应注意动作不宜过快过猛,从卧位或坐位起立时动作要轻缓,一旦发生直立性低血压,立即平卧,可很快恢复正常。

7. 坠积性肺炎　平卧时,深呼吸和咳嗽反射动作减少,会使肺部分泌物不易排出而积存在肺部,造成细菌感染。预防肺炎的措施:做床上活动,经常变换姿势或翻身,做深呼吸和咳嗽,多饮水以稀释分泌物,预防上呼吸道感染。

8. 心理障碍　因老年人的病情严重程度、个人的心理素质和支持系统的不同,而出现程度不同、表现不同的心理障碍情况。有的老年人可能只是轻微的心理反应,有的则出现焦虑不安、发脾气、情绪低落和睡眠型态改变,甚至出现严重的抑郁现象。护理人员要及时进行心理疏导,解决老年人的医疗和护理需要,维护其身心健康。

(三)指导照顾者进行家庭护理

家庭照顾者是指在家庭为老年人提供护理照顾的配偶、子女及其他家属、家政服务人员等(不包括专业护理人员在内)。在家庭护理中,社区护理人员要充分发挥家庭照顾者的作用。对家庭照顾者进行有关生活护理知识和技能的指导,具体包括以下几个方面:

1. 家庭常用清洁消毒

(1) 住房的消毒:指导照顾者对住房进行定期通风,以保持居室的空气清新。可采用食醋熏蒸消毒或消毒剂喷雾消毒。

(2) 餐具的清洁消毒:及时清除残留食物,指导照顾者餐具正确的洗涤方法及消毒保管方法。

(3) 老年人衣物、被褥的清洁消毒:及时为老年人更换衣物和被褥,并使用专用的洗涤产品清洗,同时注意防止老年人受凉。经常将被褥(包括枕芯)在阳光下进行曝晒。

2. 家庭药箱的使用　家庭药箱中应备老年人常用药物,如治疗感冒、消化不良、便秘的药物等,此外,还可备一些降压药、降脂药、降糖药、抗血栓等药物。家庭照顾者要按时按量为患病老年人服药,并观察药物是否变质,注意药物的保管和使用期限。

3. 老年人的精神抚慰　要多与老年人交流沟通,及时了解老年人的所思所虑。耐心倾听、开导,多理解老年人。

4. 老年人的起居照护　合理安置老年人居室、床铺、桌椅和小件物品。注意合理调节室温和湿度。注意老年人的个人卫生,提醒老年人勤洗手、勤洗脸、勤洗澡,并用中性香皂。

5. 老年人饮食照护　要向家庭照顾者说明合理膳食结构和烹调方法的重要性,根据老年人的疾病特点、身体营养状况和饮食喜好,帮助制订饮食护理计划。

6. 常用家庭基础护理操作　护理人员要用通俗易懂的语言,指导家庭照顾者掌握家庭护理中常用的基础护理操作,并说明各项操作的意义和作用。注意因地制宜,不能生搬硬套。主要项目包括:体温、脉搏、呼吸和血压测量,口腔护理,压疮的预防及护理,冷热疗法,卧床老年人更换体位,拍背排痰,中医按摩等。指导家庭照顾者学会简单的家庭护理记录方法。在家庭护理中,对指导家庭照顾者的工作,如能在口授的基础上,加上书面材料,则有利于家庭照顾者重温指导要求,同时,也是为护理人员指导工作留下依据,为日后医疗纠纷中提供举证倒置的证据。

二、居家养老照护过程中常见的问题

在老年人的居家养老照护中,除护理人员定期上门进行家庭护理外,大量的照护工作是由家庭照顾者来完成。由于缺乏护理专业知识和技能,缺乏照护经验,尤其当老年人患病或病情加重的时候,照护的负担加重,加之长期的照护及自身的健康状况等原因都可能造成对照顾者的压力。当压力增加时,会对照顾者造成心理、生理、社会方面的健康问题,进而发生照护不周等情况。

（一）照顾者的压力

1. 心理压力　照顾者的心理健康问题常常被忽视，而心理方面出现健康问题，是导致照顾者心力交瘁的主要原因。常表现为焦虑、抑郁、烦躁、沮丧、缺乏控制感和孤独，还可表现为情绪波动、记忆力下降及对处于照顾者角色的不满意，严重时会产生抑郁。

2. 躯体疾病　与心理疾病的患病率比较，很少有证据表明照顾者容易患躯体疾病。但是根据健康状况的自我测定，免疫和心血管功能状况的测定，与非照顾者相比，照顾者的身体状况更易于出现健康问题。照顾工作可能通过精神压力对免疫系统和心血管反应的作用而影响身体健康状况，增加患病的机会。对本身已经有躯体疾病的照顾者来说，可能会加重病情。躯体方面常表现为腰背酸痛、头痛、失眠、食欲减退、消化不良、疲劳及便秘等。

3. 精神压力相关行为　照顾者会出现一些与精神压力相关的行为，如使用影响精神的药物、酗酒、抽烟和运动减少等。而使用影响精神的药物，可导致女性照顾者的体重增加。

4. 自我护理能力下降　在照顾工作中对自我护理和创伤的忽视，也将会影响照顾者的健康。照顾者对自我健康忽视表现为不接受定期的身体检查、患病后不注意休息或不及时治疗。因此，照顾者忽视自身健康状况或试图做力所不能及的照护工作，会有损于自身的健康。

5. 经济压力　照顾者的生活方式和精神健康可能因照顾老年人导致经济负担加重和生活规律打乱。许多保险条例不能完全支付居家照护中的护理费用，而这些护理内容又是护理对象所必需的，所以照顾者必须放弃或减少自己的工作时间来照顾老年人。同时在日常生活中支出的生活及医疗费用也会增加照顾者的经济压力。

当家政服务人员在为老年人进行家庭照护感到明显的精神压力和身体压力时，往往采取逃避的形式，他们承受不了这种压力又不受亲情的约束，故只能放弃对老年人尤其是老年患者的照护。而频繁更换家政服务人员，则对老年人的照护带来很大的影响，同时对老年人的亲属也是一种精神压力。

（二）照顾者压力的影响因素

1. 照顾者因素　人口学特征中的性别、年龄、与老年人的血缘关系等均影响照顾者所承受的压力。通常女性较男性照顾者体验到的负担更大，照顾者与被照顾者的血缘关系越亲近，照顾者承担的压力越重。当照顾者通过认知评价发现自身的应对资源不足时，可能会处于压力状态，出现相应的负性情绪反应。同时照顾者个体内部资源如照顾者的疾病知识水平、照顾技能、自我效能感及自身健康状况、经济收入状况等都可以影响到照顾者对照顾压力的评价和应对。

2. 被照顾者因素　老年人的健康状况、病情、患病时间、生活自理程度及行为症状影响照顾者的压力。老年人由于认知能力、自理能力下降，对照顾者的照护需求会越来越多，而照顾者由于缺乏疾病相关的照顾技能和知识，使照顾者处于压力状态，表现出烦躁、压抑、孤独、无助等负性情绪，影响着照顾者的身心健康。

3. 社会支持度　照顾者个体的社会支持等外部资源可以影响照顾者压力。获得社会或家庭的支持可以缓解照顾事件给照顾者带来的影响，对身心健康起保护作用。

(三)照顾者压力的潜在危害

照顾者压力可以给被照顾者带来两方面的危害。一方面是在老年人的精神或躯体处于患病状态下,如果照顾者缺乏必要的知识、技能和心理准备,或面临着巨大的压力则可能转变为某种对被照顾者有危害的行为。另一方面有认知障碍的照顾者可能在面临压力而无法应对时,对老年人产生一些虐待行为。同时当照顾者表现为抑郁时,被照顾者可能会变得抑郁或性格孤僻。一项研究发现,在老年夫妇中,配偶之一有抑郁症状或健康状况较差,意味着另一方也有抑郁或健康状况下降。

三、对照顾者的护理

照顾者的健康问题将直接或间接地影响被照顾者的照护质量。及时发现照顾者的健康问题,能避免发生对被照顾者的照护不当,甚至虐待或怠慢。

(一)对照顾者的评估

及时发现照顾者的健康问题有一定困难,照顾者通常会由于各种原因而否认自己存在健康问题。因此,医护人员可通过各种方式及时评估和发现照顾者的健康问题。

Corradetti 和 Hills 根据所设计的照顾者的类型、评估的范围、制定问卷时间和其他因素回顾了一些评估方法。例如"对照顾者负荷感觉的询问",可对痴呆老人的照顾者进行评估。此问卷可对有尴尬或有犯罪感的照顾者进行,以叙述出平时羞于承认的感觉(表 9-1)。

表 9-1 照顾者负荷感觉的询问

以下问题反映了人们在照顾别人时可能出现的想法。在填表后,指出出现这种感觉的频率:(0)没有;(1)很少;(2)有时;(3)时常;(4)几乎总是。回答没有错对之分。
1. 您是否认为您的亲属向您要求的比他们需要的要多?
2. 您是否感到由于您花时间在您亲属身上,导致没有给自己足够的时间?
3. 您是否在给亲属照顾和完成给其他家庭成员工作的责任之间感到压力太大?
4. 您是否对您亲属的行为感到窘迫?
5. 当您在您亲属身边时,是否觉得很生气?
6. 您是否感到您的亲属经常对于您和其他亲属或朋友的关系造成负面影响?
7. 您是否对您亲属的未来感到害怕?
8. 您是否感到您的亲属依靠您?
9. 当您在亲属周围时,您是否感到精疲力竭?
10. 您是否感到因为照顾亲属而使您的健康受损?
11. 您是否感到由于照顾您的亲属而不能得到应有的隐私权?
12. 您是否感到社会生活因为您的亲属而受损?
13. 您是否因为您的亲属而感到有过多的朋友?

续表

14. 您是否感到您的亲属把您当作唯一可以依赖的人，希望得到您的照顾？
15. 您是否感到除了您的其他花费外，没有足够的钱照顾您的亲属？
16. 您是否感到您不能太长时间地照顾您的亲属？
17. 您是否感到自从您的亲属生病以后，您的生活失去了控制？
18. 您是否希望可以把照顾亲人的工作交给别人？
19. 您是否感到不知应该为您的亲属做些什么？
20. 您是否认为您应该为亲人再多做些什么？
21. 您是否认为您应该更好地照顾您的亲人？
22. 在照顾您的亲人时，您觉得有重担的感觉程度如何？

通过评估，医护人员可以明确哪些照顾者有身体健康水平下降的倾向，并且如何防止健康水平下降。

（二）护理措施

1. 减轻照顾者的压力

（1）减少被照顾者的依赖性：可以减轻照顾者的工作量和压力，还有助于恢复照顾者的心理健康，增强被照顾者的活动能力和自我照顾能力。

为老年人创造能自我护理的环境，在老年人的就餐、更衣、洗澡、排便等方面给予便利。如使用微波炉或电磁炉的方法、指导帮助偏瘫老年人利用健肢穿衣裤、利用洗澡椅子或架子让老年人自己洗澡、利用特制的坐便器解决排便问题等，帮助老年人恢复自理能力，减少依赖性，增强对生命的信心。

（2）支持性团体的帮助：支持性团体可以为照顾者提供有关特定疾病的咨询、教育培训，以及社区资源和照护服务。如由家政服务的钟点工上门清扫卫生，白天暂时将老年人送至社区托老所等，使照顾者在短时间内得到休息，也能使身心得到放松，从而减轻精神上和体力上的压力。这些支持性团体也可以为照顾者分享照护经验和感受提供机会，同时也为被照顾老年人参加社会活动提供机会。

（3）协调家庭成员之间的关系：与照顾者及其家庭成员共同制订老年人的护理计划，家庭成员共同分担照护老年人的任务，以减轻照顾者的劳动强度，有利于更周到地照顾老年人。

（4）选择合适的长期护理方案：家庭护理中心或老人护理院可以为老年人提供长期护理。如选择在家中护理，需要了解被照顾者的护理要求。为让照顾者夜间有充足的睡眠，家庭护理中心可以提供临时看护，提供高质量的个人护理。

2. 心理疏导　鼓励照顾者说出内心的感受，对照顾者的工作表示支持、同情、理解。不要对照顾者提出过高的要求。让照顾者利用家庭内部资源进行适当的娱乐，如看电视、听音乐、读报纸等。当家庭其他成员可以代替照顾者的看护时，让照顾者外出活动，以放松心情，减轻心理压力。

3. 药物治疗　照顾者已出现身心应激症状时应进行药物治疗。如出现头痛、腰背酸痛、食欲减退、睡眠困难时给予镇痛药、助消化药、镇静药等。

随着老年人口的增加及老年人患病率的增加，家庭照顾人数也相应增加。护理人员在对老年人的家庭护理中，应注意加强对照顾者的关心和支持，让照顾者意识到居家照护的重要性。同时，指导家庭照顾者学会简单的家庭护理技能，提高护理质量，以获得成就感而增强信心。

第二节　机构养老照护

机构养老照护是指老年人居住在专业的养老机构中，由养老机构中的服务人员提供全方位的、专业化服务的养老照护，是社会普遍认可的一种社会养老模式，适合于高龄多病和无人照料的老年人。目前，我国有 2 个体系可以为老年人提供机构照护。一个是社会福利体系，由民政部门管理，设有福利院、养老院、老年公寓等类型的养老机构；另一个则由卫生部门负责，设有老年病医院、护理院、康复病房、临终关怀医院等形式的养老机构。这些养老机构具有专业化、社会化、市场化的特征，为老年人提供高水准的生活照顾服务及健康护理。

一、养老机构的特点

1. 理想养老机构的管理模式　是医疗模式和社会模式相结合。医疗模式强调为老年人提供疾病照护和治疗；社会模式则关注老年人的心理和社会健康。因此，养老机构除有医疗护理设施外，还应设置活动室和阅览室，可举办多种形式的文化娱乐活动，丰富老年人的精神生活，提升老年人的文化水平，提高生活质量。

2. 老年养护机构的功能　主要为失能、半失能的老年人提供专门服务，重点实现以下功能。

(1) 生活照料：设施应符合无障碍建设要求，配置必要的附属功能用房，满足老年人的穿衣、吃饭、如厕、洗澡、室内外活动等日常生活需求。

(2) 康复护理：具备开展康复、护理和应急处置工作的设施条件，并配备相应的康复器材，帮助老年人在一定程度上恢复生理功能或减缓部分生理功能的衰退。

(3) 紧急救援：具备为老年人提供突发性疾病和其他紧急情况的应急处置及救援服务能力，使老年人能够得到及时有效的救援。

3. 养老机构的优点

(1) 养老机构良好的生活环境、居住条件和齐全的配套设施为老年人提供较全面的服务。通过集中管理，能够使老年人得到专业化的照顾和医疗护理服务；无障碍的居住环境设计也使老年人的生活更加便利，确保老年人的安全。

(2) 养老机构中各种社会活动和交往、丰富的文化生活有助于消除老年人的孤独感，从而提高生活品质。

(3) 老年人在养老机构中生活，可以减轻家庭的负担，可使老年人的子女能够从繁杂的日常照护中解脱出来，减轻其压力，使他们有更多的时间与精力投入工作和学习中去。

(4) 机构养老照顾既可以充分发挥专业分工的优势，又可以创造就业机会，从而缓解就业压力。

4. 养老机构的缺点

(1) 家庭和社会经济负担加重：由于良好的养老机构数量有限，不能满足全社会需求，因此导致收费过高，家庭经济负担过重。所以只有经济收入高、家庭较富裕的老年人才有能力在此颐养天年。对于一般老年人来说，则多因费用太高而被拒之门外。有关数据表明：2030 年每 4 个中国人中就会有一位老年人，如果要满足社会所有老年人的需求，国家就必须耗费巨资兴建大批养老院，这将会增加社会的经济负担。

（2）养老机构管理体制和机制不能适应市场运营：公办养老机构建设标准相对较高，配套设施较为齐全，其提供的养老服务显得“价廉物美”。但这种“价廉物美”的公办养老机构无法自负盈亏，只能依靠政府补贴维持运营，高投入、低产出问题普遍存在。而民办养老机构由于实力不足，多数条件较差，设备设施不齐全、服务内容不够丰富、服务队伍人力不足、服务专业化水平较低等现象普遍存在，没有达到《老年人福利机构基本规范》和《养老护理员国家职业标准》等法规的要求。

（3）机构养老会淡化亲情、友情：某些家庭将老年人送养老机构后，子女们认为有养老机构的照顾相对比较放心，会因为工作忙等原因而减少对老年人的探望，使老年人生活在一个与亲情、天伦之乐相距遥远的环境中，容易造成亲情、友情的淡化和缺失。

目前我国共有养老机构 4 万多家，床位达 314. 9 万张，仅占老年人口总数的 1. 76%。如我国的养老床位要发展到老年人口的 3%，最少要 2 000 亿美元，这是短期内难以达到的。我国作为发展中国家骤然进入老龄化社会，社会保障、服务系统不能很快接纳和解决老年人的生活服务、护理等养老照顾问题，不能满足众多老年人群的需求。养老机构还存在资金不足，医疗、护理和生活照顾人员缺乏，管理不完善等问题。

二、促进机构照护质量的策略

1. 加大资金投入，建立长效机制　对公办养老机构所需经费保障，应列入财政预算并建立动态保障机制。采取公建民营、委托管理、购买服务等多种方式，支持社会组织兴办或者运营的公益性养老机构。增加对养老服务企业及其建设项目的信贷投入，积极探索采取直接补助或贴息的方式，支持民间资本投资建设专业化的养老服务设施。

2. 加强制度建设，确保规范运营　建立、健全相关法律法规，建立养老服务准入、退出、监管制度，加大执法力度，规范养老服务市场行为。制定和完善养老服务的相关标准，建立相应的认证体系，大力推动养老服务标准化，促进养老服务示范活动深入开展。

3. 加快人才培养，提升服务质量　加强养老服务职业教育培训，在医学高等院校中增设养老服务相关专业和课程，开辟养老服务实习、培训基地，鼓励护理类专业学生到各类养老机构实习，提高养老服务从业人员的职业道德、业务技能和服务水平。推行养老护理员执业资格考试认证制度，完善培训内容和方法，加强养老护理员职业技能培训，全面实现持证上岗。

思考题

1. 什么是居家养老照护模式和机构养老照护模式？两者比较有何异同？各有什么优点？
2. 思考社会发展对我国养老照护模式的影响。
3. 讨论家庭照顾者可能存在的健康问题。
4. 制订一份减轻家庭照顾者压力的护理计划。

（孟丽娜　王　钰）

第十章　老年期心理卫生

学习目标

1. 掌握老年人心理变化特点及影响因素。

2. 掌握老年人常见的心理问题及护理对策。

3. 掌握心理健康的概念、老年人心理健康的标准，以及促进和维护老年期心理健康的措施。

4. 熟悉老年人记忆和智力变化特点。

心理健康是老年人健康的一个重要方面。老年人的心理健康水平，直接影响自身健康和生活质量，同时也影响老年人的老化过程、健康寿命及老年病的治疗与康复。老年人心理变化随增龄有着显著特点，与衰老和疾病的发生密切相关。因此，重视老年期心理变化的特点及其影响因素，增进老年人的心理健康是老年期护理的重要内容，对维护和增进老年人的身心健康和延缓衰老具有重要意义。

第一节　老年人心理变化与影响因素

老年人由于生理上的衰老变化和社会、生活状况的改变，在思想、情绪、生活习惯和人际关系等方面，往往不能迅速适应而产生各种不同程度的心理变化。但各年龄段，基于内外条件的差异，其心理变化有着各自的规律和特点。

一、老年人的心理变化

（一）老年人认知变化

认知（cognition）即个体推测和判断客观事物的思维过程，包括感觉、知觉、记忆、智力、思维等心理活动。

1. 感觉（sensation）　是当前直接作用于感觉器官的客观事物的个别属性在人脑中的反映，或指机体的感觉器官对环境变化的反应，是人对刺激的基本形式的最初体验，包括视觉、听觉、味觉、嗅觉、皮肤觉、平衡觉等。由于老年人的感觉器官敏感性随增龄而发生变化，会影响其感觉反应，从而引起感觉异常。

2. 知觉（perception）　是人脑对当前直接作用于感觉器官的客观事物的各种属性及其外部相互关系的综合反应，或是感觉器官与大脑对外界刺激所作出的解释、分析和整合。知觉有很大的个体差异，不同的人对所察觉到的相同信息，可能在知觉上有天壤之别。由于老年人的感觉器官敏感性随增龄而发生变化,出现知觉反应相对减慢。但人们对当前周围事物的知觉是在过去经验的基础上进行的,老年人的经验丰富,其知觉的正确性一般仍较高。老年人常发生定向力障碍,影响其对时间、地点、人物的辨别,会出现单独出去看朋友而找不到过去经常去的老朋友的家。

3. 记忆(memory) 是指人脑对过去经历过的事物的反映,包括识记、保持、再认和重现(或回忆)。记忆是一种重要的心理活动过程,是事物的映象在人脑中形成、巩固及恢复的过程,故大脑是记忆的载体。老年人随着年龄的增长,感觉器官不能正常有效地接受信息,加之记忆细胞的萎缩,影响各种记忆信息的储存。某些疾病对记忆也会产生影响,但两者的性质和程度均不相同。老年人记忆有以下特点。

(1) 初级记忆保持较好,次级记忆减退较多:初级记忆(primary memory)即老年人对于刚听过或看过的事物记忆较好,是记忆减退较慢的一类记忆。次级记忆(secondary memory)是对已听过或看过一段时间的事物,经过编码储存在记忆仓库,以后需要时加以提取的记忆。初级记忆随增龄基本上没有变化,或者变化很少,而次级记忆的减退程度大于初级记忆,主要是由于大多数老年人对信息进行加工、编码、储存的能力较差所致。

(2) 回忆能力衰退明显,再认能力衰退不明显:当人们看过、听过或学过的事物再次出现在眼前时能辨认出曾经感知过即为再认(recognition)。如果刺激物不在眼前,而要求将此再现出来时即为回忆(recall)。由于再认时,原识记材料仍在眼前,是有线索的提取,难度小些,故老年人再认能力的保持远比回忆好。

(3) 有意记忆处于主导地位,无意记忆则应用很少:有意记忆即事先有明确识记目的并经过努力、运用一定的方法进行识记,而无意记忆则相反。老年人无意记忆能力下降,故在记忆时,老年人应集中注意力有意识地进行记忆,以减少遗忘。

(4) 机械记忆(rote memory)明显衰退,逻辑记忆(logical memory)保持较好:老年人对于生疏的需要机械记忆或死记硬背的内容,记忆较差。一般 40 岁开始减退,60 岁以后减退明显。而对于有逻辑联系和有意义的内容记忆较好,尤其是一些与自己工作和生活相关的重要事情记忆保持较好。逻辑记忆减退出现较迟,一般 60 岁才开始减退。此外,老年记忆减退与记忆材料的性质和难度有关。

(5) 老年人的远事记忆良好,近事记忆衰退:数年前或数十年前的记忆称为远事记忆(remote memory),最近几年、几个月发生的事物为近事记忆(recent memory)。老年人对往事回忆准确而生动,而近期记忆的保存效果较差。故老年人喜欢念叨往事,留恋过去,而对近期的人和事却常常遗忘。

老年记忆减退出现有早有晚,速度有快有慢,程度有轻有重,个体差异很大,说明老年人的记忆能力存在很大潜能。为延缓记忆衰退,老年人可注意自我保健,坚持适当的脑力锻炼和记忆训练,并主动利用记忆方法,保持情绪稳定,心情愉快,有信心,就可提高记忆能力。

4. 智力(intelligence) 是一种整体的、综合的能力,主要包括注意、记忆、想象、思维、观察、实践操作和环境适应等方面的能力。霍恩和卡特尔将智力分为两类,即液态智力和晶态智力。老年人智力变化的特点是液态智力衰退较早、较快,而晶态智力衰退较晚、较慢。

(1) 液态智力(fluid intelligence):是指获得新观念,洞察复杂关系的能力,如知觉整合能力、近事记忆力、思维敏捷度及与注意力和反应速度等有关的能力。主要与人的神经系统生理结构和功能有关。成年后,液态智力随增龄而减退较早,老年期下降更为明显。

(2)晶态智力(crystallized intelligence):与后天的知识、文化及经验的积累有关,如词汇、理解力和常识等。健康成年人晶态智力并不随增龄而减退,甚至还有所提高,直到70岁或80岁以后才出现减退,且减退速度较缓慢。总之,智力发展存在不平衡趋势,为老年人智力的发掘提供了理论依据。

5. 思维(thinking) 是人的一种最复杂的心理活动,是人以已有的知识经验为中介,对客观现实概括的和间接的反映。主要包括概括、类比、推理和问题解决方面的能力。

老年人思维能力衰退较晚,特别是与自己熟悉的专业有关的思维能力在年老时仍能保持。但是,老年人由于神经纤维传导速度减慢及中枢神经功能的改变,对信息的接受、加工、储存及提取功能受到影响,对事物的分析、综合、逻辑推理、抽象、概括、类比等思维过程能力明显减退,尤其是思维的敏捷性、流畅性、灵活性及创造性比中青年时期要差。思维衰退对老年人的表达能力影响很大,如对语言的理解速度减慢,讲话逐渐变缓、不流畅,常词不达意。另外,老年人的思维转换较困难。由于长期以来积累的知识、经验束缚着老年人从新的角度看问题,造成老年人固有的思维定势,使之对事物的认识或在解决问题时常带有倾向性,易与年轻人之间形成代沟。

6. 人格(personality) 又称个性,是以人的性格为核心,包括先天素质,受家庭、学校教育、社会环境等心理社会的影响,并逐步形成的气质、能力、兴趣、爱好、习惯和性格等心理特征的总和。老年人的人格与增龄无关,总体上是稳定连续的。进入老年期,由于欲望和要求日趋减少,动机和精神逐渐减退,常表现为退缩、孤独、内向和情绪波动。虽然人格存在明显的个体差异,但一般情况下,老年人的人格变化也有以下共同特点。

(1)以自我为中心:作为一家之长的老年人,是家庭的支柱,成年期既要照顾老人,又要照顾小孩,如今父母离世、子女成人,在家庭中要求别人围着自己转,照顾自己。

(2)性格变得内向:由于离退休,社会活动减少,生活范围缩小,与他人的交流也减少,因而表现为性格内向、不愿参加社会活动。

(3)适应能力下降:在家庭或社会中发生重大变化时,老年人由于适应能力减退,不能承受重大生活事件的打击。

(4)缺乏灵活性:待人处事常表现为刻板、固执,不能很快地想出变通的办法,缺乏灵活性。

(5)猜疑、妒忌心理:一些老年人认为离退休后能力下降,无事可做,对社会没有贡献;过去的老同事、老朋友与其相遇未主动打招呼,认为别人看不起自己而产生自卑心理。对青年人的升职、加薪产生妒忌心理,认为自己很失败。

(6)办事谨小慎微:老年人处理事情常常看重是否正确、准确,不重视速度,思前想后,反复推敲,显得保守。

(二)老年人的情感变化

步入老年,情绪常常变得不太稳定,容易动感情,在感情上也容易被人同化,以至于伤心落泪。遇到困难或挫折时,常会产生莫名其妙的焦虑、恐惧,不易镇静。有些老年人,情感变得会像孩童一样反复无常,甚至近乎于幼稚,故通常对老年人有“老顽童”之称。与中青年人相比,老年人的情感表现有如下特点：

1. 老年人与中青年人相比更不倾向于控制自己的情感，尤其是在表现悲伤、愤怒、喜悦和厌恶情绪方面。

2. 在对待害羞及恐惧情绪的态度方面无明显的年龄差异。

3. 在描述喜悦时老年人用词少于中青年人。

4. 老年人的忧郁感更多地起源于对自身健康的关注。

5. 就气愤情绪而言，中青年人主要取决于事情是否符合自身心意，其次是个人的得失和不愉快的遭遇；而老年人则相反，主要取决于个人得失，其次才是不合心意的事情和不愉快的遭遇。

6. 老年女性的疑病倾向较老年男性明显。

如果老年人的社会生活条件与中青年人相似时，则这些情感表现不明显。

（三）心理运动反应能力

心理运动反应是一种比较复杂的反应，其时间的长短，反映了中枢神经系统的功能状态。老年人因感知觉减退、反应迟钝、动作缓慢，反应时间随增龄而逐渐延长，但失误较少，反应准确。反应速度变慢主要表现在对复杂问题需要进行识别并做出相应选择时，反复审视，才做出反应，延长了反应的时间。故老年人不适宜从事节奏太快、限定时间与对事物做出迅速反应的工作，如驾驶车辆、操纵机器等。但老年人对于在年轻时非常熟练的动作反应，随增龄影响较小，如会计使用算盘、打字员使用键盘等技术直到老年依然熟练、敏捷。

二、老年期心理变化的特点

老年人由于衰老的影响及外界环境的改变，在思想、情绪、生活习惯和人际关系等方面往往不能迅速适应，产生不同程度的各种心理变化。但不同年龄段，其心理变化有着不同的规律特点。老年期心理变化的主要特点表现如下：

1. 身心变化不同步　生理和心理既相互联系，又有区别。生理变化主要由生物学自然法则所决定，而心理变化却复杂得多，并主要受社会文化影响。随着老年期的到来，生理功能逐渐衰退，但并非必然导致心理状态也走向紊乱和衰退。事实上，不少人高龄后仍有建树，取得“第二个黄金时代”的辉煌成绩。

2. 心理发展仍具潜能和可塑性　老年期所面临的人生大事很多，如离退休、工作与地位的失落、丧偶、亲朋好友去世等问题，这就必然存在着适应的过程。这种适应需要心理潜能，更要求较大可塑性。社会地位的更迭、生活方式的改变、疾病的困扰、经济状况的改变、人生的回顾与安排等，对这些问题的良好适应本身就意味着心理发展。

3. 心理变化体现出获得和丧失的统一　获得与丧失在人生的任何时期均可产生。如健康老年人随增龄晶态智力呈现稳定或增长趋势，而液态智力则出现减退，便体现了这种统一。老年期的心理发展会因增龄而受到许多制约，但健康老年人一般都能有选择性地发展替代和优化能力，来补偿下降能力，适应新的生活。

4. 心理变化存在较大个体差异　由于受遗传、周围环境和个体遭遇的影响，老年人的心理变化必然会存在较大差异。

三、影响老年人心理变化的因素

1. 机体的衰老性改变　步入老年,机体各系统功能趋向衰退。如视、听觉功能衰退,耳聋眼花对外界感知迟钝;运动神经和交感神经对神经冲动的传导随增龄而减慢,对外界事物反应迟钝;脑细胞萎缩,记忆力下降,学习新知识新技能的能力下降;加之精力不足、体力下降,日常生活能力有不同程度的降低,容易使老年人产生一种“垂暮感”,产生无能的心理。表现为缺乏信心,不积极配合医护人员的治疗方案;同时又向往着健康长寿,对衰老、死亡有忧虑和恐惧感。

2. 社会地位改变　离退休后,老年人的工作、生活环境和社会角色、经济水平都发生一系列变化,从为生活奔波的谋职者变成了旁观者,从以工作为中心转为以闲暇为中心,从原来精神上支撑家庭、经济上维持生活、要求小辈言听计从的“家长”角色逐渐降低为被照顾对象;同时随着子女们长大成人,老年人在家庭中的“主导”和“影响力”缩小,导致对生活的态度由积极变为消极,精神上依赖增强,在思想、生活、情绪、习惯、人际关系等诸多方面产生不适应,影响着老年人的心理状态及生活满意程度。

3. 经济收入减少　缺乏经济收入尤其是依靠老伴的经济收入维持生活的老年人,一旦丧偶,即使能依靠子女赡养,终不如老伴在世时的经济状况。这些现实问题会形成沉重的心理压力,使老年人变得沉默寡言、谨小慎微、抑郁不乐。

4. 家庭状况　家庭是离退休老年人的主要生活场所,老年人常常以家庭内的活动为中心。家庭状况的改变、与家庭成员之间的关系对老年人影响甚大,如子女的独立、结婚,婆媳间的纠葛及丧偶、离异等老年夫妇间的关系变化。尤其是丧偶对老年人的生活影响最大,所带来的心理问题也最严重。“少年夫妻老来伴”,多年的夫妻生活所形成的互相关爱、互相支持的平衡状态突然被打破,常会使老年人感到生活无望、乏味,甚至积郁成疾。

5. 疾病损害　长期患慢性疾病或伤残,造成部分老年人生活困窘、经济贫困及活动范围缩小,甚至丧失基本的生活能力,间接产生孤独、抑郁等不健康的心理状态。

6. 死亡临近　随着增龄,机体的衰老性变化及同龄人的相继去世,老年人逐渐感到生命有限,随着时间的流逝,甚至产生对死亡的恐惧。常常回忆自己的一生,产生自豪感、满足感、悔恨感与罪恶感等各种各样复杂的心理。这对老年人的心理健康是极为不利的。

当老年人对老年期的生理、心理、社会变化适应不良时,可能导致一系列心理健康问题。

第二节　老年期常见的心理问题

随着年龄增长,老年人某些器官功能出现衰老性变化,且易患各种慢性疾病,老年人的生活和社会交往因此受到影响,继而产生一系列心理反应。此外,离退休、丧偶、再婚、经济窘迫、家庭不和等社会生活状况的改变,也影响着老年人的身心健康。

一、常见心理问题

(一)空巢综合征

“空巢”是指无子女或子女成年后相继离开家庭,中老年人独自居家,特别是老年单身家庭,西方国家称之为“空巢”。近年来,我国老年问题专家将“空巢家庭”解释为:其一指单身家庭中的老年人,其二指老夫妇二人家庭,这两类家庭的老年人或无子女,或与子女分居。

空巢综合征是指老年人生活在“空巢”环境中,由于人际疏远而产生被分离、舍弃的感觉,出现孤独、空虚、寂寞、伤感、精神萎靡、情绪低落等一系列心理失调症状。

传统的中国文化重视天伦之乐,认为有儿孙跟随左右,是人生莫大的幸福,可是随着中国的社会文化变迁,我国家庭结构由组合家庭向核心家庭转变,大的组合家庭逐渐解体,出现空巢家庭的现象日益显著。2010 年公布的一项调查显示,中国农村老年空巢家庭占 38.3%,城市则高达 49.7%,在一些发达的城市,如北京、上海、广州,这个比例已超过 2/3。这些老年人一旦到了高龄,随着自理能力的丧失,生活便会非常困难。其中,独居老人在经济支持、健康医疗、日常照料和精神慰藉等方面所面临的问题比夫妇同居的老年人更为严峻。空巢老年人的数量和比例正以前所未有的速度增长。因而,空巢不再是一个局部社会问题,而是一个普遍的社会问题。

1. 原因

(1) 老人独居时间增多:随着年轻人外出打工、出国、经商等人口流动的增多,子女无法与老年人在一起居住;住房紧张、子女不能与老年人生活在一起;年轻人追求自由与自己的生活方式等,不能或不愿意与父母一起居住等;部分老年人请人照顾,又对保姆难以满意。另外,社会竞争激烈,子女工作繁忙,顾不上照顾老年人,尤其是久病老年人,子女不堪重负等,以上因素均会导致老年人独居时间多,形成“空巢”。

(2) 传统观念冲击:部分老年人有“养儿防老”的传统思想,对子女的情感依赖性较强。受衰老或疾病缠身的影响,需要子女照顾时,子女却不在身边;部分已婚子女家庭关系淡薄,长期不探望老年人等,致使老年人的晚年理想落空,常感空虚、凄凉、伤感、心情郁闷、沮丧、孤寂,精神萎靡。如体弱多病、行动不便时,上述消极感会加重。久之,机体免疫功能降低,导致疾病发生。

(3) 社会保障机制、养老设施等不完善:许多老年人无法到养老机构安度晚年。

2. 主要表现

(1) 认知方面:多数老年人有自责倾向,认为过去没有尽到父母的责任与义务,对子女的照顾、关心不够等。一部分老年人认为子女成年后对父母孝敬、照顾和赡养不够,只追求享乐和自由的生活方式,却让老年人独守空巢。

(2) 情感方面:老年人常感孤独,加之思念、自怜和无助等复杂的情感体验。有空巢综合征的老年人,大都心情抑郁、寂寞、伤感、空虚、精神萎靡、情绪低落。

(3) 行为方面:表现为兴趣减退,活动减少,深居简出,很少与社会交往;常常闷闷不乐、愁容满面,说话少气无力,时常发出叹息,甚至偷偷哭泣。伴有食欲减退、睡眠障碍,严重时生活不能自理。

(二) 离退休综合征

离退休综合征是指职工在离退休后所出现的适应性障碍。有些老年人不能适应离退休后生活的突然改变,而出现情绪上的消沉和偏离常态的行为,甚至引起疾病的发生。

离退休是人生中的一次重大变动，老年人的生活内容、生活节奏、社会地位和人际交往等各个方面都发生较大变化。因此，离退休综合征多发生于平时工作繁忙、事业心强、争强好胜及毫无心理准备而突然离退休的老年人。而平时活动范围大且爱好广泛的老年人则很少患病。且女性适应较快，发生率较低。离退休综合征直接影响老年人的身心健康，加速老化过程。

1. 原因

(1) 离退休前缺乏足够的心理准备：步入老年期，机体各器官处于衰退阶段，如果对离退休这一重大生活事件缺乏足够的心理准备，则会发生强烈的情绪体验，容易破坏机体内环境的稳定，打破平衡，造成内分泌功能紊乱，中枢神经功能失调。

(2) 离退休前后生活境遇反差过大：离退休后经济收入下降，社交活动减少，生活单调；亲戚、朋友、邻居来往减少，这种工作、生活、环境的突然改变，会产生短暂的情绪反应，导致心理上的淡漠和变态。如不能尽快适应现实生活，完成心理上的自我调整，顺应角色的改变，则会出现一些偏离常态的心理和行为，甚至引起其他心身疾病的发生或发作。

(3) 适应能力差或个性缺陷：有些离退休人员由于个性上的原因而难以顺应离退休带来的生活变化。一般情况下，性格固执、刚愎自用、怪僻、急躁、过度内向及具有黏液质和抑郁质等气质类型的人适应能力较差，故在环境发生剧烈变化时容易出现心理失调。

(4) 缺乏社会支持：社会支持是当个体出现心理问题时，一切用于解决个体心理问题的社会因素，也是人际关系对应激产生有害影响时所起的保护作用。普遍认为我国传统的家族观念和家庭结构具有良好的社会支持作用，有利于促进身心健康。能提供社会支持者，包括家庭成员、经常往来的亲戚和朋友、有着良好关系的团体成员及各种社会关系网。离退休后，如单位领导及同事的继续关怀；亲朋好友的主动关心，并鼓励其宣泄内心的郁闷，提供有益的劝告或信息等，均有利于宣泄与缓解不良情绪。反之，则会由负性情绪逐渐演变为心理失调，发生离退休综合征。

(5) 失去价值感：许多离退休人员离开了原来的工作岗位，会突然感到失去了个人的社会价值，滋生出无能、无用、无望、无助的负性情绪，如不能及时调整，久之也会导致心理失调。

2. 主要表现

(1) 抑郁症状：表现为情绪郁闷、忧伤、沮丧、精神消沉、萎靡不振，有强烈的衰老无用感、失落感和孤独感，对未来生活感到悲观失望，缺乏自信心，不愿主动与人交往。行为退缩，兴趣减退，懒于做事，严重时连力所能及的家务事也不愿做。

(2) 焦虑症状：表现为心烦意乱、脾气急躁、坐卧不安、行为重复、犹豫不决、不知所措，偶尔出现强迫性定向行走；对任何事情都不满或不快，做事缺乏耐心；当听到别人议论工作时，常觉烦躁不安，敏感，怀疑是影射或有意批评自己；有的老年人因不能客观地评价事物甚至发生偏见；严重者产生紧张、恐惧感，并伴有出汗、心慌等躯体症状。

(3) 躯体不适症状：表现为全身疲乏、四肢无力；头痛、失眠、眩晕；胸闷或胸痛、腹部不适等症状，现有疾病无法解释这些症状。

研究表明，绝大多数老年人在一年内能基本恢复，对性情急躁且较固执的老年人则所需时间较长。应警惕转化为抑郁症，并有自杀倾向。

（三）高楼住宅综合征

高楼住宅综合征是指长期居住在城市的高层闭合式住宅里，与外界很少交往，也很少到户外活动，所引起的一系列生理和心理上的异常反应的症候群。多发生于长期居住于高楼而深居简出的高龄老年人。高楼住宅综合征容易引发老年肥胖症、糖尿病、骨质疏松症、原发性高血压及冠心病等疾病。其主要表现如下。

1. 情绪、心理状态　精神空虚，无所事事。可出现情绪不稳、烦躁不安、消沉抑郁；不愿与人交谈，难以与人相处，性情孤僻、悲观等；严重者因孤独、抑郁、失去生活信心而产生自杀倾向。

2. 身体状况　表现为体质虚弱、面色苍白、四肢乏力、活动减少，难以适应气候变化。出现躯体化症状，如食欲减退、消化不良、失眠、早醒、睡眠质量差、头痛、心慌、气短等。

3. 心理社会状况　居住高楼环境，不愿与邻里往来，加之户外活动减少，存在明显的人际交流减少。

这些综合征既伤害老年人的心理健康，也会损害老年人的生理健康，从而增加老年人患病的机会。也有的老年人因孤独、压抑、丧失生活的意义而自杀。

二、护理评估

以上三种综合征的发生、发展和转归均与心理社会因素有着密切的关系。因此，除一般情况及躯体各器官功能的评估外，还应重点评估老年人的心理、社会状况。

（一）健康史

1. 既往史　评估有无明显的生理、心理等方面的不适表现。如感知觉障碍、脑外伤、感染、中毒等躯体疾病。评估脑功能衰退情况及程度；睡眠情况，有无多梦易醒、失眠等睡眠障碍；评估老年人自我照顾的能力，有无疾病限制等。

2. 心理社会方面　评估老年人对空巢、离退休、高楼居住的态度和适应能力；老年人的情绪变化，对未来的心态；社交活动情况。了解老年人的性格和兴趣爱好，并分析老年人的社会地位、社会角色、身份、性别与兴趣爱好的差异程度；有无喜静、孤僻、离群、懒散等人格变化现象。

3. 社会支持系统　评估老年人有无可依靠的子女、亲属、朋友；与家人、邻里、朋友及同事间的关系，相处是否融洽、亲疏程度等。

4. 生活环境　评估老年人是否独居及子女的情况；居家环境是否安全、居住附近有无老年人社交活动的场所及合适的空间，有无关心老年人的组织机构及相关团体，社区配套服务设施状况等。

5. 家庭功能　了解家庭成员中是否有充足的时间及人力长期支持帮助老年人，以保障老年人生存、安全等生理、心理、社会方面基本的需要；评估老年人在家庭中的情况，包括情感、人格和行为方面；家庭角色、在家庭中的地位及与家庭成员的关系等。

（二）辅助检查

可以借助心理评估量表，如焦虑、抑郁等量表来测量老年人的焦虑、抑郁程度。还可应用环境评估量表、家庭功能评估量表、社会支持量表来测量老年人居住环境和社会支持水平。

三、常见护理诊断及问题

1. 个人应对无效　与空巢、离退休、高楼居住时缺乏足够的心理准备，适应能力差有关；与缺乏家庭支持和社会支持资源有关。

2. 焦虑　与老年期衰老性改变、空巢、离退休、高楼居住等因素有关；与尊重和自尊的需要未得到满足等有关。

3. 家庭作用改变　与离退休后收入减少，家长地位与作用发生改变有关；与空巢老人在情感上缺乏满足，对家庭的精神寄托与心理依赖受到冲突有关。

4. 活动无耐力　与衰老性改变及户外活动减少、体质虚弱有关。

5. 社交障碍　与老年人机体功能衰退、社会交往能力下降，居住高楼、年老体弱多病的限制，缺乏可依靠的亲朋好友，缺乏社交活动的场所或环境有关。

6. 自尊紊乱　与机体各器官功能的老年性变化，生活等方面的能力下降，离退休后角色转换障碍有关。

7. 精神困扰　与角色变换不适应等有关。

四、护理措施

上述三种综合征均以心理支持为主，绝大多数老年人经过心理疏导、调整适应而好转，如出现严重的焦虑、抑郁或躯体症状时，应遵医嘱治疗。

（一）给予心理支持

1. 充分理解和尊重老年人　主动关心老人，遇事主动与老人商量，尊重其成就感和权威感；热情介绍有关知识，尽可能地陪伴老人，与之建立良好的关系；善于倾听，并鼓励老人表达内心感受，给予充分理解。

2. 帮助老年人改变认知、适应角色转换

（1）转变观念：向老年人耐心介绍角色过渡与转换的必然性，离退休只是人生的一个新起点，而不是终点。空巢老人要多与邻里和朋友交往，学会自立，充分理解儿女。面对空巢、离退休、家庭冲突、衰老、疾病等事件时，要以平常心态积极对待，保持良好的心境。

（2）积极、合理应对各种事件：① 帮助空巢家庭的老年人正确面对子女成家立业的现实，不过高期望和依赖子女对自身的照顾，善于利用现代通信工具与子女沟通。老年人要学会独处，善于克服生活方面的困难，不将晚年幸福建立在子女照顾的基础上，同时注意寻找精神寄托。② 帮助离退休的老年人重新建立离退休后有规律的生活习惯，科学安排家庭生活，戒烟，适量饮酒，养成良好的起居、饮食习惯。

（3）面对压力，学会自我调整：帮助老年人采用自我安慰、宣泄、转移注意力等方式进行自我调节，以良好的心态克服消极悲观的不良情绪。

（4）遇到困难，主动求助：鼓励老年人多与亲朋好友、邻里沟通，为自己创造一个倾诉和宣泄的机会，以便获得理解、劝慰；遇到难题时，主动寻找社会支持系统，及时获得帮助。

3. 必要时给予心理治疗　须在医生的指导下进行心理干预，如支持疗法、行为矫正疗法、放松疗法、松弛训练、生物反馈、认知疗法和家庭疗法等。

（二）保持充实的晚年生活

1. 促进老年人与外界的交往　鼓励离退休老年人发挥个人专长，继续工作，避免个人价值感失落；主动营造社会支持系统，如做力所能及的事情。指导空巢老年人为自己安排合适的、具有创造性的社会活动；鼓励空巢及居住高楼的老年人多参与社会活动，增进人际交往，改善独居现状，扩大生活圈，平时多与邻居相互往来，增进了解、增进友谊、相互关心和帮助，消除孤寂感。

2. 参与适当的体育锻炼与活动　鼓励老年人根据自己的年龄、体质、兴趣、锻炼基础等情况，坚持体育锻炼和适当的体力活动及文娱活动，增加老年人对生活的兴趣，以减轻老年生活的孤独、忧郁、失落的情绪。尤其是居住高楼的老年人，应适当加强运动，每天下楼到户外活动。还应根据自身的健康状况和爱好，选择适宜的运动项目，但运动量要适当，要循序渐进、持之以恒，否则不仅无益，反而有害。特别是高龄老人，体质虚弱，患慢性疾病，需在医生指导下进行，以免发生意外。

3. 培养健康而又广泛的兴趣爱好　兴趣多、爱好广，能开阔视野，扩大知识面，丰富生活，陶冶性情，增进心脑健康。鼓励老年人积极参与社区、居委会等组织的活动。根据自己的爱好，选学一两项技艺，诸如书法、图画、摄影、园艺、烹调、旅游、钓鱼、编织、看书读报、下棋、弹琴等，以调节情绪，充实精神，稳定生理节奏，让老年人的晚年生活充实而充满朝气。

（三）家庭支持是老年人尽快适应角色转换的精神支柱

1. 维护老年人自尊　家庭和社会给予空巢、离退休、居住高楼的老年人更多的关怀与关注。护理人员应指导家庭成员多关心和体谅老年人，遇事主动与老年人商量，对于不同意见，要耐心听取，礼让三分，维护老年人在家庭中的地位。

2. 促进老年人与家庭成员的沟通

（1）帮助老年人适应家庭生活：鼓励老年人主动调整自己与其家庭成员的关系，在老有所为、老有所乐的同时，多关心下一代，建立良好的亲情。老年夫妻间要相互关心、相互照顾。

（2）鼓励表达情感，积极获取应对技巧资源：为老年人提供表达情感的机会，促进老年人与家庭成员的沟通。鼓励老年人及家庭成员寻求增加应对技巧的信息和资源。鼓励老年人与亲人或其他老年人共同居住。

3. 建立和睦家庭　和睦欢乐的家庭是老年人心理健康的基础。指导家属为老年人的衣、食、住、行、学、乐等创造条件，鼓励老年人参与社会活动，为老年人提供便利和必要的情感、经济和物质上的帮助。

4. 支持丧偶老年人再婚　知心“老伴”是维持老年人心理健康的重要因素，家庭成员要支持丧偶老年人再婚。

5. 帮助老年人适应老年机构的生活　空巢老人在经济许可的情况下，可去养老院、老年公寓居住，鼓励子女经常看望和联系父母，每逢节假日接老人回家，让老人享受天伦之乐。老年人如与许多同龄人共处一室，有助于缓解孤独感。

第三节 老年期心理健康的促进与维护

心理健康也称为心理卫生，是指心理活动和心理状态的健康。老年人的心理是否健康，会直接影响老年人对自身健康和生活的感受质量，同时也影响着老年人衰老的速度。故增进与维护老年人的心理健康是老年期护理的重要内容。

一、老年人的心理健康

第三届国际心理卫生大会将心理健康定义为："身体、智能以及情感上，与他人的心理健康不相矛盾的范围内，将个人心境发展成为最佳状态。"心理健康目前尚无统一的客观标准，但不同的心理健康的标准都包括智力正常、情绪健康、人际关系融洽、社会适应自如、心理协调和人格完整等几个方面。老年人心理健康的标准主要可归纳为：① 无精神障碍；② 性格健全；③ 情绪稳定，能应付紧张压力；④ 适应环境，能参与社会活动；⑤ 人际关系和谐，有一定的交往能力；⑥ 具有一定的学习、记忆能力；⑦ 在工作和职业中，能充分发挥自己的长处，过着高质量的生活。

判断一个老年人的心理是否健康，应视其思想行为是否符合客观规律。只有这样，才能作出比较全面、公正、客观的判断。

二、心理健康的促进与维护

（一）老年人的心理调适

1. 指导老年人学会应对和减轻心理压力的方法，促进身心健康　心理压力即精神压力。现代医学研究证明，心理压力过大会削弱人体免疫系统的功能，使外界致病因素乘虚而入，导致机体患病。故应指导老年人做到：面对压力，正确认识；避免在同一时间内做很多件事；目标制订合理，"知足常乐"；量力而行，注意劳逸结合；适当的娱乐，使心情舒畅；不良情绪，主动宣泄。

2. 指导老年人培养自身的健康心理

（1）保持积极乐观的情绪：心理学研究资料显示，保持乐观情绪的前提是有美好的愿望、充足的自信心、积极的信念及顽强的意志。因此，老年人在日常生活中，应制订切合实际的生活目标，善于发现事物美好的一面，理智地对待生活中的挫折；培养广泛的兴趣爱好，广交朋友，多参加社会活动；养成良好的生活习惯，保证充足的睡眠。

（2）培养稳定的心理，防止过于敏感或迟钝：对外界事物反应适度是心理健康的重要标志，为此，老年人应提高自身修养，培养健全的性格，切忌感情用事。无论遇到什么困难与挫折均能泰然处之，避免过激反应。

（3）保持心理平衡：做到与朋友能坦率交谈；对人要宽容谦让；遇到挫折与困难，学会暂时逃避；避免超乎寻常的行为等。

（4）提高自信心，加强人际间交往：老年人应注重自己的仪表修饰，避免过分注意自身的缺陷；克服自卑心理，但应避免过分谦虚；与人交往要诚恳，不要过多地责难别人，使自己身陷不利的情景中。

（5）学会并主动关心其他人：老年人要学会“换位思考”，并在别人遇到挫折或困难时，真心实意地选择适当的方式给予帮助。

（6）学会幽默，培养幽默：幽默是减轻压力的有效方法之一，常常能在困境或危难之际化险为夷。老年人培养自身的幽默感，需要丰富自己的知识面，陶冶情操；具有审时度势、细致深刻的环境洞察力，才能以恰当的比喻、诙谐的语言让人们产生轻松愉快的感觉。

（二）老年人心理健康的维护与促进

1. 正确认识和对待老年人的心理保健　保持老年人心理平衡、维持心身健康的关键因素是正确认识和对待老年人的心理卫生保健。

（1）教育老年人要面对现实，树立正确的人生观：生老病死是人生的自然规律，而健康长寿是人类的追求目标。老年人须深刻理解这些规律，面对现实，用辩证唯物主义的观点看问题，才能正确认识和分析客观事物，对社会与人生有正确的认识。只有这样，才能正确对待生活中的苦和乐，正确对待生活中的各种矛盾，抵制各种不健康的生活观念，热爱生活。

（2）调整心理上的不平衡，及时消除和“转化”不良心理：老年人由于各种消极因素的影响，易产生不良心理。为此，国内学者认为可用以下方法解决：① 知足常乐：老年人在其以往的工作岗位上，都曾为社会做过有益的贡献，尽到自己的职责。如今虽已进入老年，但仍受到国家照顾，生活有保障，享有较好的医疗福利待遇，可以安度晚年，应该感到满足，不宜有不切实际的奢望。② 达观、超脱：遇有不顺心、不愉快的事，应以健康和大局为重，采取达观的态度，善于自我解脱，泰然处之，将注意力转移到愉快的事情上去，使心境舒畅。③ 宣泄疏导：老年人如果心中有郁闷、苦恼、愤怒、惊恐等情况，应对家属、知己朋友，或向组织倾诉、宣泄，争取得到别人的帮助和劝导，做到“想得通、看得开、放得下”，解除精神上的压抑和不快。④ 排遣自娱：为了改变或转移自己的不良情绪和注意力，使精神和情绪有所寄托，老年人应根据自己的兴趣爱好或专长，参加一些文体或社会活动或担当一些力所能及的社会工作，使自己恢复生命的活力。

（3）注意日常生活中的心理保健：良好的生活习惯对老年人心理健康至关重要。如起居、饮食、戒烟、节酒等。古人云“饮食有节、起居有常、不妄劳作、心静气和”，是很有道理的。适当的修饰外貌，改善形象，是在心理或生理上延缓衰老的有效措施之一；适当扩大社会交往，多交知心朋友，多接触大自然，或欣赏优美的音乐艺术；搞好居室卫生，在室内做一些装饰和布置，赏玩一些花、草、工艺品或字画等，使生活环境幽雅宁静，心情舒畅，有助于克服消极心理，振奋精神。所以，应培养老年人养成良好的生活习惯，科学安排，怡然自得。

2. 指导老年人妥善处理家庭关系　老年人需要家庭和睦与温馨，家庭成员的理解、支持和照料。所以妥善处理好夫妻与子女及亲属的关系，建立一个和睦的家庭环境非常重要。

老年夫妻间相互关心、体贴和照顾，使晚年夫妻生活充满了情趣与温馨，是老年人健康长寿的良药。丧偶的老年人如再婚，应正确对待，子女亲属应给予积极的支持。

老年人与子女之间存在着所谓的“代沟”问题，即不相适应，难以沟通或保持一致的状况。作为老年人要看到子女在成长过程中心理上的变化和社会环境对他们的影响，对于已有独立能力的子女，可以阐明自己的意见或建议，而不必强求一致，否则只能加深矛盾，增加郁闷情绪。

另外，老年人遇事要多和老伴及子女们协商，根据自身情况参加一些对健康有益的劳动。

3. 教育老年人树立老有所为，老有所用的新观念　老年人随增龄所带来的是职业功能的下降，由原来的工作岗位上退下来，是一个自然的、不可避免的过程。只有充分理解新陈代谢、新老交替的规律，才能过好离退休关。

对于身体健康、精力充沛的离退休老年人来说，可进行再就业或积极参加社会公益活动、社会福利事业等，使老年人真正感到老有所为、老有所用，内心充实、心情愉快。

事实上，在以家庭责任制为中心的农村，老年人在农副业生产中发挥巨大作用；在城市的科技、教育、文化和其他生产领域中，一大批离退休老年人仍在继续发挥作用，实现老有所为、老有所用的理想。

4. 教育老年人充分认识老有所学的必要性　研究发现，对老年人的视、听、嗅、味、触觉器官进行适当的刺激，可增进其感知觉功能，提高其记忆力、智力等认知能力。故老年人离退休后，仍要坚持学习，活到老学到老。应指导老年人根据自身的具体条件、兴趣学习，积极参加一些文化活动，如阅读、书法、音乐、舞蹈、园艺、棋类等，既可开阔视野、陶冶情操，丰富精神生活，又是一种健脑、健身的手段，有人称之为"文化保健"。如此，精神有所寄托，晚年生活丰富多彩。

5. 指导老年人充分体验老有所乐的情趣　愉快的情绪对维护和促进身心健康起着积极的作用。因此，老年人要善于调整自己的情绪，保持愉快的心境。积极参加各种社会活动，培养广泛的兴趣爱好，对延缓衰老具有促进作用。此外，社会也应尽可能多地为老年人提供各种娱乐设施，为老有所乐创造必要的条件。

6. 改善和加强社会的老年心理卫生服务　营造良好的社会支持系统，体现老有所养、老有所助。

（1）完善社区服务网络：在集中住宅区、社区建立完善的服务网络，为生活不能自理的老年人提供上门服务，如协助老年人搞卫生、采购物品、家庭就医，建立居家养老服务中心，并开设热线等。

（2）丰富精神文化生活：为老年人开辟娱乐场所，满足老年人的文化需求。在报刊、电视、电台的节目中增添老年人所喜爱的节目，多组织一些老年人的活动，如书法绘画竞赛、老年保健知识讲座、观赏戏剧、自娱自乐的文艺活动、老年时装表演等。同时，完善老年人的社会保险和法律保护，为老年人提供良好的社会环境和心理环境，实现老年人"健康老龄化"的远景。

（3）登记健康状况：社区护理人员应掌握本社区居住老年人的情况，建立健康状况登记手册，方便志愿者提供及时的、个性化的服务。

（4）建立各种老年机构：如养老院、托老所、老人公寓、老年大学、老年活动中心、老年精神卫生中心、社区老年人医疗保健中心的建立，帮助解决老年人的实际问题，使其享受到生活的快乐。

（5）探索建立老年人的互助组织：如成立社区"人力银行"，在老年人有能力照顾别人的时候，多做些事，以储蓄自己的"人力"；当自身需要服务时，从"人力银行"提取相应的"人力成本"和"人力利息"来满足自身的需要。这样，既能达到老年人之间的自我照顾，以消除后顾之忧，同时也能发挥老年人的作用，满足老有所为的需要，还可减轻家庭和社会的负担。

7. 对老年期衰老与疾病的心理保健

（1）老年人要正确对待衰老与疾病，增强与疾病作斗争的顽强意志。老年人在积极配合医务人员进行诊治疾病的同时，还要充分发挥自己主观能动性，与医务人员协同合作，摸索出一套适合自己病情的治疗和休养方法。

（2）充分了解自身所患疾病的性质，只有做到心中有数，才能更好地和医务人员密切合作战胜疾病。

（3）老年人要善于疗养和休息。在治病和养病期间，各种活动都要服从治病的要求。在养病期间，要经得起病痛的折磨和病中寂寞的考验，学习并掌握排遣寂寞、调剂生活的方法。要有良好的遵医行为，并在医生的指导下，进行适当的功能锻炼与体育锻炼。

（4）要善于总结经验，摸索出一套在养病期间的生活和活动的办法。

8. 心理治疗和心理咨询　心理治疗也称精神疗法，即运用心理学的方法来改变老年患者的认识、感受、情绪、态度、意志和行为。由专业人员通过言语、表情、姿势、态度和行为对老年人施加影响，以减轻或消除患者不良的心理因素，改善其适应能力。其范围除老年患者本身外，还需调整老年人与周围人的关系，帮助老年人与周围相关人员建立和谐的气氛和环境。

心理治疗的基本方法是对老年患者进行指导和教育，鼓舞老年人战胜疾病或困难的信心和意志，采用暗示和疏泄等方法，给老年人以安慰剂或进行安抚治疗或让老年人倾诉衷肠，发泄心中的压抑情感、苦闷和委屈，使老年人心理得到一定的平衡。

心理咨询即通过人与人之间直接或间接的接触，由咨询工作人员与有心理创伤或心理冲突的老年人进行对话、沟通，从而给以启迪、开导、教育和帮助，使其认识到不良的心理社会因素的影响，帮助解决问题，预防或减轻其对身心的危害，故心理咨询对于预防和治疗老年人的心理问题或心理障碍能起到有益的作用。心理咨询的方式包括：门诊咨询、书信咨询、电话咨询、专题咨询等。

思考题

1. 影响老年人心理变化的因素有哪些？
2. 对社区老年人进行调查找出常见的心理问题，并制订出护理计划。
3. 何谓心理健康？如何维护和促进老年期的心理健康？

（孙建萍）

第十一章 器官系统的老化与健康维护

学习目标

1. 掌握老年人各系统的老化改变。
2. 掌握老年人各系统健康维护和促进的措施。

随着人类寿命的不断延长,维护老年人的身心健康,延缓衰老,提高老年人的生命质量,为老年人提供满意的医疗保健护理服务,是我们所面临的重要任务。了解老年人器官系统的老化特点,维护老年人的身心健康,是提高老年人生命质量的基础。

第一节 呼吸系统的老化与健康维护

随着年龄的增长,呼吸系统发生一系列的老化表现,加之骨骼肌的老化及空气中有害气体和病原微生物的刺激,使老年人呼吸系统的功能受到很大损伤,严重时可影响老年人的日常生活。

一、老化改变

老年人鼻黏膜变薄,腺体萎缩,分泌减少;鼻黏膜的加温、加湿和防御功能下降,容易患鼻窦炎及呼吸道感染;鼻血管脆性增加及收缩力差,容易发生鼻出血。腭扁桃体明显萎缩,老年人容易患下呼吸道感染。

咽喉黏膜、肌肉退行性变或神经通路障碍,易出现吞咽功能失调,在进流质食物时易发生呛咳,有些高龄老年人甚至将食团误入咽部和气管,造成窒息。喉的防御反射变得迟钝,老年人患吸入性肺炎比年轻人多。由于喉部肌肉萎缩及纤维化,声带弹性下降,老年人发音的洪亮度减弱。

气管和支气管黏膜上皮和黏液腺退行性变,纤毛运动减弱,防御和清除能力下降,呼吸道分泌物不易咳出容易患老年性支气管炎。同时细支气管壁弹性及肺组织弹性回缩能力减弱,加上呼吸道阻力增加,也可影响分泌物的排出而加重感染。

随着年龄的增长,肺的结构发生很大改变,“老年肺”是对肺结构老化的概括。主要表现为:肺组织为灰黑色;肺实质减少,体积变小,重量减轻,肺内含气量相对增多;呼吸性支气管和肺泡管扩大;肺泡壁周围性组织退行性变和长期过度通气,肺泡壁变薄甚至破裂,使肺泡壁中毛细血管数量和管内的血流量减少；因肺泡壁破裂使肺泡数量减少，肺泡腔变大，残气量增加，形成老年性肺气肿；肺泡壁弹性纤维减少和变性，胶原蛋白交联增多，导致肺硬度增加，肺泡的回缩力减弱。这些改变使得老年人肺功能普遍下降。

由于老年人普遍发生的骨质疏松，椎体下陷，脊柱后凸，胸骨前突，引起胸腔前后径增大，出现筒状胸。肋软骨钙化使肋骨的活动能力下降，胸廓活动幅度受到限制，导致呼吸费力。胸壁肌肉弹性降低，肋间肌和膈肌出现迟缓症，进一步影响胸廓的呼吸运动，从而使肺通气和呼吸容量下降。因此，老年人在体力活动后易引起胸闷、气短，也可造成咳嗽、排痰动作减弱，致使老年人痰液不易咳出。

老年人呼吸系统疾病发病率较高，常发生急性上呼吸道感染、慢性阻塞性肺疾病、慢性肺源性心脏病、肺癌等疾病。

二、健康维护与促进

1. 居室环境适宜　老年人的居住环境应阳光充足、空气新鲜、室内注意通风。房间应清洁、安静、舒适，温度以 18 ~ 22 ℃、相对湿度以 50% ~ 60% 为宜。每日定时开窗通风，室内空气最好每日消毒一次。

2. 卧位舒适　取舒适的体位，以减少机体的耗氧量，改善呼吸功能。

3. 休息与活动　除危重患者应卧床休息外，对慢性呼吸系统功能障碍的老年人，可在体力能承受的范围内从事一定量的活动和运动，以改善呼吸功能。指导老年人做体操、打太极拳、散步等运动。

4. 饮食护理　应给予高蛋白、高热量、高维生素、少盐、清淡的饮食。少食多餐，避免暴饮暴食。保证摄入充足的水分，每日水的供给量以 2 000 ~ 2 500 ml 为宜，既可湿润呼吸道、稀化痰液，又可预防便秘。

5. 增强对寒冷的耐受性　加强老年人机体的耐寒锻炼，特别是口、鼻腔对寒冷的耐受性，可使冬季发生呼吸道感染的机会大为减少。可指导老年人从夏季开始，每天用冷水洗脸等，并能长期坚持。

6. 改善呼吸功能　为增强呼吸功能，指导老年人每天进行有规律的呼吸功能训练。如深吸气法、腹式呼吸法、吹气球或吹瓶子训练等。

（1）深吸气法：适用于慢性肺部疾患、肺组织失去弹性，特别是患肺气肿的老年人。方法：让老人全身放松，鼻腔慢慢吸气，此时紧闭双唇，默数“1、2”，并做短暂的停顿；再由稍微撅起的双唇慢慢地呼出气体，呼气时要产生一种“吹”的效果，心中默数“1、2、3、4”。

（2）腹式呼吸法：可加强膈肌的有效活动，提高膈肌的运动幅度，使呼吸由浅快变为深慢，增加有效通气量，以改善肺功能。方法：让老人取坐位、半坐位或站位，一手放在腹部，一手放在胸部。嘱老人用鼻吸气，用口呼气；吸气时尽量挺腹，胸部不动；呼气时腹部内陷，尽量将气体呼出；吸气与呼气的时间比为 1:（2 ~ 3），每分钟呼吸 7 ~ 8 次，每日训练 2 次，每次 10 ~ 20 min。

（3）其他：吹气球、吹瓶子主要是锻炼深呼吸，更适合在家庭中练习。方法：先深吸气，然后尽量缓慢地将肺内气体吹入气球或瓶子里。

7. 禁烟　向老年人及家属讲明吸烟的危害性，特别是对肺功能的危害，禁止吸烟，同时指导家属也不要在老人的起居室吸烟。

8. 减少有害气体的刺激　避免生活中的一切烟雾、花粉、灰尘及其他刺激性气体对老年人呼吸道的刺激,如避免接触厨房烹饪产生的烟雾,雾天不要外出散步,不在机动车流量大的路边行走等。

9. 保持呼吸道通畅　一般情况良好者,应鼓励用力咳嗽,使痰液排出;有缺氧表现者,可吸入氧气,通常使用低流量、低浓度、持续的鼻导管吸氧法;咳嗽无力者,应定时帮助翻身、拍背,以增加咳嗽、排痰效率;无力咳嗽或昏迷者,可用无菌鼻导管吸痰,每次吸痰时间不超过15 s;痰液黏稠不易咳出者,可多饮水、雾化吸入或体位引流。

10. 清洁口腔　每次吐痰后用清水或淡盐水漱口,既能清除痰液的臭味,清洁口腔,又能促进食欲,还能预防感染。

11. 预防上呼吸道感染　告诫老年人应根据天气变化,及时增减衣服,防止着凉感冒。冬季或呼吸道传染病流行季节不要到空气污浊及人多的公共场所,以预防呼吸道传染病,同时做好居室内的空气消毒,如开窗通风、食醋熏蒸等。

12. 增强局部抵抗力　可给老年人注射转移因子和疫苗,如气管炎疫苗、哮喘疫苗,服用中药党参、白术等,以提高身体的抗病能力。

第二节　循环系统的老化与健康维护

循环系统一般从30岁开始发生老化,循环系统疾病的发生率随着老化有逐年增高的趋势,也是老年人致残和死亡的主要原因。

一、老化改变

随着年龄的增长,心包的弹性纤维增生明显,使心包增厚变硬,导致左心室舒张期顺应性降低。另外,心外膜下脂肪增多,特别是在大血管根部、左心室及房室沟等部位更加明显,也影响了心脏的正常收缩与舒张。

心肌纤维逐渐发生脂褐质沉积,使心肌呈褐色萎缩,导致心脏顺应性差而影响心脏功能,从60岁开始,年龄每增长1岁,心排血量下降1%;心脏瓣膜由于硬化和纤维化而增厚,柔韧性降低,影响了瓣膜的正常开放与关闭,从而产生狭窄及关闭不全。

心脏传导系统发生退行性变,窦房结内的起搏细胞数目逐渐减少,而弹力纤维或胶原纤维逐渐增多。因此,老年人窦性心率随年龄增长而下降,异常节律或心律失常包括传导阻滞的发生率也随之增加。

动脉血管内膜逐渐发生粥样硬化,血管壁中层钙化,使血管壁增厚变硬、韧性降低、管腔缩小,周围血管阻力增加,导致收缩压、脉压升高。老年人发生冠状动脉硬化和脑血管硬化,易引起冠心病和心肌梗死及脑血管意外等疾病。另外,自主神经对血压调节功能减弱,容易发生直立性低血压。由于心脏和血管的老化,使心排血量减少,心功能减退,全身血液供给也减少,因此,老年人易发生充血性心力衰竭等疾病。

二、健康维护与促进

1. 预防直立性低血压 老年人在起床或做其他活动时，变换体位不要过快，以免血压变化导致眩晕而跌倒、碰伤。对患有高血压的老年人应做到“3 个 30 秒”，即醒后停 30 s 坐起，坐起后停 30 s 再将双脚移到床下，双足踏地再停 30 s 方行走，能有效预防因动作太快而引起的低血压。

另外，老年人应避免蹲便、蹲着吃饭、下棋、聊天、干活等。因为蹲位时，血压会暂时升高，突然起立，血压迅速下降，会造成同样的后果。

2. 适宜的运动 运动可改善血液循环，老年人可根据个人的情况选择适宜的运动项目，禁止剧烈活动和运动。有心功能不全、严重心律失常时不应进行运动；在天气不好时尽量不要外出运动，运动量以运动后无明显不适为宜。合理安排日常生活，不要把活动集中于一天的某一段时间内，以免造成疲劳，加重循环系统负担。在运动时如出现眩晕、面色苍白、恶心、呼吸困难、心律失常、心绞痛等症状时，应立即停止运动，并在下次活动时减少运动量或暂停运动。

3. 戒烟、少饮酒 烟、酒对心血管的损害很大，要向老年人说明吸烟的危害性和戒烟的重要性，帮助老年人制订戒烟计划，鼓励老人坚持不懈地执行计划。同时，劝说老年人少去有人吸烟的公共场所，以免因被动吸烟损害健康。

老年人可适量饮一些红葡萄酒，可以促进血液循环，预防和减少心血管疾病的发生。不喝或少喝烈性白酒。

4. 饮食护理 应进食易消化、清淡、低盐、低脂肪的饮食。每日盐的摄入量不超过 6 g，有高血压病史者每日应控制在 5 g 以下。少食咸菜、咸鱼、咸肉等腌制食品。胆固醇含量在 300 mg/d 以下，对有高脂血症的老年人应控制在 150 mg/d 以内，禁食牛、羊、猪油和鱼籽、蟹黄、动物内脏等富含胆固醇的食品，尽量用豆油、菜油或玉米油为食用油；可进食动物瘦肉、鱼肉、虾、海带、紫菜等富含优质蛋白和不饱和脂肪酸及矿物质的食物，可预防或减少动脉粥样硬化的发生。

5. 定期监测血压、心率、心律的变化 家庭最好备有血压计、听诊器，以方便随时测量。患高血压的老年人应保持血压稳定，注意控制情绪，避免精神过度紧张；每月评估药物疗效和副作用。忌乱用药和使用作用较强的降压药。患冠心病、高血压等疾病的老年人外出时应随身携带保健盒和健身卡。

6. 注意休息 老年人不要过度疲劳，注意劳逸结合。对无明显脏器功能损害者，既要保证充足的睡眠，又要鼓励老年人参加力所能及的工作。

7. 保持大便通畅 老年人要防止便秘，特别是患高血压的老年人，嘱其不要用力排便，以防止因屏气血压突然升高，导致脑血管破裂而发生脑出血。

8. 心理护理 老年人应加强自我心理调控训练，避免紧张、焦虑、恐惧等不良情绪和各种诱发因素对心血管系统的影响，培养稳定而乐观的情绪，保持平和而稳定的心境。

第三节 消化系统的老化与健康维护

老年人由于消化器官的老化、日常活动减少、基础代谢低，使消化功能减退，吸收和排泄功能障碍，直接影响老年人的生活质量和健康长寿。

一、老化改变

老年人唾液腺萎缩，唾液分泌减少，影响了口腔的自洁作用和对淀粉的消化作用，并使口腔黏膜萎缩易于角化，常发生口腔黏膜干燥症，导致口干和说话不畅及影响食物的吞咽。牙槽骨萎缩，使口腔外形发生改变。牙龈萎缩，一方面使牙列变松，食物残渣易残留，使龋齿、牙龈炎的发病率上升；另一方面使牙齿松动、脱落，咀嚼能力下降，从而影响营养素的吸收。舌乳头逐渐萎缩，味蕾明显减少，味觉功能减退导致食欲下降，因此，老年人容易发生营养不良。

食管平滑肌萎缩，黏膜固有层弹力纤维增加，蠕动性收缩减少，输送食物的功能减弱，可引起老年人进食减少，吞咽困难及食物潴留。因食管下段括约肌压力下降，胃十二指肠内容物自发性反流，使老年人反流性食管炎、食管癌的发病率增高。由于食管平滑肌萎缩，使食管裂孔增宽，从而使老年人食管裂孔疝的发生率也增高。

胃平滑肌萎缩，弹性降低，胃腔扩大，易出现胃下垂。胃黏膜内的腺细胞减少或退化，使老年人的胃功能明显降低，出现食欲缺乏、腹胀、上腹不适，影响蛋白质、维生素、铁等营养物质的吸收，可导致老年人出现营养不良、缺铁性贫血。由于胃蠕动减慢，胃排空时间延长，代谢产物、毒素不能及时排出，老年人易发生慢性胃炎、胃溃疡、胃癌、消化不良、便秘等。

小肠血液供给减少，使肠蠕动减弱，排空时间延迟，吸收功能减退，易造成吸收不良，甚至导致小肠功能紊乱，出现急性肠麻痹。结肠黏膜萎缩，使结肠集团运动减少，肠内容物通过结肠时间延长，水分重吸收增加，造成粪便坚硬，加之肠壁平滑肌、肛提肌、膈肌及腹壁肌肉的收缩力减弱，向前推进粪便的动力不足，以及老年人直肠对扩张的敏感性降低，故老年人易发生便秘。由于骨盆底部肌肉及肛提肌无力，使直肠缺乏支托，加之便秘、排尿困难、慢性咳嗽等使腹内压增高，促使直肠向下、向外脱出而发生直肠脱垂。老年人又由于肛门内、外括约肌的张力下降，容易出现大便失禁。

肝细胞减少、变性，再生能力减退，使肝萎缩，体积缩小，重量逐渐减轻，解毒功能下降，因此，老年人用药应慎重。肝内结缔组织增生，容易造成肝纤维化和硬化。因肝血流量减少，Kupffer 细胞减少，吞噬功能下降，肝细胞酶活性、解毒功能及蛋白合成能力也降低。胆囊壁增厚，胆汁黏稠，胆固醇增多，不易排空，易发生胆囊结石。

胰腺分泌的胰淀粉酶、胰蛋白酶与年轻人相同，而胰脂肪酶减少，影响了老年人对脂肪的消化吸收，易产生脂肪泻。胰岛素的生物活性下降，导致葡萄糖耐量下降，容易患糖尿病。

二、健康维护与促进

1. 调整膳食结构　老年人膳食中的营养素应种类齐全，数量充足。每日膳食要粗细搭配，给予足量的蔬菜和一定量的水果。

2. 饮食护理　应定时定量进餐，少吃或不吃对胃有刺激的食物、药物和饮料。尽量不吃熏制、腌制的食物。进食时要细嚼慢咽，切忌暴饮暴食，忌食过冷、过热及刺激性食物，忌饮浓茶，忌烟酒。胆石症患者可进食低脂肪饮食。

3. 足够的饮水量　老年人每日饮水应在 2 000 ~ 2 500 ml，最好在晨起空腹时或每次进餐前1 h饮水。餐后饮水会影响食物的消化。

4. 适量的运动　运动可以促进肠蠕动，增进消化液的分泌，有利于食物的消化、吸收，同时还可促进食欲，增进健康。

5. 慎服药物　对胃黏膜有刺激作用，甚至会引起溃疡的药物应慎用，如阿司匹林、红霉素、糖皮质激素及含利舍平的降压药等，老年人服用这些药物时，应在医生的指导下服用，尽量减少对胃黏膜的刺激。

6. 预防便秘　养成定时、良好的排便习惯；多饮水，多吃含粗纤维的食物，刺激肠蠕动。多吃含维生素B类的食物，可促进消化液的分泌。也可多吃一些润肠通便的食物，如蜂蜜、香蕉、红薯等；鼓励老年人多做运动，以加强胃肠活动，有利于排便。必要时使用开塞露，或遵医嘱使用缓泻药。

7. 大便失禁护理　掌握排便规律，按时排便；进食营养丰富、易消化、易吸收、少渣及少油腻的食物；及时治疗疾病并注意保持皮肤清洁、干燥。

第四节　泌尿系统的老化与健康维护

随着年龄的增长，泌尿系统衰老性变化主要表现为肾和膀胱的组织形态改变和功能的减退。

一、老化改变

肾小球的数量逐渐减少，并可出现生理性硬化；肾血流量减少，使肾小球滤过率进行性降低，表现为尿素清除率、肌酐清除率下降。肾小管变性、萎缩、局限性扩张，使其对尿的浓缩与稀释功能下降，使老年人昼夜排尿规律发生改变，可出现夜尿增多。

肾内分泌功能减退。前列腺素分泌减少，导致血管收缩，血流量减少；血浆肾素活性降低，使水钠失衡；当酸、碱负荷时，其代偿能力慢，故易发生酸碱平衡失调和急性肾衰竭。血和尿中醛固酮减少，影响血流量；红细胞生成素减少，红细胞成熟与生成障碍可引起贫血。

肾排泄能力下降，常导致代谢产物蓄积和药物蓄积中毒，从而影响给药的安全性。

老年人输尿管平滑肌肌层变薄，收缩力降低，将尿排入膀胱的速度减慢，并且容易反流，引起肾盂肾炎。

膀胱肌肉萎缩，弹性下降，使膀胱括约肌收缩无力，膀胱容量减少，故老年人容易出现尿外溢、残余尿增多、尿频、夜尿量增多等。老年人饮水减少，尿中的代谢产物易在膀胱内积聚而形成结石；结石在膀胱内被尿液冲击而滚动，长期刺激膀胱内壁，容易诱发膀胱癌。

老年人尿道肌肉萎缩、纤维化变硬，尿液流出速度减慢或排尿无力，导致尿残留或尿失禁。有些老年男性由于前列腺增生，压迫尿道引起尿路梗阻，更容易发生排尿不畅，甚至造成排尿困难。因此，老年人常发生尿路感染、前列腺增生症、尿潴留、尿失禁等。老年女性可因盆底肌肉松弛，膀胱出口处呈漏斗样膨出，引起尿失禁。

二、健康维护与促进

1. 饮水时间和量　鼓励老年人白天充分饮水，晚饭后和夜间应限制饮水，以减少夜间排尿的次数。

2. 衣着宽松、易穿脱　老年人内衣应选质地柔软、吸水性强的棉、麻、丝织品做面料。款式应宽松、易脱,注意勤洗勤换。参加活动或外出游玩时,应提醒老年人去厕所,以免发生尿湿,如有尿湿,应及时更换。

3. 夜间排尿应注意安全　老年人睡前先排空膀胱,减少夜间排尿次数。夜间如果需要排尿,最好在床旁备一便器方便夜间使用。房间设夜灯,也可由家人陪同,以防止跌倒而发生外伤。

4. 加强个人卫生　经常保持会阴部及尿道口的清洁,勤换内裤,防止泌尿系感染。

5. 功能锻炼　指导老年人坚持做增进腹肌、盆底肌肉、膀胱肌肉收缩的锻炼,加强排尿功能。方法:仰卧屈膝,反复收放肛门;有尿意时不马上排出,尽量多忍耐一会儿。

6. 减少药物对肾的损害　尽量少用或不用对肾有损害的药物,如卡那霉素、庆大霉素、万古霉素、吲哚美辛、布洛芬、对乙酰氨基酚等。如必须使用,应密切观察,定期评估药物的不良反应,定期检查尿常规,以评估肾功能。

7. 尿潴留的护理　对有排尿困难、尿潴留的老年人,应尽快找出原因,并采取有效措施解除排尿困难。如让老人听流水声以诱导排尿,腹部热敷、腹部按摩等,无效时再行留置导尿。

8. 尿失禁的护理　评估尿失禁的原因,鼓励老人积极配合治疗;尽量避免一次大量饮水;及时排尿,不憋尿,在不能及时去厕所时,可给老年人穿上成人一次性纸尿裤;鼓励老年人进行盆底肌肉锻炼;老年女性可补充雌激素,也可用子宫托或气囊放入阴道,以增加尿道闭合力,防止溢尿;尿失禁时,注意保持皮肤清洁、干燥,及时更换衣服;家庭成员应关注、体贴、安慰老年人,尽量减少老年人的窘迫感。

第五节　内分泌及免疫系统的老化与健康维护

内分泌系统功能主要是调节机体的新陈代谢,维持机体内环境的稳定。内分泌系统的功能一旦发生失调,将意味着衰老的发生。

一、老化改变

(一)内分泌系统

下丘脑的功能改变是单胺类含量和代谢的紊乱,引起中枢调控失常。由此导致老年人各方面功能的衰退,故有人称下丘脑为“老化钟”。下丘脑神经垂体分泌产生的抗利尿激素减少,致肾小管的再吸收减少,出现利尿或多尿现象,易使水、钠丢失,故临床上老年人出现呕吐、腹泻、高热或使用利尿药时,比年轻人更易发生脱水和电解质紊乱。同时,抗利尿激素减少又可引起细胞内、外水分的再分配,尿量增加,引起尿潴留。老年人的泌尿昼夜规律发生改变,夜间尿量与尿电解质增多。

腺垂体分泌的生长激素随年龄增长而降低,可使老年人肌肉减少,脂肪增多,蛋白质合成减少和骨质疏松等。

甲状腺缩小并有纤维化，淋巴细胞浸润和结节化。甲状腺激素的生成率减少，以 T_3 最为明显。血中甲状腺素减少，给老年人带来了全身性变化，如基础代谢率下降、高脂血症、皮肤干燥、怕冷、便秘、精神障碍、思维和反射减慢等。

男性在 35 岁以后，前列腺均可有不同程度的良性增生。由于增生压迫尿道，导致尿道阻塞而发生排尿困难。

老年时期血中前列腺素含量减少，是发生动脉硬化的原因之一。睾酮下降，使老年人出现性功能减退。另外，由于缺乏雄激素，对骨密度、肌肉、脂肪组织、造血功能会造成不利影响。

老年女性卵巢功能下降，雌激素和孕激素分泌减少，可出现性功能减退，子宫内膜的周期性变化停止，即月经停止。子宫和阴道萎缩，分泌物减少，乳酸菌减少易发生老年性阴道炎。由于雌激素减少，可使老年女性出现更年期综合征的表现，使用雌激素替代治疗，可改善更年期综合征的症状。

老年人血浆醛固酮水平下降，在应激状态下儿茶酚胺的分泌迟缓。由于老年人下丘脑－垂体－肾上腺系统功能减退，激素的清除能力明显下降，使老年人对外界环境的适应能力和应激反应能力均明显下降，表现为对过冷、过热、缺氧、创伤等耐受力减退，运动和体力劳动能力下降，体力劳动后恢复所需时间延长，情绪紧张和出现压力时机体功能进一步降低，甚至引起疾病和死亡。

老年人胰岛 A 细胞分泌的胰高血糖素异常增加，使糖尿病特别是非胰岛素依赖型糖尿病的发病率增高。胰岛 B 细胞数量减少，胰岛素分泌下降，血中胰岛素水平降低，使机体对胰岛素的敏感性下降，导致老年人葡萄糖耐量随年龄增高而降低，也是老年人糖尿病发病率增高的原因之一。

（二）免疫系统

老年人胸腺萎缩，对未成熟淋巴细胞促成熟作用丧失，故血中胸腺激素和血浆中淋巴细胞数量减少，免疫功能下降。老年人脾代谢活动减弱，淋巴细胞密度下降，故其滤血、清血及其他免疫功能均降低。老年人淋巴结的生发中心数目减少，网状结构增加，浆细胞及巨噬细胞也有不同程度的减少，免疫与吞噬功能减弱。T 淋巴细胞的功能下降，对抗原的识别和处理能力降低；B 淋巴细胞产生抗体的能力低于年轻人，故老年人易患感染性疾病。同时，自身抗体的发生率增多，可引起自身免疫性疾病。

由于内分泌器官的萎缩和激素分泌减少，免疫系统的功能下降，老年人容易发生甲状腺功能减退症、感染、糖尿病、肿瘤等疾病。

二、健康维护与促进

由于内分泌和免疫系统的改变，老年人易患多种疾病，加强内分泌和免疫系统的护理，可避免和减少老年人的患病概率。

1. 参加适宜的运动　运动不仅可以增强机体的免疫力，还可增强胰岛素的敏感性，使血液中胰岛素水平下降，从而改善葡萄糖耐量，对患有糖尿病的老年人有治疗作用。老年人可根据自身的情况，选择适宜的方式、方法，本着循序渐进、持之以恒的原则进行运动。

2. 纠正不良的生活习惯　生活要有规律,保证充分的睡眠时间。保持个人卫生和环境卫生。对患有糖尿病的老年人要加强足部护理,预防足趾坏疽。

3. 营养均衡　老年人应进食低热量、低脂肪、低糖类、高蛋白饮食,也可根据个人饮食习惯和身体状况进行调整。如肥胖的老年人应减少糖类、脂肪的摄入;血脂高的老年人应减少脂肪和高胆固醇类的食物摄入;肾功能有损害者应进食优质蛋白并控制蛋白质摄入量;对患有糖尿病的老年人热能的摄入应根据身高、体重、体力活动量来计算。

4. 合理使用滋补药物　指导老年人使用一些保健、滋补品,或有针对性地接种疫苗,还可在经济条件允许的情况下,运用能提高免疫力的药物来增强免疫功能,但切忌滥用。对使用降糖药的老年人,应注意观察药物疗效及不良反应,发现异常及时就医。

第六节　运动系统的老化与健康维护

进入老年期后,由于内分泌功能的变化,活动减少,消化道对钙、维生素 D 的吸收减少,以及神经系统对运动的支配、协调能力下降,使老年人运动系统出现不同程度的退行性变化,可出现关节僵硬、疼痛、肌肉痉挛、肢体活动受限及骨折。

一、老化改变

老年人骨骼中的有机物质随着年龄的增长而减少或逐渐消失,骨质发生进行性萎缩而导致骨质疏松,可出现脊柱弯曲、变短,身高降低,并且容易发生骨骼变形和骨折。又因骨的新陈代谢缓慢,造成老年人骨的修复与再生能力逐渐减退,骨折愈合需要的时间延长,不愈合的比例增加。有些老年人由于胃肠功能减退,造成食物中蛋白质、钙、维生素 D 等摄入不足,也会影响骨骼的代谢。由于老年人性腺功能的减退,性激素分泌减少,导致骨生成能力下降,同样会造成骨骼的改变。

由于普遍存在关节的退行性改变,尤以承受体重较大的膝关节、髋关节和脊柱最明显,且以关节软骨的退行性变最突出,表现为软骨面变薄,软骨粗糙、破裂,完整性受损,表面软骨成为小碎片脱落于关节腔内,形成游离体,即“关节鼠”,可使老年人在行走时关节疼痛。韧带、腱膜、关节囊因纤维化及钙化而僵硬,表现出关节活动受限。有时可因关节软骨全部退化,使老年人活动时关节两端的骨面直接接触而引起疼痛;另外在退化的关节软骨边缘出现骨质增生,形成“骨刺”,导致关节活动障碍更加明显。

由于肌纤维萎缩,使老年人肌肉变硬,失去弹性;肌肉强度、持久力、敏捷度持续下降,肌腱反射减弱,加上老年人脊髓和大脑功能的衰退,活动更加减少,最终导致老年人动作迟缓、笨拙,举步抬腿不高,行走缓慢不稳等。

二、健康维护与促进

1. 防止骨、关节和肌肉的老化　加强运动和活动,选择安全性较高的运动项目,如游泳、骑自行车、慢跑、散步等。也可做适度的重量训练和健身运动,如举小沙袋、握小杠铃、拉轻型弹簧带等,对减缓骨质流失,防止肌肉萎缩,起到积极作用。有活动障碍的老年人可借助辅助器具进行行走训练或日常生活的自理活动。

2. 减轻不适和疼痛 观察老年人对疼痛的反应,检查疼痛部位,评估疼痛强度;按摩疼痛部位,也可用热敷、冷敷或理疗等方法缓解肌肉痉挛,促进血液循环,减轻疼痛;鼓励老年人使用放松、娱乐、转移注意力等方法减轻疼痛;遵医嘱使用镇痛药;当疼痛与行走有关时,应鼓励老年人使用辅助工具。减轻不适和疼痛不仅可以提高老年人自我照顾能力和持家能力,还有助于老年人参加各种社会活动,提高生活质量。

3. 预防跌倒和骨折 应采取积极有效的措施预防跌倒和骨折的发生(详见第五章)。

4. 保护关节和肌肉 平时应尽量使用大关节活动而少用小关节;持重物时可用双手则不用单手提取;开门时门球向拇指方向旋转,以避免关节侧偏;捡物时屈膝、屈髋、下蹲,避免弯腰弓背;搬取重物前先将双足分开与肩等宽,站稳后屈膝、身体靠近物体,腰肌缓慢用力,以避免扭伤腰肌;枕头的高度以不超过 15 cm 为宜,应将头、颈、肩同时枕在枕头上,以防颈部过度屈曲及肌肉疲劳和痉挛;冬季和阴雨季节注意保暖,避免关节着凉受寒。

5. 补充钙和维生素 D 老年人应常吃含钙高的食品,如牛奶、小虾皮、麻酱等;平时要多吃含维生素 D 丰富的食物,如蕈类食物、酵母等;多进行户外活动,增加日照,可促进机体产生维生素 D,有利于钙质的吸收和在骨中存留;减少糖的摄入,以免导致或加重骨质疏松;禁止吸烟和饮酒。

第七节 神经系统的老化与健康维护

神经系统调节全身各器官的活动和生理过程,维持它们之间的协调性,使机体成为一个完整的统一体。神经系统的老化是导致机体衰老的重要因素。

一、老化改变

老年人脑体积逐渐缩小,重量逐渐减轻,老年痴呆患者的脑重量减轻更加明显。脑萎缩可引起蛛网膜下腔增大、脑室扩大、脑沟增宽、脑回变窄。老年人常出现记忆力减退、思维判断能力降低、反应迟钝等,但不会严重影响日常生活,如果采取措施,则可使之部分逆转。

神经细胞的轴突和树突也伴随神经元的变性而减少,可有周围神经节段性脱髓鞘和神经纤维变性,使运动和感觉神经纤维传导神经冲动的速度减慢。老年人可有步态不稳、蹒跚步态或出现“拖足”状态,手的摆动幅度减小,转身时不稳,肌肉萎缩及肌紧张,容易发生跌倒。

在老年人的脑中可观察到神经纤维缠结、类淀粉物沉积、马氏小体沉积、脂褐质沉积等改变,是脑老化的重要标志。此外,随着年龄的增长,脑内的蛋白质、核酸、脂质、神经递质等逐渐减少,其中神经递质的改变与老年性疾病有关,如胆碱乙酰转换酶、乙酰胆碱酯酶水平下降可发生阿尔茨海默(Alzheimer)病;多巴胺水平下降可导致帕金森病。

老年人脑血管发生动脉粥样硬化和血脑屏障退化性改变。脑动脉粥样硬化常导致脑供血不足、脑梗死或脑血管破裂出血,导致脑组织软化、坏死。血脑屏障功能减弱,容易发生神经系统的感染性疾病。

老年人的神经反射易受抑制。腹壁反射迟钝或消失,踝反射、膝反射、肱二头肌反射减弱或消失,还可出现轻度的肌紧张。

老年人神经系统常见的疾病有老年痴呆、帕金森病、脑血管疾病等。

二、健康维护与促进

1. 加强脑部营养　老年人饮食上要注意营养平衡,应多吃蛋、鱼、豆类、新鲜蔬菜和水果,以防止脑动脉硬化。指导老年人服用一些抗氧化剂或含维生素 E、维生素 A、维生素 C 及微量元素锌、镁、磷丰富的食物,以减少脑细胞的代谢产物——脂褐质的产生。控制和戒除烟、酒,防止其对脑细胞的损害。

2. 加强体育锻炼　锻炼可提高大脑皮质神经活动的反应性、灵活性和均衡性,还可提高综合分析能力。老年人可以在空气新鲜的室外进行散步、慢跑、做体操、打太极拳等,可以消除大脑疲劳,还可以延缓大脑的衰老。也可以让老年人练习书法、做手工艺品、绘画、玩健身球等,既可以陶冶情操,又可以活动手指,增强大脑的功能。

3. 勤于用脑　经常使用大脑,可以改善大脑的血液循环,强化记忆,锻炼思维,延缓脑的衰老,防止大脑失用性萎缩。可以看电视、看报纸、听广播、下棋、聊天等,有条件的老年人还可坚持绘画、练习书法、学习使用计算机等,也可给老年人买一些成年人智力玩具,即可动手,又可动脑。

4. 充足的睡眠　老年人应养成良好的睡眠习惯,提倡早睡、早起,加午睡。睡前应调整情绪。老年人大多较固执,常常需要反复思考问题而影响睡眠,所以睡前不宜交谈需深入思考的问题。可在睡前喝一杯热牛奶、热水泡脚、足底按摩等方法来帮助睡眠。对失眠者可遵医嘱服镇静剂,并注意药物疗效及不良反应。

5. 保持愉快的情绪　老年人要学会善于控制自己的情绪,遇事冷静,豁达大度,建立良好的人际关系。积极参加社会活动,保持对新鲜事物的敏感性,避免精神紧张和过度劳累,保持心情平静。如有身心疾病,应及时就医。

6. 对有躯体功能障碍老年人的护理

(1) 对卧床的老年人,每天进行 3 次肢体的被动、主动运动和肌肉活动,保持关节正常的活动范围,防止关节僵硬和肌肉萎缩,用足托防止足下垂。每 2 h 翻身一次,教会患者和家属掌握翻身技巧。

(2) 训练老年患者平衡和协调能力:如先用支撑物训练其从床上坐起,再训练其独自坐起,用患侧手支撑身体,以臀部为着力点来保持身体的平衡。训练患者先用健侧脚抬起患肢,移至床边,再双脚着地,双手扶住固定物体站立。也可借助助步工具练习走路。

第八节　感觉器官的老化与健康维护

进入老年期以后,皮肤感觉、视觉、听觉、味觉、嗅觉及触觉都会发生相应的变化,不仅对老年人的生活质量、社会交往及生命安全产生不同程度的影响,也加重了家庭和社会的负担。

一、老化改变

1. 皮肤　皮肤的老化表现为脂肪减少,皮肤松弛、弹性差,出现皮肤皱纹。随着年龄的增长,皱纹逐渐增多并加深。皮脂腺、汗腺分泌减少,使皮肤表面干燥、粗糙、无光泽并伴有糠秕状脱屑;皮肤的排泄功能和体温调节功能下降;皮肤的感觉敏感性降低,阈值升高,从而导致皮肤的触觉、痛觉、温度觉均减弱，致皮肤表面的反应性降低，使老年人皮肤抵抗力下降，易受机械及理化因素刺激而损伤，长期卧床的老年人易出现压疮等；皮肤色素沉着增加，可出现许多色素沉着性斑片，即老年性色素斑，多出现在颜面、四肢等暴露部位。皮肤的毛细血管较稀疏，组织血管脆性增加，容易发生出血现象，如老年性紫癜。

此外，老年人头发稀疏、脱落、变白，眉毛变白且大量脱落，腋毛、阴毛逐渐脱落、减少，但很少变白，此现象与内分泌功能减退有关。老年人的指（趾）甲常因毛细血管硬化、供血不足使甲体变薄、变脆，失去光泽，变成混浊状或黄色，且易脱落；也可出现纵嵴、指（趾）甲增厚、弯曲呈爪状。另外，老年人指甲生长较慢，甲底局部易损伤，倘若修剪不当或穿鞋过紧可造成嵌甲。

2. 眼与视觉　由于眼部肌肉弹性减弱，眼眶周围脂肪减少，眼睑皮肤松弛，老年人可出现上睑下垂；下眼睑可发生脂肪袋状膨出（即眼袋）。泪腺分泌减少，覆盖角膜表面的液体减少，使角膜失去光泽。

眼内结构的改变：角膜的屈光力减退引起散光。60 岁以后在角膜边缘基质层出现灰白色环状类脂质沉积，称“老人环”。

晶状体调节功能和聚焦功能逐渐减退，出现远视。晶状体中非水溶性蛋白逐渐增多而出现混浊，增加了老年性白内障的发病率。晶状体对紫外线的吸收随年龄增长而增加，对红、绿光的感觉减退。晶状体悬韧带张力降低，使其前移而影响房水回流，导致眼压升高。病理性眼压升高可引起视神经损害和视力障碍，发生青光眼。

玻璃体的老化主要表现为液化和玻璃体后脱离。后者可引起视网膜剥离，同时玻璃体因衰老而失水，色泽改变，包涵体增多，可引起“飞蚊症”。

视网膜周边带变薄，出现老年性黄斑变性。另外，老年人视网膜血管变窄、硬化，色素上皮层细胞及其细胞内的黑色素减少，脂褐质增多，视网膜变薄，使视力显著下降。由于视网膜色素上皮层变薄和玻璃体的牵引，增加了老年人视网膜剥离的危险。

老年期瞳孔处于缩小状态，使视野明显缩小。同时老年人对强光特别敏感，到室外时往往感觉耀眼，由明到暗时感觉视物困难，并可能诉说视物不明亮。由于老年人视觉功能的减退，对深浅度的估计和判断易于扭曲，有时无法判断一些台阶和地砖的高度，容易摔倒而发生意外。

3. 听觉　老年人耳郭表面皱襞松弛，凹窝变浅，收集声波和辨别声音方向的能力降低。外耳道的神经末梢随着年龄的增长日趋萎缩而导致感音迟钝。老年人耵聍干而固结，难以软化排出，当出现耵聍栓塞时，可造成老年人听力暂时性下降。

中耳和内耳的骨质逐渐变硬和增生，鼓膜和前庭窗上的膜变厚、变硬，失去弹性。听神经功能逐渐减退，声波从内耳传至脑部的功能障碍，使老年人听力逐渐丧失，导致老年性耳聋。内耳缺血，使内耳的功能发生改变，促使老年性耳聋的发生和发展。

4. 味觉　味蕾逐渐萎缩，数量逐渐减少，味觉功能逐渐减退。口腔黏膜细胞和唾液腺发生萎缩，唾液分泌减少，口腔较干燥，也会造成味觉功能的减退。因为老年人长期吸烟、饮酒污染口腔，牙齿缺损，所戴的义齿不合适，也会抑制味觉。

上述因素，再加上老年人活动减少，机体代谢缓慢，可造成食欲减退，食而无味，影响机体对营养物质的摄取，增加老年性便秘的可能性。有时为了提高老年人对食物的敏感性，往往在烹饪时增加盐或糖的数量。而过量摄入盐、糖,对老年人尤其是患有糖尿病或心血管疾病的老年人是十分不利的。

5. 嗅觉　老年人嗅黏膜可完全变性消失,嗅神经数量减少、萎缩、变性。50 岁以后,嗅觉的敏感性逐渐减退,嗅觉变得迟钝。同时,对气味的分辨能力下降,男性尤为明显。嗅觉功能的减退,也可造成食欲减退,从而影响机体对营养物质的摄取。

二、健康维护与促进

1. 皮肤的护理

(1) 避免皮肤损伤:无论是运动、劳动,还是做家务,都要减少对皮肤的机械性摩擦和物理性、化学性刺激。必要时可戴防护手套。日光很强时,外出前应涂一些防晒乳,以保护皮肤。

(2) 保持皮肤清洁:定时用温水清洗皮肤,每天至少早、晚洗脸 2 次;饭后漱口;每晚睡前洗脚;每周洗澡 1 次,夏天可适当增加洗澡次数,洗澡水温以 35 ~ 40 ℃为宜,使用中性香皂或硼酸、羊脂香皂,不用或少用浴皂。每次洗澡时间不宜超过 15 min。选用质地柔软的浴巾轻轻擦拭,避免机械性刺激损伤皮肤。洗浴后可涂润肤乳剂,以保护皮肤;经常按摩皮肤,以促进皮肤的血液循环,增强皮肤的营养,延缓皮肤衰老。

(3) 冷水浴:用冷水洗脸或沐浴。使用冷水洗浴要因人而异。以往有用冷水洗浴习惯的老年人,可每天坚持用冷水洗浴;对于没有此习惯的老年人,则不宜冷水洗浴,以免出现不良反应,但可从夏季开始锻炼,每天先用冷水洗脸、漱口,待习惯后再扩大洗浴范围并坚持下去,直到冬天也尽可能不用热水或尽量少加热水,使皮肤渐渐习惯冷水的刺激,这样既可以增强皮肤对冷的耐受性,又可预防感冒的发生。

(4) 按摩皮肤:可按照血管的走行方向进行皮肤按摩。进行面部皮肤按摩,可增强皮肤的弹性,预防上睑下垂,减少皱纹和眼袋的发生,尤其对老年女性来说,既可护肤,又可美容。

面部按摩的方法:用中指、环指从内眦向外眦呈螺旋式移动摩擦,到太阳穴止,上、下眼睑交替重复;额部从中间呈大螺旋式慢慢朝外移动摩擦到太阳穴止,然后从中间向两边再做直达式摩擦;面颊用两手掌捂住面颊,或用中指、环指呈圆圈形轻轻摩动;口唇周围的按摩,用两手中指、环指按在人中和下颌中部,向两边摩动,上、下交替重复;从上到下摩擦鼻部,然后再按住鼻梁朝上推;用两手 2 ~ 4 指按太阳穴,轻轻摩动;用两手的拇指在胸锁乳突肌处从上到下地摩擦颈部。按摩的要点是:要从上到下,可以帮助皮肤解除疲劳,加快复原;要从中间向外按摩,以帮助皮肤绷紧,防止出现皱纹;沿口和眼的周围进行按摩,按摩的时间为 3 min 左右即可,也可每晚睡前按摩一次。

(5) 加强营养:老年人应进食低热量、低脂肪、低糖及富含胶原蛋白质、维生素和适量微量元素的饮食。还可选用富含维生素 A 的食物,如牛奶、鸡蛋、动物肝等,以保护皮肤不受紫外线的伤害;多食含维生素 C 丰富的水果、蔬菜,以延缓皮肤的老化;有皮肤瘙痒的老年人,应避免酒、蒜、葱等辛辣刺激性食物;有皮肤黏膜破溃、糜烂的老年人,应补充富含维生素 B 类的食物,如蔬菜、粗粮、瘦肉、禽蛋、葵花子、芝麻、豆类、动物内脏等,以促进皮肤的代谢,使皮肤的伤口尽快愈合;有手足干裂症的老年人,应多吃绿色蔬菜,以补充维生素 A、维生素 E,防止皮肤粗糙。

另外,为加强皮肤的营养,每次清洁皮肤后或每晚睡前涂一些含维生素 E、胶原蛋白、人参、维生素 B_6、蜂蜜、精华碱等物质的润肤营养霜。

（6）防治皮肤病：老年人皮肤的抵抗力降低，容易发生感染和损伤，应注意预防。一旦出现感染和损伤，应及时治疗和护理。

（7）预防压疮发生：经常用50%乙醇或红花油按摩受压部位，以减轻组织缺血、缺氧及营养不良。

（8）内衣裤的选择：以质地柔软、光滑、吸湿性强、通气性好的纯棉、麻、丝织品为宜。老年人衣裤穿着宜宽松，以减少对皮肤的摩擦，并有利于皮肤的排泄。内衣裤应勤洗、勤换，日光曝晒。鞋宜合脚、舒适，鞋底用轻、软的布底或胶底为宜。

2. 眼部的护理

（1）加强眼的保健：经常做眼保健操及其他护眼操，如用一开一闭的眨眼方法来振奋、维护眼肌；经常上、下、左、右转动眼球或在紧闭双目时让眼球不停地转动，以促进眼内血液循环。

（2）避免用眼过度：告诫老年人避免用眼过度，特别是需用眼的精细活动，最好安排在上午进行。少看或不看电影、电视。观看电视时应使荧屏的中心线与眼处在同一水平上，并且留有光线柔和、间接照明的灯光，持续时间不宜过长，一般看 1 h 应进行短暂的休息，如闭目养神、按摩眼眶四周等；注意距离合适，目的在于减少眼球视网膜维生素 A 的消耗，保护视力。同时，避免射线对人体的危害。看书、看报时间不宜过长，为老年人提供的印刷品应加大加粗字体，避免选用蓝、绿、紫等色彩作为背景色。提供的辅助照明，应避免直接照射的灯光及刺眼的强光。

（3）定期进行眼科检查：如出现视物模糊、频繁更换眼镜、看书后眼球疼痛、模糊的盲点、中心视力变差、视物呈波浪形扭曲等现象，更应及时到医院就诊。指导有青光眼家族史的老年人定期到医院做眼科检查。

（4）对有视力障碍老年人的护理：生活环境中的物品位置应相对固定，眼镜、放大镜、台灯等常用物品应放在易于拿取的地方。不常用的物品，在征得老人同意后放在壁橱或吊橱内，不要武断地处理或收起来。

（5）外出注意安全：黄昏后、阴雨天、雾天，老年人应避免出门，如需出门活动，应有亲人或朋友陪伴，以免因踏空、绊倒而发生意外。

（6）正确用药：指导眼部疾病患者和家属正确使用药物，了解药物的不良反应和禁忌证。

（7）合理膳食：应多食含维生素 A、维生素 C 丰富的食物。维生素 A 有参与眼部视网膜内视紫质形成的作用。少吃辛辣刺激性食物，保持大便通畅，戒烟酒，以免加重原有眼部疾病。

3. 听力障碍的护理

（1）评估听力障碍的程度并分析原因：听力障碍的表现：① 说话习惯改变，倾向于大声说话或希望别人大声说话；② 经常要求他人重复讲过的话；③ 置身于人群中说话减少或不参与谈话；④ 对人们告诉的事常常表示怀疑。如发现经常出现上述情况，应及时带老人到医院进行检查。

（2）生活规律：保证充足的睡眠，积极参加体育锻炼。增加维生素 A、维生素 E、维生素 B_1、维生素 B_2 及烟酸的摄入。戒烟酒，以免引起听神经的损害，造成听力下降甚至耳聋。

（3）加强耳部卫生：切忌挖耳，防止耳内进水。耳耵聍过多时，不要用棉棒、发夹或其他类似物品清理耳道，应由专科医生采用冲洗外耳道的方法进行清洁，耳道冲洗时要倍加小心，冲洗力量太强会造成鼓膜穿孔。

(4) 避免噪声:老年人居住环境宜舒适、安静,噪声应控制在 40 dB 以下。避免和减少环境噪声的刺激,可防止听力下降。如果看电视、听音响时间过长,声音过大,老年人整日坐在电视机前排解孤寂,可导致听觉器官过度疲劳,加速听力障碍。

(5) 加强耳部保健:教会老年人用手掌按压耳朵和用手指按压、环揉耳屏,每日 3 ~4 次,以增加鼓膜活动,促进耳部血液循环,防止听力下降。

(6) 慎用药物:慎重使用耳毒性药物,如链霉素、庆大霉素、卡那霉素等,以免加重对老年人听力的影响。

(7) 耳聋老年人的心理护理:尽量增加与老年人进行语言交流的机会。与耳聋老年人交谈时,环境要安静,说话速度要慢,发音要清楚,不要大声喊叫。可运用丰富的表情、手势,激发老人交谈的欲望和增加理解谈话的内容,也可以利用写字板、字卡或其他辅助器具与老人交谈。还可以给老人配、戴合适的助听器,并教会老人正确使用的方法,以改善听力,促进语言交流。

4. 味觉、嗅觉减退的护理

(1) 指导老年人多吃新鲜的食物,避免吃冰箱内存放多日的食品。

(2) 由于唾液分泌减少,老年人口腔较干燥,会减少味觉的感受性,可让老人经常用淡盐水或清水漱口。避免使用含酒精的漱口液或柠檬汁,以免加重口腔黏膜的干燥。

(3) 由于味觉、嗅觉功能的减退,老年人常有食之无味的感觉,可在烹饪时加入葱、姜、蒜等调味品以代替盐或糖,并应注意食物颜色的搭配,以增进食欲。

(4) 老年人在进食时应细嚼慢咽,多吃羹汤类食物,一方面舌头对此类食物的味觉比固体食物敏感,另一方面可以帮助食物与味蕾充分作用,保证摄入足够的营养。少吃冷冻、腌制、熏烤等加工类食物。

(5) 告诉老年人食物放在冰箱内不可时间过长,不要用嗅觉来判断食品是否变质。应在食品容器上注明存放的日期,注意食品外包装上的出厂日期。

思考题

1. 简述老年人各系统的老化改变。
2. 针对老年人各系统老化的特点,谈谈如何维护和促进老年人各系统的健康?
3. 根据老年人各系统的老化改变,为老年人制订一份行之有效的健康教育计划。

(王春霞　王 芳)

第十二章　常见老年疾病患者的护理

学习目标

1. 掌握前列腺增生症、骨质疏松症、帕金森病、老年性白内障、老年性青光眼、老年期抑郁症、老年焦虑症和老年痴呆的临床特点和护理措施。

2. 熟悉反流性食管炎、退行性骨关节病、老年性耳聋、老年疑病症患者的护理。

3. 熟悉阿尔茨海默病(AD)和血管性痴呆(VD)的鉴别要点。

第一节　反流性食管炎患者的护理

反流性食管炎(reflux esophagitis,RE)是指胃、十二指肠内容物反流入食管所引起的食管黏膜炎症、糜烂、溃疡和纤维化等病变,甚至引起咽喉、气道等食管以外的组织损害。其发病男性多于女性,男女比例为(2～3)∶1,发病率为1.92%。随着年龄的增长,食管下段括约肌收缩力的下降,胃、十二指肠内容物自发性反流,而使老年人反流性食管炎的发病率有所增加。

一、病因与发病机制

1. 抗反流屏障削弱　食管下括约肌是指食管末端3～4 cm长的环形肌束。正常人静息时压力为10～30 mmHg,为一高压带,防止胃内容物反流入食管。由于年龄的增长,机体老化导致食管下括约肌的收缩力下降引起食物反流。一过性食管下括约肌松弛也是反流性食管炎的主要发病机制。

2. 食管清除作用减弱　正常情况下,一旦发生食物的反流,大部分反流物通过1～2次食管自发和继发性的蠕动性收缩将食管内容物排入胃内,即容量清除,剩余的部分则由唾液缓慢地中和。老年人食管蠕动缓慢和唾液产生减少,影响了食管的清除作用。

3. 食管黏膜屏障作用下降　反流物进入食管后,可以凭借食管上皮表面黏液、不移动水层和表面HCO_3^-、复层鳞状上皮等构成上皮屏障,以及黏膜下丰富的血液供应构成的后上皮屏障,发挥其抗反流物对食管黏膜损伤的作用。随着机体老化,食管黏膜逐渐萎缩,黏膜屏障作用下降。

二、护理评估

(一) 健康史

询问患者的饮食结构及习惯、有无长期服用药物史。

（二）身体评估

1. 反流症状　反酸、反食、反胃（指胃内容物在无恶心和不用力的情况下涌入口腔）、嗳气等，多在餐后明显或加重，平卧或躯体前屈时易出现。夜间反流严重者将影响患者休息。

2. 反流物引起的刺激症状　胸骨后或剑突下烧灼感、胸痛、吞咽困难等。常由胸骨下段向上伸延，常在餐后 1 h 出现，平卧、弯腰或腹压增高时可加重。反流物刺激食管痉挛导致胸痛，常发生在胸骨后或剑突下，严重时可为剧烈刺痛，可放射到后背、胸部、肩部、颈部、耳后，有的酷似心绞痛的特点。

3. 其他症状　咽部不适，有异物感、棉团感或堵塞感，可能与酸反流引起食管上段括约肌压力升高有关。

4. 并发症

（1）上消化道出血：因食管黏膜炎症、糜烂及溃疡可以导致上消化道出血。

（2）食管狭窄：食管炎反复发作致使纤维组织增生，最终导致瘢痕性狭窄。

（3）Barrett 食管：在食管黏膜的修复过程中，食管－贲门交界处 2 cm 以上的食管鳞状上皮被特殊的柱状上皮取代，称之为 Barrett 食管。Barrett 食管发生溃疡时，又称 Barrett 溃疡。Barrett 食管是食管癌的主要癌前病变，其腺癌的发生率较正常人高 30～50 倍。

（三）辅助检查

1. 内镜检查　是反流性食管炎最准确、最可靠的诊断方法，能判断其严重程度和有无并发症，结合活检可与其他疾病如食管癌、胃癌等相鉴别。

2. 24 h 食管 pH 监测　应用便携式 pH 记录仪在生理状态下对患者进行 24 h 食管 pH 连续监测，可提供食管是否存在过度酸反流的客观依据。在进行该项检查前 3 日，应停用抑酸药与促胃肠动力的药物。

3. 食管吞钡 X 线检查　对不愿意接受或不能耐受内镜检查者可行该检查。严重患者可发现阳性 X 线征。

（四）心理社会状况

反流性食管炎长期持续存在，病情反复、病程迁延，因此患者会出现食欲减退，体重下降，导致患者心情烦躁、焦虑；合并消化道出血时会使患者紧张、恐惧。应注意评估患者的情绪状态及对本病的认知程度。

三、常见护理诊断及问题

1. 疼痛：胸痛　与胃食管黏膜炎性病变有关。

2. 营养失调：低于机体需要量　与害怕进食、消化吸收不良等有关。

3. 有体液不足的危险　与合并消化道出血引起活动性体液丢失、呕吐及液体摄入量不足有关。

4. 焦虑　与病情反复、病程迁延有关。

5. 知识缺乏　缺乏对反流性食管炎病因和预防知识的了解。

四、诊断要点与治疗原则

（一）诊断要点

临床上有明显的反流症状；内镜下表现为食管黏膜破损，即食管糜烂和/或食管溃疡；食管过度酸反流即可作出诊断。

（二）治疗原则

以药物治疗为主，对药物治疗无效或发生并发症者可做手术治疗。

1. 药物治疗　目前多主张采用递减法，即开始使用质子泵抑制剂加促胃肠动力药，迅速控制症状，待症状控制后再减量维持。

（1）促胃肠动力药：目前主要常用的药物是西沙必利。常用量为每次 5 ~ 15 mg，每天 3 ~ 4 次，疗程 8 ~ 12 周。

（2）抑酸药：① H_2 受体拮抗剂（H_2RA）：西咪替丁 400 mg、雷尼替丁 150 mg、法莫替丁 20 mg，每日 2 次，疗程 8 ~ 12 周；② 质子泵抑制剂（PPI）：奥美拉唑 20 mg、兰索拉唑 30 mg、泮托拉唑 40 mg、雷贝拉唑 10 mg 和埃索美拉唑 20 mg，一日 1 次，疗程 4 ~ 8 周；③ 抗酸药：仅用于症状轻、间歇发作的患者作为临时缓解症状用。

反流性食管炎有并发症或停药后很快复发者，需要长期维持治疗。H_2RA、西沙必利、PPI 均可用于维持治疗，其中以 PPI 效果最好。维持治疗的剂量因患者而异，以调整至患者无症状的最低剂量为合适剂量。

2. 手术治疗　手术为不同术式的胃底折叠术。

手术指征为：① 严格内科治疗无效；② 虽经内科治疗有效，但患者不能忍受长期服药；③ 经反复扩张治疗后仍反复发作的食管狭窄；④ 确证由反流性食管炎引起的严重呼吸道疾病。

3. 并发症的治疗

（1）食管狭窄：大部分狭窄可行内镜下食管扩张术治疗。扩张后予以长程 PPI 维持治疗可防止狭窄复发。少数严重瘢痕性狭窄需行手术切除。

（2）Barrett 食管：药物治疗是预防 Barrett 食管发生和发展的重要措施，必须使用 PPI 治疗及长期维持。

五、护理措施

1. 一般护理　为减少平卧时及夜间反流可将床头抬高 15 ~ 20 cm。睡前 2 h 内避免进食，白天进餐后亦不宜立即卧床。应避免食用使食管下括约肌压力降低的食物和药物，如高脂肪食物、巧克力、咖啡、浓茶及硝酸甘油、钙拮抗剂等。应戒烟及禁酒。减少一切使腹压增高的因素，如肥胖、便秘、紧束腰带等。

2. 用药护理　遵医嘱给予药物治疗，注意观察药物的疗效及不良反应。

（1）H_2 受体拮抗剂：药物应在餐中或餐后即刻服用，若需同时服用抗酸药，则两药应间隔 1 h以上。若静脉给药应注意控制速度，过快可引起低血压和心律失常。西咪替丁对雄性激素受体有亲和力,可导致男性乳腺发育、阳痿以及性功能紊乱,应做好解释工作。该药物主要通过肾排泄,用药期间应监测肾功能。

(2) 质子泵抑制剂:奥美拉唑可引起头晕,应嘱患者用药期间避免开车或做其他必须高度集中注意力的工作。兰索拉唑的不良反应包括荨麻疹、皮疹、瘙痒、头痛、口苦、肝功能异常等,轻度不良反应不影响继续用药,较严重时应及时停药。泮托拉唑的不良反应较少,偶可引起头痛和腹泻。

(3) 抗酸药:该药在饭后 1 h 和睡前服用。服用片剂时应嚼服,乳剂给药前应充分摇匀。抗酸剂应避免与奶制品、酸性饮料及食物同时服用。

3. 饮食护理

(1) 指导患者有规律地定时进餐,饮食不宜过饱,选择营养丰富,易消化的食物。避免摄入过咸、过甜、过辣的刺激性食物,并尽量减少脂肪的摄入量。

(2) 制订饮食计划:与患者共同制订饮食计划,指导患者及家属改进烹饪技巧,增加食物的色、香、味,刺激患者食欲。

(3) 观察并记录患者每天进餐次数、量、种类,以了解其摄入营养素的情况。

六、健康指导

1. 疾病知识的指导　向患者及家属介绍本病的有关病因,避免诱发因素。保持良好的心理状态,平时生活要有规律,合理安排工作和休息时间,注意劳逸结合,积极配合治疗。

2. 生活指导　指导患者加强饮食卫生和饮食营养,养成有规律的饮食习惯;避免过冷、过热、辛辣等刺激性食物及浓茶、咖啡等饮料;嗜酒者应戒酒。指导患者运动、休息等方面的注意事项;避免一切增加腹压的因素,如腰带不要束得过紧;注意防止便秘;脂肪肝者要采用合适的方法减轻体重。

3. 用药指导　根据病因及病情进行指导,嘱患者长期维持治疗,介绍药物的不良反应,如有异常及时复诊。

思考题

1. 对老年反流性食管炎的患者如何进行饮食护理?
2. 在生活中对反流性食管炎的患者应如何做健康指导?
3. 反流性食管炎的患者药物护理应注意哪些事项?

(蒋红梅　孟丽娜)

第二节　前列腺增生症患者的护理

良性前列腺增生症(benign prostatic hyperplasia,BPH)简称前列腺增生,俗称前列腺肥大,是老年男性的常见疾病。男性自 35 岁以后前列腺可有不同程度地增生,50 岁以后出现临床症状。随着年龄增长其发病率也不断升高,60 岁以上发病率超过 50%,80 岁时几乎达到 90%。前列腺增生症导致的尿道梗阻症状和尿道刺激症状不仅使老年人排尿痛苦,还使其精神压力较大，严重影响了老年人的生活质量。

一、病因与发病机制

（一）病因

目前病因不完全清楚，但公认与老龄及性激素平衡失调有关。

1. 性激素平衡失调　随着年龄的增长，前列腺腺泡内双氢睾丸酮含量增加，不断刺激前列腺腺体，导致其增生。老年人体内性激素平衡失调是引起前列腺增生的重要原因。

2. 饮食习惯　长期饮酒、喝浓茶、饮咖啡及喜食辛辣等刺激性食物和高脂肪、高胆固醇食物，可引起前列腺充血、增生。

3. 性生活过度　过度的性生活可使前列腺组织长期处于充血状态，到 40 岁以后前列腺逐渐增生。

4. 慢性炎症　尿道炎、睾丸炎等形成的有害物质和病菌长期刺激前列腺可引起增生。

5. 其他因素　劳累、便秘、局部受凉、久坐及活动减少可诱发或加重前列腺增生。

（二）发病机制

前列腺分为围绕尿道的腺体和外层腺体两部分。前列腺增生起源于尿道周围的腺组织，通常以成纤维细胞增生开始，其他结构相继增生。增生的前列腺组织使尿道前列腺段弯曲、伸长、狭窄，引起机械性尿路梗阻。增生的前列腺组织又可突入膀胱，造成膀胱出口梗阻。同时，增生的腺体组织内的 α 受体量增加，活性增强，造成间质平滑肌紧张，使得膀胱颈和后尿道阻力增大，更加重了排尿困难。

由于尿路梗阻，膀胱逼尿肌增厚，黏膜面出现小梁、小室和假性憩室，输尿管间嵴肥厚，加重排尿困难。慢性尿潴留使输尿管膀胱壁段失去抗逆流作用，引起肾功能损害，也易引起感染和结石。

二、护理评估

（一）健康史

1. 详细询问患者进行性排尿困难的诊治经过和用药效果。

2. 在既往史中询问患者有无反复发作下尿路感染、膀胱结石或肾功能不全等，考虑有无前列腺增生的可能。

3. 了解患者有无便秘、饮酒、寒冷、劳累、憋尿等因素诱发急性尿潴留的病史。

4. 了解患者有无合并高血压、冠心病、肺气肿等疾病及脏器功能不全的病史。

（二）身体状况

前列腺增生症的症状是随着病理改变而逐渐出现。早期因膀胱代偿而症状不明显，因而患者常不能准确地回忆起病程的长短。因发生缓慢，常误认为是老年生理现象，延误治疗。随着病情加重而出现各种症状。前列腺增生症的主要临床表现是排尿困难、尿路梗阻，晚期可出现肾积水和肾功能不全等,其症状的严重程度与增生结节的大小不成比例,与增生的部位、病变发展速度以及是否合并感染和结石有关。

1. 进行性排尿困难　是前列腺增生症最重要的症状。轻度梗阻时,排尿起始延缓,排尿时间延长。若梗阻加重,则排尿费力,尿流射程短、尿细线、分叉、断续或滴沥。长期排尿困难后腹压增高,可发生腹股沟疝、脱肛等。

2. 尿频、尿急　是患者最早、最常见的症状。尤其是在夜间排尿次数增多。主要因为前列腺充血刺激,残余尿增加,膀胱有效容量减少所致。

3. 尿潴留　梗阻加重达到一定程度,膀胱出现残余尿。随着梗阻程度的加重,残余尿量的增多,长期则可导致膀胱肌收缩无力,发生尿潴留。如果膀胱过度充盈,会使少量尿液从尿道溢出,出现充溢性尿失禁。气候变化、便秘、饮酒、寒冷、劳累、憋尿、久坐等情况都可诱发急性尿潴留。患者不能排尿,膀胱胀满,下腹疼痛难忍。

4. 血尿　伴有结石发生或膀胱颈黏膜充血时可有血尿发生。

5. 膀胱刺激症状　前列腺增生合并感染时可出现尿频、尿急、尿痛等膀胱刺激症状。

(三) 辅助检查

1. 肛门指检　是诊断前列腺增生的重要手段,检查时可触及增大的前列腺,表面光滑、质韧、有弹性,边缘清楚,中间沟变浅或消失。

2. 实验室检查

(1) 尿常规检查:可见尿中出现红细胞、白细胞。

(2) 尿流动力学检查:在前列腺增生的早期即可发生排尿的功能改变,如最大尿流率及平均尿流率降低、排尿时间延长、尿道阻力增加,并可用于鉴别神经源性膀胱功能障碍。

3. 影像学检查　膀胱造影可显示膀胱边缘粗糙不整齐,并可见到增大前列腺所致的充盈缺损。

4. 膀胱镜检查　通过膀胱镜直接看到增生的前列腺,判断增生程度及其部位以及膀胱小梁、假性憩室、输尿管间嵴肥厚和结石等。

(四) 心理社会状况

前列腺增生症的老年人,长期排尿困难或反复出现尿潴留,影响睡眠休息等正常生活,严重时影响社交活动,精神负担较重。若要手术治疗,因多合并有心血管疾病、呼吸系统疾病等,手术风险增加,老年人担心有危险而产生恐惧。有时担心子女工作忙无法照顾自己而忧郁。

三、常见护理诊断及问题

1. 排尿异常:排尿困难、尿潴留　与前列腺增生引起尿路梗阻有关。

2. 睡眠型态紊乱　与夜尿、尿路梗阻、遗尿和感觉自尊受损有关。

3. 有感染的危险　与尿潴留有关。

4. 焦虑、恐惧　与排尿困难或尿潴留影响睡眠和担心手术预后有关。

四、诊断要点与治疗原则

（一）诊断要点

凡50岁以上男性有进行性排尿困难，根据病史及典型的症状即可初步诊断，但须做残余尿量测定，排尿后再行导尿处置引出尿液的量，正常为0。此项检查既可了解梗阻的程度并能排除尿道狭窄。直肠指诊可触及增大的前列腺，表面光滑、质韧，中间沟消失。

（二）治疗原则

无症状者不需要治疗。梗阻较轻或难以承受手术治疗的患者，可采取非手术治疗或姑息性手术。膀胱残余尿量超过50 ml或曾经出现过急性尿潴留者，应及早手术治疗。

1. 非手术治疗　主要是药物治疗，如α受体阻滞剂、激素、降胆固醇药物以及中草药等。常用的α受体阻滞剂有特拉唑嗪和哌唑嗪，口服每日1～5 mg。激素类以5α－还原酶抑制剂最为常用。

2. 手术治疗　前列腺增生致梗阻严重者，应考虑手术治疗。手术方式主要有：耻骨上经膀胱前列腺摘除术、耻骨后前列腺摘除术。近年来多采用经尿道增生前列腺电切术（TUR－P）。

相关链接：

经尿道前列腺电切术（TUR－P）

经尿道前列腺电切术（trans urethral resection of the prostate，TURP），是一项将传统高频电刀外科技术与新型汽化电极相结合的腔内前列腺切除新技术。该技术不需手术刀切开进行开放性手术，而是将膀胱电切镜从尿道内插入，直达前列腺部位。在直接观察下利用电流，通过汽化切割作用，使被切除组织迅速加热汽化，并使切除面产生深达2～3 mm的蛋白凝固层，从而有效地减少切割过程中的出血及液体的吸收。手术具有出血少、无手术切口、创伤小、术后恢复快、治疗效果好等优点，为前列腺增生症的首选手术方式。适用于大多数老年患者，尤其是身体条件较差、不能耐受开放手术的患者。术后一般2天可下床活动，4～5天拔除导尿管，自行排尿，5～6天出院，回归正常生活。

3. 其他疗法　如激光治疗、经尿道气囊高压扩张术、经尿道高温治疗、前列腺尿道支架网等。

五、护理措施

（一）非手术治疗的护理

1. 一般护理

（1）饮食护理：指导老年人加强营养，给予易消化的高蛋白、低脂肪、高维生素、高纤维素的饮食。勿在短时间内大量快速饮水，以免导致膀胱急剧扩张而引起膀胱紧张度的丧失。避免喝酒或有利尿作用的饮料，以免增加膀胱胀满不适，引起尿潴留，增加老年人的痛苦。

(2) 生活护理:嘱老年人养成良好的生活方式,生活起居要有规律,注意保暖,开展适当的体育锻炼,增强体质。注意环境安全,防止跌倒。夜间尿频时应尽量在床旁放尿壶或床尽量靠近洗手间。叮嘱老年人有尿意时不要憋尿,应马上排尿,训练排尿功能。

2. 心理护理:要关心、体贴和安慰老年人。向患者和家属介绍前列腺增生症的病因、发病与特征,给予耐心解释,使患者配合治疗护理,树立战胜疾病的信心。

3. 用药护理

(1) α受体阻断剂:对症状较轻、前列腺增生体积较小的患者有良好的疗效。α受体阻断剂能有效地降低膀胱颈和前列腺的平滑肌张力,减少尿道阻力,改善排尿功能。常用特拉唑嗪、坦索罗辛等,每晚服一次,需坚持长期服用。因该药主要副作用是头痛、鼻塞和直立性低血压等,如患者合用降压药时应密切观察血压变化。

(2) 激素相关类药物:目前用5α-还原酶抑制剂治疗前列腺增生,如保列治(非那雄胺)5 mg/次,1次/d,其作用是降低前列腺内双氢睾酮活性,达到控制前列腺增生的作用,一般服药3个月可使前列腺缩小,改善排尿功能。该药无明显不良反应,不影响男性性功能,但在精液中存在5α-还原酶抑制剂。

4. 尿潴留的护理 如发生急性尿潴留,应给予留置导尿,必要时可行耻骨上膀胱造口术,以引流尿液、控制感染、预防发生尿毒症,待全身情况改善后再行手术。在留置导尿或耻骨上膀胱造口引流期间,要保持引流通畅,为预防感染应每天2次冲洗膀胱,冲洗时应遵循少量、多次、微温、低压、无菌的原则。

(二) 手术治疗的护理

1. 术前护理

(1) 做好术前常规准备,如术前3~4天训练老年患者在床上排大小便。

(2) 向患者介绍手术治疗的目的和手术方式、手术前后的注意事项,消除老年人的恐惧心理。

(3) 治疗并发症 前列腺增生症多为老年人,术前应积极治疗原发疾病,如心血管、肺疾病。认真做好重要脏器功能检查,对患者的手术耐受程度及手术后可能发生的并发症有充分的估计。若有尿路感染时应使用抗生素,并定时冲洗膀胱。残余尿量多者应留置导尿,以改善肾功能。施行经尿道前列腺切除术的患者,其尿道必须能通过24F尿道探子,如有尿道狭窄,术前应协助医生进行尿道扩张。

2. 术后护理

(1) 一般护理:患者平卧3天后改为半卧位。术后腹胀消失,肛门排气后给予半流质饮食,嘱患者多饮水,尿量增多可以起到内冲洗作用,必要时进行静脉输液。

(2) 病情观察:密切观察患者的意识、生命体征变化,保持呼吸道通畅。特别是高龄患者术后易诱发心血管疾病,必要时进行心电监护。准确记录尿量,判断有无血容量不足或肾功能障碍。

(3) 注意保暖:老年人基础体温低,而且术中大量液体冲洗创面,使老年人体温更低,所以术后要注意保暖,冲洗膀胱的液体要注意预热,温度保持在36℃左右。

（4）保持大便通畅：术后伤口疼痛，活动减少，加重便秘。故术后注意应用缓泻剂，保持大便通畅，以免老年人用力排便导致创面出血。术后5日内禁止灌肠或肛管排气，以免造成前列腺窝出血。

（5）尿道三腔气囊尿管（F氏气囊尿管）的护理：F氏气囊尿管有压迫止血、引流尿液及冲洗膀胱的作用。① 术后患者取平卧位，下肢保持伸直外展15°。② 一般气囊内充水20～30 ml，此水囊放置在前列腺窝的上方，将F氏气囊尿管稍加牵拉并固定在大腿内侧，以压迫前列腺窝达到止血目的。并告诉患者不可自行放松，直至解除压迫为止。③ 术后3～5天尿色变清，即可拔出尿管，拔管后注意观察患者能否自行排尿。

（6）耻骨上膀胱造瘘管的护理：开放手术方式行前列腺切除术后，在耻骨上放置膀胱造瘘管，有引流尿液、减轻伤口张力的作用。保持引流通畅，瘘口周围敷料渗湿应及时更换，冲洗膀胱时要分别记录尿道尿管和造口管引流量；当膀胱内有血块时，经该造口管冲洗容易排出；一般术后3～4天拔管，拔管后短时间内造瘘口会有渗尿现象，应及时更换敷料，2～3天可自行愈合。

（7）膀胱冲洗：术后将尿管连接于膀胱冲洗装置，用等渗盐水做持续膀胱冲洗，冲洗速度可根据血尿颜色而定，尿色深则快，色浅则慢；保持尿管引流通畅，如有血块和黏液阻塞，应及时冲洗吸出血块，避免膀胱内尿液充盈而加重出血。冲洗时准确记录冲洗量和排出量，排出量须大于冲洗量。

（8）预防并发症

1）尿路感染：老年人手术后抵抗力下降，加之带有导尿管，容易发生尿路感染和精道感染。应注意白细胞计数和分类的变化及体温变化，观察有无膀胱刺激征、睾丸肿大和疼痛症状。每天用棉签清洁和消毒尿道外口2次，预防感染；遵医嘱使用抗生素。

2）前列腺电切综合征：经尿道前列腺电切术（TURP）中，通常需要用大量的尿道冲洗液，当冲洗液被吸收使血容量急剧增多，形成稀释性低钠血症，在术后数小时内出现前列腺电切综合征。表现为烦躁不安、恶心、呕吐、抽搐、痉挛、昏睡，甚至出现肺水肿、脑水肿、心力衰竭等。一旦发生，遵医嘱使用脱水剂、利尿剂及对症处理，及早防治肺水肿、脑水肿和心力衰竭的发生。因此术后要观察病情变化，限制输液速度，正确记录尿量。

3）其他：老年患者术后应加强基础护理，采取积极预防措施防止发生呼吸道、泌尿系感染、压疮和下肢静脉血栓形成等并发症。

六、健康指导

1. 向患者和家属介绍该病的知识和特点，要遵医嘱坚持长期服药。

2. 出院后保持乐观的情绪，忌烟酒，避免刺激性饮食，保持大便通畅。3个月内避免大运动量锻炼。

3. TUR手术后3周内有电凝痂皮脱落过程，患者骑自行车、用力排便、激烈活动可诱发出血。应观察尿色变化，如有肉眼血尿，应及时来医院就诊。

4. 做好解释工作，减轻患者焦虑情绪。F氏气囊尿管拔除后，会出现暂时性的尿频、尿急、溢尿等症状。指导患者学会肛提肌锻炼方法，以增加尿道括约肌的功能，需1～2个月症状会逐渐消失。

5. 告诉患者出院后如再次出现尿频、尿急症状，可能是继发感染或并发尿道狭窄，应及时来医院就诊。

思 考 题

病例摘要:王大爷,68 岁,近一年出现夜间排尿次数增多,排尿费力,滴沥不尽。患者认为人老了就是这样。近几天受凉后排不出尿,痛苦难忍,立即到医院就诊,初步诊断为前列腺增生症并发急性尿潴留。

1. 该患者目前存在的主要健康问题是什么?该如何护理?

2. 老年人前列腺增生症可引起哪些临床表现?

(李佳敏)

第三节 退行性骨关节病患者的护理

退行性骨关节病是一种多见于老年人的慢性退行性、非炎症性关节疾病,又称老年性关节炎、骨性关节炎或增生性关节炎等。常发生在负重的关节,如踝关节、膝关节、髋关节、脊柱及手指关节等部位。主要病变是关节软骨的退行性变和继发性骨质增生。多见于 50 岁以上的人群,女性多于男性;60 岁以上的人群中 80% 以上患有骨关节炎,其中至少 20% ~30% 的人有关节炎症状。退行性骨关节病是老年人致残的主要原因之一,给老年人晚年的生活质量带来很大影响。

一、病因与发病机制

1. 年龄 退行性骨关节病的发生与年龄和肥胖成正比。据调查,关节随着年龄增加及受到经常性的较大压力,关节软骨中蛋白多糖含量减少,聚集能力、含水量和抗疲劳性均有下降,因而导致骨关节炎的发病率增加。

2. 创伤或机械性磨损 如关节内骨折后对位不良、膝关节半月板破裂、负重工作引起的关节长期劳损等,均可引起退行性骨关节病。

3. 其他 关节不稳定,如韧带、关节囊松弛,关节疾病等易引起关节软骨磨损;长期不恰当地使用肾上腺糖皮质激素等也可导致骨关节病的发生。

二、护理评估

(一) 健康史

询问老年人既往是否有关节损伤史,如关节扭伤、脱位,以及服药史。老年人关节疼痛起因、性质、持续时间,有无肿胀、晨僵、关节腔积液及摩擦音等。

(二) 身体状况

1. 症状 关节疼痛是退行性骨关节病的典型症状。疼痛常于晨间发生,稍活动后症状反而减轻。活动过度时,疼痛加剧,休息后缓解。受累关节长时间取一种体位后,发生关节暂时性僵硬，经过一定时间活动后才能活动灵活，活动时可有粗糙的摩擦音和咔嚓声并伴有疼痛。还可发生关节或脊柱僵硬、活动障碍，关节肿胀，关节交锁等。早期活动无明显的受限，晚期因关节变形而致关节活动明显受限，疼痛加剧。一般无全身症状，很少发生关节畸形或造成残废。

2. 体征　患者关节活动能力受限、压痛、关节肿胀、积液。膝关节髌骨摩擦试验阳性，有积液者浮髌试验阳性，髋关节 Thomas 征阳性。

（三）辅助检查

X 线片可见关节间隙狭窄，关节面不规则和变形，关节边缘骨质增生，关节内可有游离体出现，软骨下骨硬化和囊性变。

（四）心理社会状况

老年人因关节疼痛，活动、站立障碍，而带来精神上的压力，影响正常的生活和活动，给患者和家庭带来一定的负担。

三、常见护理诊断及问题

1. 疼痛　与骨关节炎引起骨质病理改变有关。
2. 活动无耐力　与关节肿痛、活动受限有关。
3. 焦虑、恐惧　与关节疼痛、肿胀、活动受限等有关。

四、诊断要点与治疗原则

（一）诊断要点

本病常见于 50 岁以上的人群，出现关节疼痛、肿胀、关节腔积液、关节僵硬和活动受限等，结合 X 线检查可确定诊断。

（二）治疗原则

目前无特效药，采用综合治疗措施，注重缓解疼痛，改善关节功能，延缓病情发展。

1. 非手术治疗

（1）药物治疗：药物治疗主要减轻患者的症状，常用的药物有解热镇痛药、非甾体抗炎药等。

（2）非药物治疗：包括运动疗法、理疗等，以减轻关节的负重，适当休息，保护关节功能。运动疗法包括肌力训练、关节活动范围训练、身体适应性训练等。

2. 手术治疗　症状严重、活动受限、明显关节畸形者可行手术治疗。

五、护理措施

1. 保持正常体重　老年人应合理膳食，坚持体育锻炼，以控制体重，防止因身体超重致下肢关节长时间负重，加速关节的退化和损伤。

2. 活动指导　适当运动可增强肌力，有利于改善关节软骨的营养。做双腿直腿抬高运动100次，每天2～3次。症状缓解期还可做适当的运动，如早操、慢跑、太极拳等。患骨关节炎的老年人，应避免长期、反复剧烈运动。症状严重时可适当卧床休息，用支架或石膏托固定患肢，防止畸形。运动中应注意加强自我保护，避免机械性损伤。热敷或适度按摩患处可缓解疼痛，避免肌萎缩。

3. 用药护理　指导老年人遵医嘱正确用药，防止止痛药的成瘾性。长期服用非甾体抗炎药者，因药物对胃肠道的损害，须饭后服用。

4. 心理护理　正确引导老年人认识关节老化的改变，加以保护可延缓和减轻退行性变化的进程。鼓励老年人在康复医疗师指导下，坚持正确的康复训练，以保持肢体关节的功能和形态。做好老年人的心理护理，适应形象的改变。

六、健康指导

1. 加强宣教　应加强卫生保健宣传，定期体格检查，对于长期膝部负重的患者，如运动员、教师或舞蹈演员等，注意日常适度的自我保护。

2. 治疗疾病　积极治疗原发性疾病或创伤，对各种关节畸形应尽早治疗，以免关节面受力不均，导致过早老化破坏。

3. 饮食指导　为预防或延缓软骨衰老，可多吃维生素C和动物软骨。

4. 保护关节　指导老年人正确的关节活动姿势，动作幅度不宜过大，以免加重关节的负担和劳损，应用大关节而少用小关节。可以使用手杖、拐杖、助行器以减轻受累关节的负重。

思　考　题

病例摘要：李奶奶，76岁，髋关节痛12年。近几天在晨练腰鼓时活动强度过大，疼痛加重，呈持续性。入院检查，初步诊断为退行性骨关节病。

1. 李奶奶目前存在的主要健康问题是什么？如何护理？
2. 李奶奶出院时该给予哪些指导？

（李佳敏）

第四节　老年骨质疏松症患者的护理

骨质疏松症（osteoporosis，OP）是一种主要以骨量减少和骨组织的微细结构异常，导致骨脆性增加而易发生骨折为特征的全身骨代谢性疾病，是老年人常见的疾病之一。2006年资料显示：骨质疏松症在世界常见病、多发病中已跃居第7位，患者总数超过2亿人。美国、西欧、日本有7 500万人，而中国患者已超过9 000万，并有逐年增高的趋势。60岁以上女性患病率为50%，男性则65岁以后发病较多。女性的发病率为男性的2倍以上。部分老年人没有自觉症状，直到发生骨折或X线检查时发现骨质疏松症。

骨质疏松症可分为原发性和继发性两类。继发性骨质疏松症的病因明确，主要由内分泌代谢疾病或全身性疾病所致，占发病总数的10%～15%。原发性骨质疏松症占发病总数的

85% ~90%，可分为两种亚型：Ⅰ型：绝经后骨质疏松症；Ⅱ型：老年性骨质疏松症。

一、病因与发病机制

目前病因还不十分明确。一般认为骨质疏松症发病与遗传、营养、激素水平、生活方式和环境因素等相互影响有关。

1. 遗传因素　遗传因素决定个人的骨量峰值，骨量越高，骨骼越重，到老年发生骨质疏松症的危险性越小。一般认为：体形瘦小的人，峰值骨量较正常人低，发生骨质疏松症的危险性高于其他体形的人。因此，遗传因素是骨质疏松症的重要危险因素。另外，骨质疏松症发病率与人种也有关系，白种人多见，其次为黄种人，黑人较少。家族中患本病较多者，本人患此病的危险性明显增高。

2. 内分泌因素　老年人随着身体的老化，性激素分泌减少，导致骨吸收和骨形成过程的动态平衡关系破坏，骨钙转化成血钙的速度大于骨钙向骨骼中沉积的速度，造成老年性骨质疏松。雌激素对骨骼的影响更明显，因而绝经后的女性骨质疏松比男性发生率高。

3. 营养因素　参与骨骼代谢的物质主要来自食物，老年人由于牙齿脱落及消化功能降低，食量减少，蛋白质、钙摄入不足，血钙浓度降低，导致骨骼中的钙外流，钙补充不足，从而发生骨质疏松。同时，钙的吸收需要维生素 D 的参与，若维生素 D 缺乏可加剧钙的缺乏。磷、维生素 C、镁等微量元素摄入不足或过多也可对骨量的维持产生不良影响。

4. 运动因素　骨骼在一定的应力下，骨密度会增加，骨皮质的厚度和骨小梁的密度数量和质量也会增加。老年人运动量减少，缺少阳光照射，尤其是长期卧床的老年人。骨骼缺乏负重及肌肉活动等刺激，使成骨细胞缺乏足够机械应力刺激，活性降低，而破骨细胞的活性增高，导致骨质脱钙，造成失用性骨质疏松。

5. 药物因素　长期使用类固醇激素、甲状腺素及肝素等，可影响钙的吸收，并增加尿钙排泄，促进骨量流失。

二、护理评估

（一）健康史

询问老年人饮食情况、运动及体力活动，既往有无长期服用某些药物的情况，有无腰痛及疼痛性质，有无骨折等。

（二）身体状况

1. 疼痛　腰背痛是骨质疏松症最常见的症状。本病起病及病程进展均较缓慢，早期多无明显症状。一般骨量丢失 12% 以上时即发生骨痛。疼痛以腰背痛多见，多为酸痛，占疼痛患者中的 70% ~80%。其次是膝关节、肩背部、手指、前臂、上臂。夜间和清晨醒来症状重，白天减轻，活动后疼痛加重，负重能力减弱。胸腰椎压缩性骨折在骨质疏松症老年人中最普遍，可产生急性疼痛，相应部位的脊柱棘突可有强烈压痛及叩击痛，一般 2 ~3 周后可逐渐减轻，部分患者可呈慢性腰痛。

2. 驼背　多在剧烈的腰背部疼痛后出现。主要是骨质疏松发生后，支撑人体脊椎承受压力的能力下降,椎体内部骨小梁变细,数量减少,特别是椎体前部骨皮质减少,骨松质易受压变形,以 $T_{10} \sim L_5$ 段脊柱椎体变化最明显,导致脊柱前屈后弓,形成驼背。老年人骨质疏松时椎体压缩,每个椎体缩短 2 mm 左右,身长平均缩短 3 ~6 cm,使老年人身材变矮。

3. 骨折 骨折是骨质疏松症最常见和最严重的并发症。一般骨量丢失 20% 以上时即发生骨折。骨质疏松症引起骨折的危险性明显高于正常人,轻微的外力就可能引发骨折。老年人骨质疏松症并发骨折者达 6%。发生的部位较固定,最多见的是胸、腰椎椎体,其次是桡骨远端和股骨上段,可导致老年人长期卧床,加重骨质丢失,常因并发感染、心血管病和慢性衰竭而导致死亡。X 线检查可见骨质密度降低,骨小梁减少、变细。

4. 呼吸功能下降 胸、腰椎压缩性骨折,脊椎后凸,导致胸廓畸形,可使肺活量和最大换气量显著减少,肺气肿发生率可高达 40%。老年人肺功能随着增龄而下降,再加骨质疏松症所致胸廓畸形,患者往往可出现胸闷、气短、呼吸困难等症状。

(三)辅助检查

1. 骨密度测定 骨密度检测对骨质疏松症早期诊断、预测骨折危险性和评估治疗效果有重要意义。X 线检查是最简单易行的检查方法,但不够灵敏,一般在骨量丢失 30% 以上时才能在 X 线片上诊断,不能定量,只能定性。骨密度检测常用定量 CT 检查、定量超声、单光子吸收测定法(SPA)、双能 X 线吸收测定法(DEXA)等测定。

2. 骨代谢生化指标 分为反映骨吸收和骨形成的两大指标,可作为诊断骨质疏松症的参考。骨吸收的指标有血清钙、空腹尿羟脯氨酸与肌酐的比值、尿吡啶啉和脱氧吡啶啉及血抗酒石酸酸性磷酸酶、空腹尿钙与肌酐的比值。骨形成的指标有血清碱性磷酸酶、血清骨钙素、血清 I 型前胶原羧基端前肽等。

(四)心理社会状况

因疼痛、驼背或骨折给骨质疏松症的老年人带来精神和躯体的压力,影响正常的生活和社会活动,加上治疗和较长的护理周期给家庭和社会带来沉重的负担。

三、常见护理诊断及问题

1. 疼痛 与骨质疏松症或骨折有关。
2. 营养失调:低于机体需要量 与钙的摄入不足、激素水平改变、不良饮食习惯等有关。
3. 知识缺乏 缺乏骨质疏松症的预防及治疗知识。

四、诊断要点与治疗原则

(一)诊断要点

骨质疏松症的诊断需依靠临床表现、骨量测定、X 线片及骨转换生物化学的指标等综合分析判断。目前,国际上对骨质疏松程度的诊断标准如下。

1. 正常骨量 骨密度或骨矿物含量较同性别峰值减少 12% 以内。
2. 骨量减少 骨密度或骨矿物较同性别减少 13% ~24% 之间。

3. 骨质疏松症 骨密度或骨矿物较同性别减少25%以上。

4. 重度骨质疏松症 骨密度或骨矿物较同性别减少37%以上。

相关链接：

骨质疏松程度的诊断标准

我国老年医学会骨质疏松委员会诊断标准学科组参考世界卫生组织（WHO）的标准，结合我国国情制定诊断标准。以汉族妇女DEXA（双能X线吸收测定法）测量峰值骨量（M ± SD）为正常参考值，不同民族、地区和性别可参考执行该标准。

正常：>M－1SD；骨量减少：M－1SD～M－2SD；骨质疏松<M－2SD或以上；严重骨质疏松：<M－2SD或以上伴有1处或多处骨折；<M－3SD以上，无骨折也可诊断为严重骨质疏松。

（二）治疗原则

1. 刺激骨形成 ① 氟化物：5～20 mg/d可刺激骨形成，减少骨折发生率50%，副作用少。② 合成类固醇：防止骨量丢失，刺激骨的形成。

2. 抑制骨转换 ① 酌情使用雌激素替代治疗：绝经后的前10年妇女使用雌激素效果较好，尼尔雌醇2.5 mg，每月1次。② 二磷酸盐可抑制破骨细胞活性，骨转换降低，使骨量增加。③ 应用活性维生素D，促进钙的吸收，但需定期测血钙，以免血钙过高导致泌尿系结石的产生。④ 根据病情使用降钙素，通过其药力作用可止痛，改善钙平衡减少骨折的发生和骨量的丢失。

相关链接：

国际最新的治疗方法——脉冲电磁疗法加速骨组织生长治疗骨质疏松症

脉冲电磁疗法是20世纪90年代末国际上最新的科研成果，其疗效比普通药物治疗疗效高达10倍。它采用高能抗谐振低频变化脉冲电磁改变人体生物静电与改善生物场这一原理，作用于成骨细胞，促使细胞进行有丝分裂和成熟细胞的增生来治疗骨质疏松。目前，已证实中老年人多发的骨质疏松症，经过脉冲电磁场治疗可以取得满意的临床效果。

五、护理措施

1. 缓解疼痛 骨质疏松症因病情原因处于被迫体位时间较长，故在仰卧位时，可在膝下垫软枕，将患肢置于膝关节屈曲位，减轻腰部压力，缓解疼痛。注意疼痛部位保暖，可防止因肌痉挛导致的疼痛；放松骨骼肌，减轻疼痛强度。

2. 饮食护理 补钙首先要从食物中补充。因此，鼓励老年人经常食用含钙丰富的食物，如牛奶、海带、紫菜、豆类、香菇等。

3. 环境安全 骨折是骨质疏松的主要并发症，其致死、致伤残率很高，严重威胁老年人的生活质量和生命安全。因此，为老年人提供安全的生活环境很重要，如地面平整干燥、室内照明亮度适宜、必要时使用手杖等，防止跌倒而导致骨折发生。

4. 用药护理 如果有疼痛者可给予适量非甾体类镇痛药，如吲哚美辛、布洛芬等。如果采用雌激素替代疗法治疗骨质疏松症,应首先了解家族史中有无肿瘤、心血管疾病史。每半年进行一次妇科检查,严密监测子宫内膜的增生变化,指导老年女性观察阴道出血和乳房自我检查。慎用激素类药物。

六、健康指导

治疗骨质疏松症的最好方法是加强预防。因目前没有特效的治疗方法,发病后很难使骨组织微细结构完全修复。

1. 饮食指导　指导老年人充分认识骨质疏松症应以预防为主的重要性。补钙要从食物中补为主,老年人每天至少需要钙 800 mg。含钙高的食物有奶制品、海产品、深绿色蔬菜、核桃、花生、大豆制品等。由于中国成年人肠道缺乏乳酸者较多,喝牛奶后可有产气、腹胀、腹泻等不适,这类老年人可饮用酸奶。此外要鼓励老年人多吃鱼类,因其含有丰富的钙和维生素D,有利于钙的吸收。同时注意食物搭配,如豆腐不与菠菜同时烹饪,避免钙与草酸结合形成不溶性的草酸钙等。

2. 运动指导　运动是增加骨密度、降低骨丢失的重要措施,适当运动可增加骨的应力,刺激骨的形成,尤其户外活动和日光浴。老年人要坚持每周 3 ~ 4 次的锻炼,每次不少于 30 ~ 60 min。

3. 钙剂的服用指导　补充钙剂,可改善骨吸收和骨形成的平衡。选用可咀嚼的钙制剂,以促进吸收。常用的钙剂有无机钙和有机钙两类:无机钙,如氯化钙、碳酸钙等,含钙高,作用快,但对胃肠道刺激大;有机钙,如葡萄糖酸钙、乳酸钙、活性钙等,含量低,吸收较好,刺激性较小。血清钙过高可导致泌尿系统损害,对患结石、肉芽肿或高血钙者应限制钙剂的使用。一天的钙量最好分次服用,且饭后 1 h 或睡前服用较好。钙剂与维生素 D 同时服用,可促进钙的吸收。

思　考　题

病例摘要:王奶奶,70 岁,慢性腰部疼痛史 6 年,在卫生间洗澡时不慎跌倒,跌倒后出现左髋部肿胀、疼痛,不能站立行走。立即送往医院检查,X 线显示左股骨颈骨折。需住院治疗。

1. 为确定是否患有骨质疏松症还应做哪些检查?
2. 如何指导老年人正确补钙?

(李佳敏)

第五节　老年性耳聋患者的护理

老年性耳聋(presbycusis)是指随着年龄的增加,双耳听力对称性、进行性下降,以高频听力下降和语言分辨能力差为主的感音神经性耳聋。老年性耳聋较为普遍,特别是在高龄老年人中尤为明显,发病率可达 60% 以上。

一、病因

主要是因为听觉器官的退化所致，这种退化没有明显的年龄界限，退化过程个体间差异较大、快慢不一、终身不停，而且年龄越大退化越快，最终表现为听力丧失。遗传因素、长期的高脂饮食、接触噪声和吸烟、使用耳毒性药物等均与老年性耳聋密切相关。而老年性疾病如高血压、冠心病、动脉硬化、糖尿病等是加重老年性耳聋的重要因素。

二、护理评估

（一）健康史

系统评估患者的年龄、疾病史、用药史、家族史等。

（二）身体评估

老年性耳聋的听力变异很大，听力缓慢下降并进行性加重；常有听觉重振现象，即低声说话时听不见，大声说话又觉得太吵，听阈水平相同时，老年人的言语功能较年轻人差；在嘈杂环境中，老年人对语言的理解更差，常伴有高频性耳鸣。

（三）辅助检查

听力检查示气传导、骨传导均下降，以高频音损失较重。

（四）心理社会状况

患者因听力严重下降影响社交与日常生活，造成生理性隔离，因而容易产生自卑、绝望和痛苦感等一系列心理问题。因此，应评估患者对本病的认知程度、心理状况，家庭情况及社会支持系统。

三、常见护理诊断及问题

1. 感知改变：听力减退　与内耳或听觉中枢的病变有关。
2. 语言沟通障碍　与耳聋有关。
3. 知识缺乏　缺乏感音神经性耳聋相关治疗和预防知识。
4. 社会隔离　与听力下降有关。

四、诊断要点与治疗原则

（一）诊断要点

老年性耳聋的诊断目前没有统一数据标准，早期在无噪声和其他原因促成的情况下，65岁前后每年双耳听力下降超过 2 dB 者；双耳自然出现匀称的缓慢的听力下降，并伴有耳鸣和间断的耳内阻塞胀闷感者；中晚期听觉有“重振”现象，多数伴有慢性全身性疾病。听力曲线检查气传导、骨传导均下降，或高频段陡降型改变。

（二）治疗原则

目前尚无有效的治疗方法。治疗原则是早发现、早诊断、早治疗，适时进行听觉言语训练，适当应用人工听觉。

1. 药物治疗　能量合剂，维生素 A、E 类药物对延缓老年性耳聋有一定的作用。锌制剂和活性维生素 D 有一定的治疗作用。

2. 应用助听器　听力减退明显者应选配助听器提高听力。在专业医生的指导下进行，根据患者听力损失程度、类型，职业，工作生活环境，审美及个人的特殊要求等，试配并感受验配效果，最后选择适合其要求的助听器。选配助听器时，应考虑因年龄增长致听力进一步下降的特点。

3. 人工耳蜗植入　听力损失为全聋，完全不能借助助听器改善听力者；听力损失≥80 dB，用助听器听力改善有限的患者可实施人工耳蜗的植入。该方法是利用一种特殊的声－电转换电子装置，将环境中的机械声信号转换为电信号，并将该信号通过电极传入患者耳蜗，刺激病耳残存的听神经而使患者产生一定程度的听觉。

五、护理措施

1. 遵医嘱给予药物治疗，及时观察药物的疗效及副作用。

2. 根据老年人的听力损失程度、经济情况及老年人的要求，为患者推荐、选配合适的助听器。

3. 需进行人工耳蜗植入者，应告知手术目的和注意事项，以取得患者的配合。同时协助患者做好全面、系统的检查，主要包括医学常规检查、听力学检查以及精神因素检查等。人工耳蜗植入后，一般在术后 10 天至 4 周进行言语处理器的调试编程。患者需在专业人员的指导下进行听觉、言语康复训练，以重建或增进患者的听觉和言语能力。

六、健康指导

1. 重视老年人的听力保健，预防老年性耳聋的发生或延缓其发生、发展。

2. 积极防治营养缺乏疾病，增加机体对致聋因素的抵抗能力。

3. 降低环境噪声，加强防护措施，日常生活和外出时尽量避开噪声大的环境或场所，避免长时间的噪声刺激。

4. 尽量避免使用可能损害听力的药物，同时加强用药期间的听力监测，一旦出现听力受损征兆立即停药并积极治疗。

5. 提高患者生活水平，防治传染病，积极治疗高血压、糖尿病等全身疾病。锻炼身体，保证身心健康，减慢老化过程。

思　考　题

1. 如何护理老年性耳聋的患者？

2. 对老年性耳聋的患者如何进行健康指导？

（蒋红梅　孟丽娜）

第六节 老年性白内障患者的护理

老年性白内障(senile cataract)近年来又称为年龄相关性白内障(age-related cataract)。因为部分患者在中年出现白内障,用“年龄相关性白内障”来描述晶状体的改变更为确切。老年性白内障是白内障中最常见的一种类型,50岁以上的中老年人约占半数以上,随年龄增加其发病率随之升高,80岁以上的老年人,白内障的患病率达100%。女性多于男性,多为双眼发病。主要表现为进行性无痛性视力减退。

一、病因与发病机制

老年性白内障发病原因较为复杂,可能是环境、年龄、营养、代谢和遗传等多种因素对晶状体长期综合作用的结果。流行病学研究显示:紫外线照射,过量饮酒、吸烟,妇女生育多,全身性疾病如糖尿病、高血压、动脉硬化、精神病,以及机体外伤等均与白内障的形成有关。在我国,西藏地区发病率最高。研究发现,晶状体抗氧化系统活性异常下降,也是白内障形成的重要因素。抗氧化系统包括抗氧化酶系统,如谷胱甘肽过氧化物酶、超氧化物歧化酶、巯基转化酶等和多种还原性化学物质,如谷胱甘肽,维生素C、E等。

二、护理评估

(一)健康史

年龄越大发病率越高。在海拔高、纬度小的地区,发病率不但显著增加,发生年龄也提前。可能与当地日光中紫外线辐射较强有关。

(二)身体状况

1. 双侧视力进行性无痛性减退　两眼可先后发病。有时在光亮的背景下可以看到固定的黑点,可有多视、单眼复视、屈光改变、近视度增加等表现。

2. 分类　根据晶状体开始出现混浊的部位,老年性白内障分为3种类型:皮质性白内障、核性白内障及后囊下白内障。

(1)皮质性白内障:是最常见的老年性白内障类型,以晶状体皮质灰白色混浊为主要特征,其发展过程可分为4期:初发期、未成熟期、成熟期、过熟期。

1)初发期:首先晶状体周边皮质部变混浊,然后逐渐向中心发展。此时在小瞳孔下不易察觉,散瞳后,用电光斜照,即可见灰白色的车轮状混浊。在裂隙灯下,晶状体皮质中可见到有空泡和水隙形成。晶状体周边前、后皮质出现楔形混浊,尖端指向中央,前、后皮质混浊可在赤道部汇合,也可在某一象限融合,形成小片或大片混浊。早期在周边的混浊并不影响视力,病程发展缓慢。

2)膨胀期或未成熟期:晶状体混浊加重,但仍有透明区,瞳孔区出现灰白色。由于晶状体膨胀、体积增大,前房变浅,有时可诱发继发性青光眼急性发作。以斜照法检查时,投照侧虹膜在深层混浊皮质上形成新月形阴影,称为虹膜投影,为此期的特点。此时患者视力明显下降,或仅见指数,眼底难以清楚观察。

3）成熟期:晶状体肿胀消退,水分溢出,体积变小,前房深度恢复正常。此时晶状体完全混浊,呈乳白色。斜照无虹膜投影,视力明显下降,只能辨别手动,或仅存光感,眼底不能窥入。此期适宜于手术治疗。

4）过熟期:晶状体内水分继续丢失,晶状体体积缩小、囊膜皱缩,晶状体纤维分解液化变成乳汁样物(Morgagnian 小体),棕黄色的核因重力而下沉,称为 Morgagnian 白内障。由于核下沉,上方前房变深,虹膜失去支撑而出现虹膜震颤。正常直立体位,下沉的核会躲开瞳孔区,因而视力突然好转,低头时,核的赤道边缘又上浮到瞳孔区,视力又会下降。此时应及时手术,否则有可能永久失明。液化的皮质漏到囊外时,可引起晶状体过敏性葡萄膜炎和晶状体溶解型青光眼(图 12-1)。

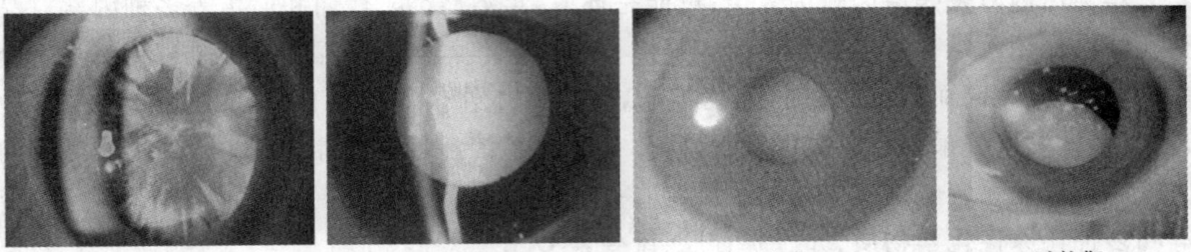

图 12-1　皮质性白内障

(2）核性白内障:核性白内障较皮质性白内障少见,发病较早,40 岁左右开始,进展缓慢。晶状体混浊多从胚胎核开始,逐渐扩展至成人核,早期呈黄色,随着混浊加重,色泽渐加深如深黄色、深棕黄色。核的密度增大,屈光指数增加,患者常主诉老视减轻或近视增加。早期周边部皮质仍为透明,因此,在黑暗处瞳孔散大视力增进,而在强光下瞳孔缩小视力反而减退。当核变为深棕色、棕黑色或皮质也混浊时,视力明显下降。故一般不待皮质完全混浊即行手术。

(3）后囊下白内障:可单独发生,也可与其他类型白内障合并出现。在裂隙灯显微镜下检查,可以看到后囊下由许多黄色小点、小空泡、结晶样颗粒构成的盘状混浊。因混浊区位于视轴上,早期即可表现出明显的视力障碍。

(三）辅助检查

1. 检眼镜或裂隙灯显微镜检查,散瞳后发现晶状体混浊。
2. 角膜曲率及眼轴长度检查,可计算手术植入人工晶体的度数。

(四）心理社会状况

老年患者因视力障碍,影响外出活动和社会交往,往往会产生焦虑和孤独感。

三、常见护理诊断及问题

1. 感知改变:视力减退　与晶状体混浊有关。

2. 自理缺陷:持家能力障碍　与晶状体混浊导致视力减退有关。

3. 社交障碍　与视力减退及性格改变有关。

4. 孤独　与视力减退及性格改变有关。

5. 有受伤的危险　与视力障碍有关。

6. 潜在并发症:继发性青光眼、晶状体过敏性葡萄膜炎、晶状体脱位等。

四、诊断要点与治疗原则

(一) 诊断要点

多发生于 50 岁以后,起病和发展缓慢,随年龄增加双眼视力逐渐减退,晶状体不同程度混浊即可诊断。

(二) 治疗原则

目前无疗效肯定的药物,主要以手术治疗为主。过去认为白内障成熟期为最佳手术时机。近年由于显微镜手术技术的快速发展,如果视力下降影响工作和生活质量,即主张手术。

1. 常用的手术方法

(1) 白内障囊内摘除术:将晶状体连同晶状体囊一起摘除。

(2) 白内障囊外摘除术:手术中将晶状体摘除,保留完整的后囊膜,可减少眼内结构的颤动;可同时联合人工晶体植入,是目前最广泛使用的手术方法。

(3) 白内障超声乳化吸出术:用超声乳化仪将硬的晶状体核粉碎使其呈乳糜状,通过小切口将之吸出,保留后囊膜。优点是时间短,切口小,不需要缝合,炎症反应轻,术后散光小,视力恢复快,可同时进行人工晶体植入,是目前被公认的最安全有效的白内障手术方法。

(4) 激光乳化白内障吸出术:应用激光对混浊晶状体进行切割,然后切除,是继超声乳化术后切口更小、对组织损伤更小的手术方法,但目前该技术尚未完全成熟。

2. 药物治疗　口服维生素 B_2、C、E,消朦片,障眼明,用白内停、视明露等眼药水滴眼,可延缓白内障的进展。

3. 并发症处理　未成熟期若出现眼疼、头疼、恶心及呕吐者,应注意是否有急性闭角型青光眼的发生,并及时给予降眼压治疗。

五、护理措施

1. 矫正视力　手术摘除白内障后,因故不能行人工晶状体植入者,可予配、戴 +10 D ~ +12 D的眼镜,以矫正视力,恢复生活自理能力及正常社交活动,避免或减少一切伤害。

2. 生活护理　老年性白内障患者年龄大、视力差及行动不便,更需要耐心细致的照顾和护理。协助做好各种生活护理,协助熟悉周围环境,减少外伤的可能。

3. 手术的护理

(1) 术前准备:① 术前保持正常的生活起居,术前 3 日常规滴抗生素滴眼液,每日 4 次。② 术前为眼部做局部皮肤清洁,结膜囊用苯扎溴铵(新洁尔灭)溶液或生理盐水加碘伏冲洗;有泪道炎症的患者必须进行治疗,结膜囊细菌培养提示无菌生长方能手术。③ 术前 1 天做好患者全身皮肤的清洁,并剪睫毛。④ 术前30 min 散瞳,瞳孔散大到直径5~6 mm 为宜。⑤ 降低眼压:20%甘露醇250 ml,快速静点。⑥ 术前晚保持大便通畅,保证充足的睡眠。

(2) 术后护理:① 术后患者平卧,24 h 后可下床活动,但勿摆动头部和低头取物、大声喧哗、用手抓眼、用力解便,防止咳嗽及打喷嚏等。② 注意观察敷料有无脱落、移位、渗血、渗液等,注意观察和了解术后疼痛情况。③ 术后保持大便通畅,以防腹压升高,导致术眼伤口裂开,如有便秘,可用缓泻剂或开塞露。④ 术后第2日去除术眼敷料,遵医嘱用抗生素或激素类眼药水,夜间涂抗生素眼膏。⑤ 术后1个月内,每周复查1次,注意有无炎症及粘连。

4. 心理护理　多与患者沟通,做好心理疏导,减少其孤独感。

六、健康指导

1. 避免过度视力疲劳　用眼以不觉疲劳为度,注意正确的用眼姿势,距离、光线是否充足等。不要在昏暗环境中长时间阅读和工作。老年人对光亮对比度要求较高,故为老年人提供的阅读材料要印刷清晰,字体较大,最好用淡黄色纸张,避免反光。用眼1 h 左右,尽量让眼放松,如闭目养神、望天空或眺望远方等,使眼得到充分休息。

2. 坚持定期按摩眼部　可做眼保健操按摩眼部穴位,加速眼部血液循环,增加房水中的免疫因子,提高眼球自身免疫力,延缓晶体混浊的发展。

3. 避免长期过量接触辐射线　要避免在强烈的阳光、灯光或其他辐射线照射下工作和学习,在户外活动时,应戴抗紫外线眼镜。

4. 饮食指导　白内障的产生与晶体内缺乏维生素 C、B_6,氨基酸及某些微量元素有关,应多食富含上述物质的蔬菜、水果、鱼、肉、动物肝脏、蛋类食物,少食辛辣、油腻等食物,并戒烟酒。

思 考 题

病例摘要:患者,女,68岁。自述5个月前无明显诱因出现双眼视力逐渐下降,曾诊断为双眼老年性白内障。未用药物治疗,视力继续下降。体检:视力:右眼0.2;左眼0.2。双眼结膜无充血,双眼角膜透明,Tyndall 征(-),虹膜纹理清,瞳孔圆,约3.5 mm,对光反射灵敏。双眼晶体无脱位,皮质呈灰白色楔型混浊,双眼玻璃体无混浊,视乳头色正界清、血管走行正常,黄斑中心凹反射未见。右眼压:17.1 mmHg,左眼压:17.4 mmHg。

患者衣着修饰良好,眼神茫然。入院后闷闷不乐,坐立不安,担心自己会失明,希望能够通过手术尽快恢复视力。

1. 该患者当前主要的健康问题是什么? 应如何护理?
2. 手术后如何护理,如何预防复发?

(孟丽娜　蒋红梅)

第七节　老年性青光眼患者的护理

青光眼(glaucoma)是以眼压异常升高为主的眼病,常伴有视功能减退和眼组织的损害。

最新流行病学资料表明,青光眼已成为许多发达国家的第二位致盲眼病,是全球仅次于白内障导致视力丧失的另一原因。

青光眼的种类主要有四种:先天性青光眼、原发性青光眼、继发性青光眼、混合型青光眼,其中原发性青光眼又分为闭角型青光眼(angle-closure glaucoma,ACG)和开角型青光眼(open-angle glaucoma,OAG)。老年性青光眼多为急性闭角型青光眼,是老年人常见眼病之一,多见50岁以上老年人,男女之比约为1∶2。多为双侧同时或先后发病。

一、病因与发病机制

病因尚未完全明确,目前认为与以下因素有关。

1. 解剖因素　公认的观点是眼轴短、前房浅、房角窄及瞳孔阻滞,房水排除障碍致眼压增高。

2. 遗传因素　有家族史者发病率高,是无家族史者的6倍。

3. 屈光因素　屈光不正者发病率高。

4. 其他因素　如情绪激动、暗室停留时间过长、过度劳累、长时间阅读或近距离用眼、散瞳、局部或全身抗胆碱类药物的应用等为本病常见的诱发因素。

正常眼压对维持正常视功能起着重要作用。眼压的稳定性主要通过房水的产生与排出之间的动态平衡来维持。若房水的产生量相对不变,但其循环途径中的某一环节发生障碍,房水循环不畅,会引起眼压升高。若房水循环正常,房水产生量增加,也会引起眼压升高,导致发病。

二、护理评估

(一)健康史

有无遗传史及家族史;了解发病时间,起病急缓,发病前有无诱发因素等。

(二)身体状况

急性闭角型青光眼根据病情不同,分为以下几期。

1. 临床前期　有家族史;或当一眼急性发作被确诊为本病,另一眼只要具有前房浅、虹膜膨隆、房角狭窄等表现,即使患者没有任何临床症状也可以诊断为临床前期。部分患者激发试验阳性,也可诊断本病。激发试验较常用的为暗室试验。

2. 先兆期　为一过性或反复多次的小发作,多在傍晚时分出现。表现为轻度的眼痛伴同侧偏头痛、视力减退、鼻根部酸胀和恶心、轻度睫状充血、角膜轻度雾状混浊、眼压略高,经睡眠或充分休息后可自行缓解。

3. 急性发作期　剧烈眼痛伴同侧偏头痛,有虹视(看灯周围有红圈)、雾视(视物模糊,无法看清)现象,视力急剧下降或仅剩光感甚至失明。常伴有恶心、呕吐等全身症状。检查可见混合充血或睫状出血、角膜水肿、瞳孔中等散大呈垂直椭圆形,对光反射迟钝或消失、前房变浅、眼压升高,指测眼压时眼球坚硬如石。此期如不能及时控制将发生严重的视功能障碍,甚至导致永久性失明。

高眼压缓解后,常留下永久性组织损伤,如角膜色素沉着、虹膜节段性萎缩及色素脱落、晶状体前囊下点状或片状灰白色混浊即青光眼斑,统称为三联征。

4. 间歇期　经小发作缓解后,房角重新开放,症状和体征减轻或消失,不用药或仅用少量缩瞳剂就能将眼压维持在正常范围内。但瞳孔阻滞的病理基础尚未解除,随时有再次发作的可能。

5. 慢性期　急性大发作或多次小发作后,房角发生广泛粘连,小梁功能严重损害,表现为眼压中度增高,视力呈进行性下降,眼底可见青光眼性视盘凹陷,并有相应的视野缺损。

6. 绝对期　眼压持续升高,眼组织特别是视神经遭到严重破坏。视功能完全丧失,无光感,症状不显或出现顽固性眼痛、头痛,瞳孔极度散大强直,角膜水肿、知觉减退。

(三) 辅助检查

包括眼压检查、视野检查及房角镜检查。可疑患者可进行暗室试验,即在暗室内,患者在清醒状态下,静坐 60 ~ 120 min,而后测量眼压,若眼压较试验前升高 > 80 mmHg,则为阳性。

(四) 心理社会状况

急性闭角型青光眼发病急,患者视力下降明显且反复发作后视力很难恢复。因此,患者心理负担很重,易产生紧张、焦虑等情绪反应。应注意评估患者的性格特征、情绪状态、文化层次和对本病的认知程度。

三、常见护理诊断及问题

1. 疼痛:眼痛伴偏头痛　与眼压升高有关。
2. 感知紊乱:视力障碍　与眼压升高致角膜水肿、视网膜及视神经损害有关。
3. 睡眠型态紊乱　与眼压升高致眼痛、头痛有关。
4. 焦虑、恐惧、绝望　对青光眼的预后缺乏信心。
5. 有受伤的危险　与视野缺损、视力下降有关。

四、诊断要点与治疗原则

(一) 诊断要点

家族史,眼痛伴同侧偏头痛、视力减退、视野缺损、眼压升高、激发试验阳性,房角镜检查可见房角完全关闭等。

(二) 治疗原则

迅速降低眼压,减少组织损害,积极挽救视力。首先用药物降低眼压,待眼压恢复正常后,可考虑手术治疗。

1. 药物治疗

(1) 拟副交感神经药(缩瞳剂):缩小瞳孔可解除周边虹膜对小梁网的堵塞,使房角重新开放,而降低眼压。用 1% ~4% 的毛果芸香碱眼药水滴眼,每隔 5 ~ 10 min 一次,瞳孔缩小,眼压降低后改为 1 ~2 h 一次。

(2) 碳酸酐酶抑制剂:可减少房水生成而降低眼压。常用乙酰唑胺口服,首次量为 500 mg,以后每次 250 mg,每日 2 ~3 次口服。

(3) β - 肾上腺能受体阻滞剂:通过抑制房水生成而降低眼压,不影响瞳孔大小和调节功能。常用 0.25% ~0.5% 噻吗洛尔眼药水滴眼,每日 2 次。

(4) 高渗脱水剂:可在短期内提高血浆渗透压,使眼组织特别是玻璃体中水分进入血液,从而减少眼内容积。常用 20% 甘露醇注射液快速静点。

(5) 辅助治疗:局部滴用糖皮质激素有利于减轻充血及虹膜炎症反应。全身症状重者,可给予止吐、镇静、安眠药物。

2. 手术治疗　原发性闭角型青光眼以手术治疗为主,根据病情选择术式。常用的手术方法有周边虹膜切除术、小梁切除术、房角切开术,对于难治性青光眼尚可采用房水引流装置植入术。

3. 视神经保护性治疗　青光眼的治疗除降低眼压外,应重视视神经保护性治疗。钙离子通道阻滞剂、谷氨酸拮抗剂、神经营养因子、抗氧化剂(维生素 C、维生素 E)及某些中药可起到保护视神经的作用。

五、护理措施

1. 药物护理　用毛果芸香碱眼药水滴眼,每次滴药后应压迫泪囊数分钟,以免经鼻黏膜吸收引起全身中毒症状。如用高浓度制剂频繁滴眼,出现中毒症状应立即停药,严重时,可用阿托品解毒。如用碳酸酐酶抑制剂后出现口周及手脚麻木应停药,且此药不可长期服用,以免引起尿路结石、肾绞痛、血尿及排尿困难等。应用 β - 肾上腺能受体阻滞剂要注意观察心率变化,对有心脏房室传导阻滞、窦房结功能不全、支气管哮喘的患者忌用。

2. 手术护理　按眼科手术患者常规护理。术后第 1 天开始换药,注意询问患者有无眼痛、观察术眼切口、滤泡形成、前房形成等情况,对于前房形成迟缓合并低眼压者应加压包扎;为预防炎症发生和促进前房形成,遵医嘱使用散瞳剂。

3. 保护患者,防止外伤　教会患者使用床旁传呼系统,鼓励患者寻求帮助。按照方便患者使用的原则,将常用的物品固定位放置,活动的空间不设置障碍物,避免患者绊倒。协助患者完成生活自理,满足患者的生活需要。

4. 心理护理　青光眼患者性情急躁、易激动,应做好耐心细致的心理疏导工作。教会患者控制情绪的方法,消除自卑、焦虑心理,坚定信心,保持良好的心态。

六、健康指导

1. 保证充足的睡眠,睡眠时适当垫高枕头,不穿紧身或领子过紧的上衣。
2. 避免情绪激动,保持心情愉快。
3. 避免黑暗环境中停留时间过久。
4. 避免短时间内饮水量过多,一次饮水量不超过 200 ml 为宜,以免加重病情或引起发作。
5. 选择清淡易消化的饮食,保持大便通畅,不宜吸烟、饮酒、喝浓茶、喝咖啡和进食辛辣等刺激性食物。

6. 进行适当的有氧运动,避免举重、倒立等增加张力的运动。

思考题

患者,女,66岁,半月前无明显诱因出现左眼疼痛伴视力下降,疼痛不能缓解,有头痛、恶心等全身症状。在当地医院就诊时左眼已无光感,20%甘露醇静脉应用8天,眼压高不能控制,门诊以"左眼急性闭角型青光眼"收入院。自发病以来饮食、睡眠差,情绪激动,易烦躁,排尿、排便正常。

入院查体:患者一般情况好,心肺听诊正常。视力:右眼0.6;左眼无光感。双眼睑无红肿,无内翻及倒睫。双眼位正,各方向转动不受限。右眼结膜无充血,角膜透明,周边前房浅,虹膜节段性萎缩,瞳孔小,晶状体皮质混浊,眼底窥入模糊,未见明显渗出、出血;左眼结膜混合充血,角膜内皮水肿,周边前房浅,虹膜节段性萎缩,瞳孔小,晶状体皮质混浊,眼底无法窥入。眼压:右眼11.8 mmHg,左眼52.6 mmHg。左眼前房角关闭。

1. 该患者当前主要的护理问题有哪些?

2. 针对护理问题制订相应的护理措施。

(蒋红梅　孟丽娜)

第八节　帕金森病患者的护理

帕金森病(Parkinson disease,PD)又称震颤麻痹(paralysis agitans),是中老年人常见的神经系统变性疾病,其主要表现为静止性震颤、运动减少、肌强直和体位不稳等。据流行病学调查,我国的帕金森患者已达200万人以上,其患病率仅次于脑血管疾病,严重危害了中老年人的健康。

高血压脑动脉硬化、脑炎、外伤、中毒、基底核附近肿瘤以及吩噻嗪类药物等所产生的震颤、强直等症状,称为帕金森综合征。

一、病因与发病机制

本病的病因未明,发病机制复杂。目前认为PD非单因素引起,可能为多因素共同参与所致,可能与以下因素有关。

1. 老化因素　本病多在60岁以后发病,40岁以前发病少见,提示老化与发病有关。机体老化是PD发病的促发因素。

2. 环境因素　流行病学调查显示,长期接触杀虫剂、除草剂或某些工业化学品等可能是PD发病的危险因素。

3. 遗传因素　本病在一些家族中呈聚集现象,约10%的患者有家族史,呈不完全外显的常染色体显性或隐性遗传。细胞色素 $p450_2D_6$ 型基因和某些线粒体DNA突变可能是PD发病的易感因素之一。

二、护理评估

（一）健康史

了解家族史，患者的年龄、起病方式、病程、用药史、工作的环境等。

（二）身体评估

本病常在 60 岁以后发病，起病隐匿，缓慢进展。最初的症状往往不被人所注意，随着病程的进展可出现下列典型表现。

1. 静止性震颤　常为首发症状，多由一侧上肢远端开始，手指呈节律性伸展和拇指对掌运动，如“搓丸”样动作。具有静止时震颤明显，动作时减轻，入睡后消失等特征，故称为“静止性震颤”。随病程进展，可逐渐扩展到同侧及对侧上下肢。下颌、唇、面、舌及头部一般较少受累，少数患者无震颤，尤其是发病年龄在 70 岁以上者。

2. 步态异常　早期走路拖步，迈步时身体前倾，重心前移，行走时步距缩短，迈步后碎步、往前冲，越走越快，不能及时止步或转弯，称为“慌张步态”。行走时上肢的协同摆动减少以至消失。转身困难，要用连续数个小碎步才能转身。

3. 肌强直　多从一侧的上肢或下肢近端开始，逐渐蔓延至远端、对侧和全身的肌肉。肌强直可有“折刀样强直”“铅管样强直”及“齿轮样强直”的多种表现形式。尽管患者全身肌肉均可受累，肌张力增高，但静止时屈肌张力较伸肌张力高，故患者出现特殊屈曲体位，即头前倾、躯干略屈、上臂内收、肘关节弯曲、腕略伸、指掌关节弯曲而指间关节伸直，拇指对掌，髋及膝关节轻度弯曲。

4. 运动迟缓　表现随意动作减少、主动运动减慢。早期，由于上臂肌肉和手指肌的强直，患者的上肢往往不能做精细的动作，如解系鞋带、扣纽扣等动作变得缓慢，或者根本不能顺利完成。写字也逐渐变得困难，笔迹弯曲，越写越小，称为“小写症”。面部肌肉运动减少，表情呆板，双眼凝视和瞬目减少，笑容出现和消失减慢，造成“面具脸”。病情晚期，患者坐下后不能自行站立，卧床后不能自行翻身和坐起，日常生活不能自理。

5. 其他症状　反复叩击眉弓上缘产生持续眨眼反应，可有眼睑阵挛或眼睑痉挛。口、咽和腭肌运动障碍使讲话缓慢、音量低、流涎，严重时吞咽困难。

（三）心理社会状况

由于患者的震颤、肌强直、流涎及言语障碍等，会使患者产生自卑、忧郁的心理；生活自理能力的下降，会使患者产生焦虑、恐惧甚至绝望的心理。

三、常见护理诊断及问题

1. 躯体活动障碍　与肌肉震颤、肌强直、体位不稳、随意运动异常有关。

2. 自尊低下　与震颤、流涎、面肌强直等身体形象改变和言语障碍、生活依赖他人有关。

3. 营养失调：低于机体需要量　与吞咽困难、饮食减少和肌强直、震颤所致机体消耗量增加有关。

4. 语言沟通障碍 与咽喉部、面部肌肉强直，运动减少、减慢有关。

5. 知识缺乏 缺乏本病相关知识与药物治疗知识。

6. 潜在并发症：外伤、压疮、感染。

四、诊断要点与治疗原则

（一）诊断要点

中年以后发病，缓慢进行性病程；四项主征（静止性震颤、肌强直、运动迟缓、姿势步态障碍）中至少具备两项，前两项至少具备其中之一。但常与帕金森综合征鉴别，左旋多巴治疗有效。

（二）治疗原则

早期无需药物治疗，当疾病影响患者日常生活和工作能力时，适当的药物治疗可不同程度地减轻症状，并可减少并发症而延长生命。同时进行康复治疗，增强患者的自理能力，提高生活质量。

1. 药物治疗

（1）抗胆碱能药物：可协助维持纹状体的递质平衡，对震颤和强直有效，对运动迟缓疗效较差。常用药物有苯海索（安坦），1～2 mg，口服，3 次/d；或苯扎托品，1～2 mg，口服，3 次/d。

（2）金刚烷胺：能促进神经末梢释放多巴胺，并阻止其再吸收。可与左旋多巴等药合用，100 mg，口服，2 次/d，不宜超过 300 mg/d。

（3）左旋多巴及复方左旋多巴：透过血脑屏障进入脑内，对脑部多巴胺缺乏的替代疗法需应用其前体左旋多巴。复方多巴制剂可增强左旋多巴的疗效和减少其外周不良反应，复方多巴制剂有美多巴，口服治疗自 62.5 mg 开始，2～3 次/d，视症状控制情况，缓慢增加其剂量和服药次数，最大剂量不应超过 250 mg，3～4 次/d。

（4）多巴胺受体激动剂：能直接激动纹状体，产生和多巴胺相同作用的药物。如溴隐亭，自 0.625 mg/d 开始，缓慢增加，最大量不超过 20 mg/d。培高利特又称协良行，剂量自 25 μg/d 开始逐渐增加，一般应用不超过 200 μg/d。

2. 外科治疗 60 岁以下患者，震颤、强直和运动障碍明显，以一侧肢体为重，且药物治疗效果不佳或不良反应严重者。

（1）采用立体定向手术破坏丘脑腹外侧核后部，可以控制对侧肢体震颤；破坏其前部则可制止对侧肌强直。若双侧手术会引起情感淡漠和构音障碍。

（2）采用同体含多巴胺能的肾上腺髓质移植至纹状体已获成功，但疗效有待继续探索。

（3）采用 γ－刀治疗本病近期疗效较满意，远期疗效待观察。

3. 康复治疗 如进行肢体运动、语言、进食等训练和指导，可改善患者生活质量，减少并发症。

五、护理措施

1. 生活护理 了解患者的需要，指导和鼓励患者自我护理。做好皮肤护理，预防压疮。进食后及时清洁口腔，注意保持个人卫生和着装整洁等。采用有效沟通方式，对言语不清、构音障碍的患者，可指导患者采用手势、纸笔、画板等沟通方式与他人交流。做好安全防护，预防损伤等并发症。

2. 运动护理　运动锻炼可防止和推迟关节强直与肢体挛缩；与患者和家属共同制订切实可行的锻炼计划，进行有效的肌肉、关节运动。

（1）疾病早期：鼓励患者参加有益的社交活动，坚持适当运动锻炼，注意保持身体和各关节的活动强度与最大活动范围。

（2）疾病中期：对已出现某些功能障碍或感到困难的动作要有计划、有目的地锻炼。指导患者步行尽量跨大步伐，向前走时脚要抬高，双臂摆动，目视前方；转弯时，不要碎步移动，否则易失去平衡。护士或家人在协助患者行走时，不要强行拉着患者走。当患者感到行走困难时，可指导患者先向后退一步，再往前走。

（3）疾病晚期：患者出现显著的运动障碍而卧床不起，应帮助患者采取舒适体位，被动活动关节，按摩四肢肌肉，注意动作轻柔，勿造成患者疼痛和骨折。

3. 心理护理　应细心观察患者的心理反应，鼓励患者表达并注意倾听其心理感受，及时给予正确的信息和引导，使其能够接受和适应目前的状态并能设法改善。鼓励患者尽量维持过去的兴趣与爱好，多与他人交往；指导家属关心、体贴患者，为患者创造良好的亲情氛围，减轻他们的心理压力。

4. 饮食指导　给予高热量、高维生素、高纤维、低盐、低脂、适量优质蛋白的易消化饮食，并根据病情变化及时调整和补充各种营养素，戒烟、戒酒。

5. 用药指导　告知患者本病需要长期或终身服药治疗，让患者了解常用的药物种类、用法、服药注意事项、疗效及不良反应。出现药物不良反应时，及时复诊，根据病情应给予减量或停药。

六、健康指导

1. 康复训练　坚持主动运动，保持关节活动的最大范围；加强日常生活动作训练，进食、洗漱、穿脱衣服等尽量自理；协助卧床患者被动活动关节和按摩肢体，预防关节僵硬和肢体挛缩。

2. 定期复诊　定期门诊复查，了解血压变化和肝肾功能、血常规等指标。掌握病情的变化情况。

3. 安全指导　嘱患者避免登高、单独使用煤气、热水器及锐利器械和易碎的器皿，防止意外受伤等；避免进食带骨刺的食物；外出时需人陪伴，尤其是精神智能障碍者，以防走失。

思 考 题

病例摘要：患者，男，76 岁。25 年前因自觉行动缓慢、写字变形就诊，确诊为帕金森病。其症状较轻，采用理疗、按摩、体育活动等措施。23 年前出现洗脸、系鞋带和纽扣、穿脱鞋袜等动作笨拙，右前臂出现静止性震颤，以远端明显。给予苯海索、金刚烷胺药物治疗，症状明显减轻，可继续工作和生活自理。15 年前出现对侧肢体、口唇、下颌震颤，肌肉强直，面部表情呆板，运动减少，写字过小，饮水偶有呛咳。给予左旋多巴治疗，其治疗效果较好。9 年前患者出现起步困难，但一迈步后就控制不住，走路呈小碎步，越走越快，由于躯干僵硬不能维持身体平衡，极易摔跤。3 年前生活不能完全自理，不能自行起坐、行走，有摔伤史、进食困难。经药物调整及锻炼、预防并发症等治疗，现患者病情稳定。

1. 该患者当前主要的护理问题有哪些?
2. 早期如何进行药物及饮食指导?
3. 中期如何指导患者的康复锻炼?
4. 后期如何帮助患者提高日常生活能力及预防并发症?

(孟丽娜 蒋红梅)

第九节 老年期常见精神障碍

老年期精神障碍包括好发于老年期,或于老年期起病,但好发年龄并不是老年期的精神障碍;以及起病于45~59岁的老年前期,一直持续到老年期或在老年期复发的各种精神障碍。一般情况下,好发于老年期的精神障碍也易发于老年前期。由于人口的老龄化,老年期精神障碍的患病率也在不断上升,故关注老年期的精神障碍是老年护理工作的重要组成部分。

一、老年期疑病症

老年期疑病症是老年人对自身的健康状况或身体的某一部分功能过分关注,担心或相信患有一种或多种躯体疾病的持久的先占观念。老年人经常诉说某些躯体症状,反复就医,但实际上与健康状况不符,医生对疾病的解释或客观检查常不足以消除老年人固有的成见。常伴有焦虑或抑郁。老年疑病症如不能得到及时缓解和治疗,其心理上就可能从怀疑有病发展为对疾病的恐惧,甚至对死亡的恐惧,即所谓的"老年恐惧症",这将对老年人的身心健康产生不良后果。

(一)病因与发病机制

疑病症常发生于躯体的某种不适感或一次体检的某种可疑结果后,老年人较常见。疑病症的发病原因尚未明了,一般认为与心理、社会环境因素和病前个性特点等有关。

1. 老年人对自身的健康状况比较关注。机体各组织器官随增龄而老化,使老年期患病率增加,由于老年人工作和社会活动减少,关注的重心转移到自身的健康方面。
2. 某些老年人的不良人格特征,如固执、呆板、谨小慎微等,易产生疑病倾向。
3. 老年人的疑心较重,故老年期神经症中的疑病现象较为常见。
4. 老年期出现的疑病症状可能是抑郁症的先兆,或潜伏着某种躯体疾病。
5. 有人格障碍的人,在年轻时和老年期易出现疑病症状。

(二)护理评估

1. 健康史

(1)既往史:了解既往有无明显的心理不适和躯体症状。

(2)生活事件:了解老年人有无心理冲突和负性情感体验。近期家庭有无重大不幸、有无家庭纠纷及生活是否受到挫折。

(3)人格特点、应对方式:老年人的个性特点,认知方式是否消极,对人、对事是否过于敏感，行为有无患得患失、犹豫不决等，以及对发生事件的心理应激反应和应对方式。

（4）社会支持系统：评估老年人的婚姻、家庭、生活环境，了解老年人的社会支持系统等资源。

2. 身体状况

（1）疑病型心理障碍：表现为疑病倾向，自觉身体某部分或对某部位的敏感性增加，或过分地关注。有些老年人叙述时常含糊不清，部位不确定。但也有老年人的描述形象逼真，具体生动，带有强烈的情感色彩。老年人认为患有某种疾病，要求做各项检查，尽管检查结果正常，但医生的解释与保证并不足以消除其疑病信念。常伴有失眠、焦虑和抑郁症状。

（2）疼痛：是本病最常见和突出的症状。约有2/3的老年人叙述有疼痛症状，常见叙述部位为头部、下腰部或右髂窝。对疼痛的性质描述不清，有时甚至诉全身疼痛，但检查无任何阳性体征，以至于四处求医，却毫无结果。

（3）躯体症状：表现多样而广泛，涉及身体许多部位，如消化系统：口腔内有异味，恶心、反酸、胀气、腹痛甚至吞咽困难等；循环系统：胸痛、心悸、担心患有高血压或心脏病；呼吸系统：气促、气急甚至呼吸困难等。有些人疑有五官不正，尤其是鼻子、耳朵以及乳房形状异样；还有诉体臭或出汗等。

3. 辅助检查　根据老年人所述临床症状做相应的躯体、神经系统和实验室检查，分清器质性还是心因性疾病。本病无阳性结果。

4. 心理社会状况　疑病症的老年人在行为方式上的特征为：求医时总是喋喋不休地诉说自己的病痛，并会找出一些很小但很有特征的症状来，唯恐医生疏忽大意。有时对报纸杂志上介绍的一些医学常识、常见疾病等，常"对号入座"，并为此心神不定，惶惶不可终日。多次求医就诊但又不相信医生的结论。老年人痛苦不已，家属认为是小题大做，不理不睬，不认为是疾病。

（三）常见护理诊断及问题

1. 精神困扰　与过度关注自身健康有关。

2. 舒适的改变　与各种身体和心理症状有关。

（四）诊断要点与治疗原则

1. 诊断要点　对自身健康或疾病过分担心，其严重程度与实际情况很不相符；对正常的生理现象和异常感觉作出疑病性解释；有牢固的疑病观念，缺乏充分依据，但不是妄想；反复就医或反复要求医学检查，但医生的合理解释与检查结果阴性不能消除其疑虑；排除抑郁症、强迫症、偏执性精神病等诊断。

2. 治疗原则　心理治疗是疑病症的主要治疗手段之一，首先要注意调节心理状态；其次是选择适当的药物缓解症状，此外，还要协助安排好其日常生活。对于轻度疑病症的老年人，可通过医护人员的指导，加强自身心理调节来摆脱无休止的认知困境；而中、重度疑病症者，则应求助于心理医生，采取综合措施。

（五）护理措施

1. 心理护理　医护人员应对老年人出现的症状进行科学的解释与安慰，充分发挥其自我调整功能，达到症状减轻进而缓解。

（1）充分理解和尊重老年人，取得信任：在护理时，要注意运用策略，避免“阻抗现象”发生。

（2）要做耐心、细致的解释工作　在解释时态度诚恳、语气坚决，不模棱两可，避免再次引起老年人的猜疑，但也不能过分地关心、体贴，这样也易引起老年人的疑虑。

2. 矫正老年疑病症者不良的思维方式

（1）改变其不良认知：对老年人进行相关知识的健康教育，可改变其不良认知，纠正其错误逻辑和推理，使问题得以解决。可教会老年人一些医学常识，如刷牙时的恶心是牙刷刺激咽喉部所致；做梦是脑组织的一种生理现象；活动后心悸是交感神经兴奋、心率加快、心排出量增加所致。

（2）转移注意力：引导老年人投身于感兴趣的事情中，如参加某些社会活动、钓鱼、养花等；按时参加文体活动，如打太极拳、聆听音乐或戏曲等。条件具备者，可写些短文或回忆录，使老年人感到生活有乐趣，以减少对自身健康的过分关注。

（3）暗示性指导：通过权威暗示效应，诱导老年人进行积极的自我暗示。如请老年人信任的知名专家诊治，让老年人接受权威者的暗示性指导，会起到较好的暗示效果。而护理人员在护理时，也应多使用鼓励性的语言，如“今天精神不错”“面色比昨天好多了”等诱使老年人以自我欣赏的方式，体验自身健康的愉悦。

（六）健康指导

帮助老年人找出自身性格上的弱点，指导老年人完善自身人格的科学方法，寻求良好的支持系统。向老年人及家属讲解有关疑病症患者临床上可能出现的症状。

二、老年期抑郁症

抑郁症（depressive disorder）是一种以持久（至少 2 周）的情绪低落或抑郁心境为主要临床表现的精神障碍，又称为情感障碍。

老年期抑郁症（depressive disorder in the elderly）泛指发生于老年期这一特定人群的抑郁症。老年期抑郁症不是一个独立的疾病。狭义的老年期抑郁症是指 60 岁以后首次发病的原发性抑郁，是老年期最常见的功能性精神障碍；而广义的老年期抑郁症包括原发性，即含青年或成年期发病，老年期复发的抑郁和老年期出现的各种继发性抑郁，是以持久的抑郁心境为主要临床特征，表现为以情绪低落、焦虑、迟滞和躯体不适为主，且不能归同于躯体疾病和脑器质性病变。我国的研究资料显示，精神科门诊初诊病例中，老年期抑郁症占 7.36% ~7.56%，社区人群中老年期抑郁症的患病率为 0.16%；在西方国家中，老年自杀者多数由抑郁症引起，且自杀率随增龄而上升。可以看出老年期抑郁症将会成为影响老年人精神卫生的重要疾病。

（一）病因与发病机制

本病病因错综复杂，迄今尚不能确定。引起老年期抑郁症的可能病因有下列几方面：

1. 遗传　通过家系和群体抽样调查显示，本病有明显的家族遗传倾向。在情感性精神障碍者的亲属中，本病的患病率较一般人群高 10～30 倍；且血缘关系越近，患病率越高。但遗传因素在发病中的作用随年龄增大而减少。

2. 大脑组织结构发生改变　有学者认为，老年期抑郁症者有基底神经节结构异常；有器质性脑损害，如脑室扩大等，可能对老年期抑郁症具有显著的病因学意义。但有研究认为，脑结构及相应的病理改变与本病的发病、发展、结局的研究尚不成熟，应进行长期的追踪观察。

3. 生化代谢异常　受增龄所致的老化过程影响，单胺类神经介质其活性及代谢产物发生改变，其中包括去甲肾上腺素系统、5－羟色胺系统以及多巴胺系统。这些生化方面的异常，可能是一个重要的易感因素，并非是本病的特异性改变。

4. 心理社会状况　在本病中的致病作用已被普遍认可。一般认为，老年人因生理功能减退和社会角色改变等多种因素，遭受各种精神刺激的频度和强度都明显增加，如由于社交减少而产生孤独寂寞感，缺乏社会支持，经济收入减少，生活艰辛，亡偶丧子，疾病缠身，丧失生活能力等，均是引发老年期抑郁症较常见的负性生活事件。而老年人对缓冲精神压力和精神创伤的能力下降是一个重要的促发因素。社区调查资料显示，在遭受严重负性生活事件后半年内，患抑郁症和自杀的风险为一般人群的 6～7 倍。

5. 人格特征　患本病者具有突出的回避和依赖性人格特征，常常有明显的被动、孤僻、依赖和固执等人格特点。

（二）护理评估

对患抑郁症老年人的评估，应系统地从生理、心理、社会等方面进行全面的评估，尤其对老年人精神障碍可能导致的危险行为，如自杀、伤人等需要作重点评估。

1. 健康史

（1）生活状况：了解其家族史、成长发育史、生活方式及有无特殊嗜好等。

（2）既往史及用药史：评估老年人有无躯体疾病以及常用药物。因许多急、慢性疾病，如脑血管系统疾病、心肺疾患、内分泌疾患、贫血、维生素缺乏等常可引起抑郁症状；而服用某些药物，如利舍平、普萘洛尔、胍乙啶、α－甲基多巴、类固醇和抗肿瘤药物也可诱发抑郁症状。

（3）心理社会功能：包括老年人的人格特征、有无遭受某种心理社会应激事件、应对挫折和压力的方式及效果、社会支持系统等。

2. 身体状况　老年期抑郁症的发生是渐进而隐伏的，其临床表现为基本症状、一般症状与躯体症状等。

（1）基本症状

1）情感障碍：忧郁心境长期存在，大部分患者表现为忧郁寡欢、内心沉重，缺乏愉快感，对工作、学习、家庭、日常事务等一切事物都缺乏兴趣，对生活没有信心，有孤独感、失落感、自觉悲观失望，有突出的焦虑烦躁症状。有时也表现为激越。

2）思维活动障碍：思维迟缓，反应迟钝，思考问题困难和主动性言语减少，痛苦的联想增多,常出现自责、自罪和厌世观念及疑病观念。

3）精神活动障碍:出现比较明显的认知功能损害的症状,如记忆力显著减退,计算力、理解力和判断力下降,动作迟缓,反应迟钝,缺乏积极性及主动性。严重时自己的生活也懒于料理,进一步发展可出现不语不动、不吃不喝,呈木僵状态,生活需要人照顾。伴有严重焦虑情绪的老年人,可有坐卧不安,踱步或搓手顿足等行为,这些症状在老年人抑郁症中较为突出。

4）意志行为障碍:轻者依赖性强,遇事犹豫不决,稍重时活动减少,不愿社交,严重者可处于无欲望状态,日常生活均不能自理。最危险的病理意向活动是有自杀企图和行为。老年患者一旦决心自杀往往比成年人更坚决,行为也更隐蔽,应引起高度重视。

（2）一般症状

1）睡眠障碍:其突出表现为早醒,醒后不易再入睡,尤其是上午表现为疲乏思睡、精神萎靡。也可有入睡困难或睡眠增多。

2）疲倦乏力:无明显原因持续感到极度疲乏,精神萎靡,全身软弱无力。老年人常诉:站起想坐着,坐着想躺下,躺下就无力再起来了。

3）体重下降明显:常在短期内体重大幅度减轻,有些老年人担心自己患了癌症或其他重病,进一步增加焦虑情绪。

（3）躯体症状:伴有突出的躯体性焦虑,表现为心慌、胸闷、心前区疼痛或紧压感;食欲常明显减退,腹痛、腹胀,恶心、呕吐,腹泻或便秘,胃肠牵扯或收缩感等;尿频、尿急、尿痛,性欲明显减退,阳痿等;有时这些症状可能比较突出,完全冲淡或掩盖了抑郁心境,称之为隐匿性抑郁。

（4）其他症状:有些老年人可出现幻觉、幻听,被害妄想,关系妄想,现实解体,人格解体,疑病观念,强迫和恐怖症状等。

3. 辅助检查　首先排除明显的躯体疾病;可采用抑郁量表测量老年人的抑郁程度。

4. 心理社会状况　老年期遭遇的负性生活事件,如离退休、独居、丧偶、经济窘迫、躯体疾病等,对老年人构成心理威胁;当积累到一定程度时,常引起心因性抑郁。但随着病因的消除,抑郁趋向好转,且少有复发。

（三）常见护理诊断及问题

1. 个人应对无效　与抑郁、无助、疑病有关。
2. 情境性自尊低下　与自我评价过低、无价值感、抑郁情绪有关。
3. 营养失调:低于机体需要量　与抑郁情绪所致食欲减退、自罪妄想有关。
4. 思维过程紊乱　与认知功能障碍或丧失有关。
5. 睡眠型态紊乱　与抑郁情绪有关。
6. 有自伤、自杀的危险　与严重的抑郁情绪、自责、自罪感等有关。
7. 妥协性家庭应对　与家庭对老年抑郁症者不能有效地采取行动有关。
8. 生活自理缺陷　与意志活动减退、无力或不愿照顾自己有关。

（四）诊断要点与治疗原则

1. 诊断要点　在老年期首次发病,大多起病缓慢,躯体不适或精神刺激是部分老年人的起病诱因;临床上以持久的抑郁心境、情绪低落为主,伴有脑功能降低,意志活动减退;如在老年期复发者,既往有反复发作史,但间歇期精神状态完全正常;神经系统与实验室检查无相关的阳性体征。

2. 治疗原则　老年期抑郁症的治疗以药物为主,老年人的用量以 1/3 ~ 1/2 普通剂量为宜,从最低有效剂量开始。

临床上常用的抗抑郁药可根据其化学结构或药理活性分为三环类抗抑郁药、四环类抗抑郁药、单胺氧化酶抑制剂及其他类抗抑郁药。

(1) 药物治疗:三环类抗抑郁药,如丙米嗪、阿米替林、多塞平等,其中丙米嗪的抗镇静和抗焦虑作用较弱,主要用于迟钝型抑郁,但由于其对心血管和消化系统等不良反应明显,老年人应慎重使用;四环类抗抑郁药,代表药有马普替林,对心血管不良反应相对较小,镇静作用温和,适合老年患者选用。

(2) 睡眠剥夺治疗:中度抑郁症者采用睡眠剥夺治疗,即患者起床后约 40 h 不睡眠,监督至次日晚上平时上床睡觉时才睡眠。有强烈自杀企图或药物治疗无效者可考虑电抽搐治疗。

(3) 心理治疗:可采取支持性心理疗法、认知和行为疗法、音乐疗法等,帮助老年人正确评价自己的人生,分析了解自己的心理状态,纠正对自身的消极评价,协调现实境界的自我与“理想化的自我”,防止自卑心理。

(五) 护理措施

1. 心理护理

(1) 减轻心理压力:帮助老年人正确认识和对待导致抑郁的不良生活事件,提高老年人自身的心理素质,乐观对待生老病死及生活中的负性事件。鼓励并帮助老年人积极参与一些社会活动、娱乐活动,利用社会支持力量改善人际关系,让老年人体会到自身价值和生活的意义,走出抑郁心境。

(2) 阻断负性思考:护理人员应设法改善和消除老年人的消极状态,鼓励和支持老年人重树生活的信心。设法阻断患者的一些负性思考,如可帮助老年人回顾其优点、长处及成就来增加正向看法。鼓励老年人采用转移注意力、自我安慰、宣泄、遗忘等方式来调节情绪,并尽可能地解决老年人生活和工作中的实际困难,以帮助老年人提高应对心理压力的能力。

(3) 促进有效沟通:抑郁症老年人常存在思维迟钝、少言寡语、语速明显减慢的现象。故在沟通时,应努力选择一些老年人感兴趣、较为关心的话题,鼓励引导老年人回忆以往愉快的经历和体验;要允许老年人有足够反应和思考的时间,耐心地倾听,并鼓励其抒发内心感受。交谈时,应避免简单、生硬的语言或一副无所谓的表情和直接训斥性语言,以免加重其自卑感。要给予实事求是的评价,以避免强化老年人的抑郁情绪。应重视非语言沟通的作用,如关切爱护的目光注视、轻轻地抚摸等方式,均能使严重的抑郁症者从中感受到关心和支持,起到很好的安抚作用。

2. 日常生活护理

(1) 改善睡眠型态:睡眠障碍是抑郁症老年人最常见的症状之一,以早醒最多见。护理人员应尽量减少老年人白天睡眠的时间,安排或陪伴老年人参加多次短暂的活动;睡前给予热牛奶,洗温水澡或用温水泡脚等;必要时遵医嘱给予安眠药;创造一个安静、舒适、整洁的环境。

加强巡视，对早醒者给予安抚，以延长睡眠时间。

（2）保证营养摄入：抑郁症老年人常有食欲减退，有些因厌食或自罪观念而拒食；加之老年人睡眠不佳，体质较差，容易出现营养缺乏。故应加强营养，增进食欲，保证摄入。对于进食少或违拗的老年人要耐心规劝、督促进食，必要时喂食、鼻饲或静脉营养。尤其注意补充钠盐，可服用盐牛奶，以维持适当的水分及营养。注意选择老年人喜爱的食物，并变换饮食种类，使其尽量符合老年人的口味，增进食欲。创造集体进餐的环境，少食多餐。

（3）督促或帮助自理：老年抑郁症者常无力或不愿料理自己的日常生活起居，护理人员应督促、协助其自理，并养成良好的卫生习惯。对于木僵、危重、生活不能自理者，要悉心照料；长期卧床者，需预防压疮的发生。

3. 安全护理　老年抑郁症者，易出现自杀观念与行为，且一旦下了决心，行动更隐蔽，也更坚决。往往会事先计划，甚至伪装病情好转来逃避医护人员及家属的注意，采取各种方法，达到自杀目的。故护理人员要加强责任心，严防自杀事件发生。

（1）加强巡视：凌晨是抑郁症者发生自杀的最危险时期，故对于早醒者要劝其继续入睡，并严加看护，避免其单独活动。对于有强烈自杀企图者，要不离视线，全天专人守护，必要时给予约束；尤其在交接班时、吃饭以及深夜要防止发生意外。

（2）及时发现自杀征兆：护理人员要密切观察患者有无自杀征兆及可能的自杀方式，如收藏药物或自杀工具、口头或文字遗嘱、赠与他人物品财产、睡眠严重障碍、表情极度痛苦等；或焦虑不安、沉默少语或心情豁然开朗、在曾经自杀地点徘徊等。有些老年人服用抗抑郁药后，精神状态可由抑郁转为亢奋，增加了自杀的危险性；而有些服药后病情明显好转，但也不可放松警惕。

（3）环境安全：病房设施要加强安全检查，杜绝不安全因素。做好药品及危险物品的保管，一切危险物品如刀剪、玻璃、铁器等锐器、药物和各种绳索、有毒物品等均不能带入病房。发药时应仔细检查口腔，严防患者藏药或囤积后一次吞服。

（4）成立自杀者监护小组：包括配偶、子女、邻居、亲朋好友和职业咨询者等，重要职责是设法给予自杀者生活下去的信心和动力，鼓励企图自杀者多参加利他活动，使其从受助者的感激反应中体会其中之乐。

4. 服药护理　服药后要注意观察药效和不良反应。服用抗抑郁药后如出现头晕、乏力、双手颤动、恶心、视物模糊，甚至出现心悸、呕吐、腹痛、双手粗大震颤、嗜睡或昏迷等，警惕药物中毒，及时通知医生。用药期间应避免驾驶和具有危险性的运动。清晨给药可避免因药物兴奋所引起的失眠。由于抗抑郁药可增加酒精的作用，故用药期间应忌酒。

（六）健康指导

1. 介绍抑郁症的有关知识　向老年人及家属介绍抑郁症预防复发的知识；说明坚持用药、定期复查的重要性。对于原发性抑郁症者，临床治愈后至少应维持治疗一年；若出现复发，则维持治疗两年或更长。若病情好转，应鼓励老年人主动参加家庭和社会活动，克服性格弱点。指导家属管理药物，并监护老年人按时服药，常对老年人给予正向肯定和鼓励。

2. 指导老年人、家庭应对技巧　指导家庭给予老年人更多的关心和照顾。如经常与父母聊天，主动慰藉老年人，可避免产生孤独感，并尽早发现老年人的心理问题。帮助老年人重新安排生活，扩大活动范围，尤其是文娱、体育、劳动等社会活动。有条件者，可外出旅游，使老年人心情愉悦，心胸开阔。

3. 日常生活指导　增强自信，量力选择需要，适当降低生活目标，扬长避短，争取达到现实的目标，以增强自信。要丰富自身的日常生活，多学新知识，培养新的兴趣爱好。要学会倾诉，心中如有不快，应及时诉说。克服不良生活习惯，少看情节过于激烈的电视剧，多看正面宣传、主题积极的电视节目，以免带来负面影响。

三、老年焦虑症

焦虑症(anxiety disorder)又称焦虑性神经症(anxiety neurosis)，以焦虑、紧张、恐惧的情绪障碍，伴有自主神经系统症状和运动不安等为特征。老年期焦虑症，即发生在老年期的以广泛和持续性焦虑或反复发作的惊恐不安为主要特征的神经症性障碍。临床上常伴有自主神经症状和运动性不安，如头痛、胸闷、心悸、口干、呼吸急促、出汗、震颤、尿频、尿急等。老年人的焦虑情绪并非由于实际威胁所致，其紧张不安程度与现实处境很不相称。老年人由于脑功能下降，精神应激较多，容易发生本症。经常处于明显的焦虑状态，对身心健康有很大影响。

(一) 病因与发病机制

引起老年人焦虑的原因很多，如体弱多病、肢体功能障碍、对衰老改变的不适应、疑病症、孤独、生活艰辛、社会治安问题、各种应激事件(如离退休、丧偶、亲友去世、搬迁)等容易发生本症。

(二) 护理评估

1. 健康史

(1) 既往史：评估老年人有无器质性疾病、躯体各器官功能是否正常，区别身体不适是器质性还是心因性。

(2) 一般情况：评估老年人的睡眠与休息、饮食及营养、水电解质平衡、大小便情况。

2. 身体状况　一般将焦虑症分为广泛性焦虑(generalized anxiety disorder)和惊恐发作(panic attack)，其中以广泛性焦虑为常见。

(1) 广泛性焦虑：又称慢性焦虑，主要表现为下列症状。

1) 心理障碍：如经常或持续地、无明确内容地紧张不安，或对现实生活中的某些问题过分担心或烦恼，预感自身或家人将会有重大不幸事情发生，处于大祸将临的高度警觉状态，惶惶不可终日。这种紧张不安、担心或烦恼与现实很不相称，使患者感到难以忍受，但又无法摆脱。同时伴有敏感、易激惹，注意力不集中等。

2) 交感神经功能亢进的症状：如头昏、头晕、心悸、气促、口干、出汗，面色苍白或发红，恶心、胃部不适、腹痛、腹泻，尿频、尿急等症状。

3) 运动性不安：如紧张不安、搓手顿足、来回走动、不能静坐。常见老年人疑惧、两眉紧蹙、两手颤抖、面色发白或出汗等。肢体肌肉抽动或出现紧张性头痛，常表现为顶、枕区的紧压感；背部和肩部的肌肉强直；手有轻微的震颤，精神紧张时更为明显。常有睡眠障碍，老年人常感到疲劳。

(2) 惊恐发作:又称急性焦虑。其主要表现为反复出现强烈的惊恐发作,伴有濒死感或失控感及严重的交感神经功能亢进的症状。

典型表现为老年人正在进行日常活动时,突然出现强烈的恐惧感,失去控制或好像濒临死亡。老年人极度紧张、难以忍受,同时感到强烈的心悸、胸闷、胸痛、心前区压迫感,极度呼吸困难、气喘,有窒息感与濒死感。为此,老年人常惊叫、呼救或逃到室外,有的出现过度换气、多汗、面色苍白或发红,手足震颤、麻木,步态不稳以及运动性不安。由此而产生妄想和幻觉,有时有轻度意识迷惘。

急性焦虑发作一般可以持续 5 ~ 20 min,很少超过 1 h。发作后又恢复平静,交感神经功能亢进的躯体变化也恢复平稳,但缓解后极度乏力。由于担心再次发作,而常处于紧张状态,并主动回避一些活动,如不愿单独乘车旅行等。惊恐障碍的老年人,常伴有抑郁症状,甚至有自杀倾向。

容易焦虑的老年人衰老过程可加快,助长高血压、冠心病的发生;当急性焦虑发作时,可以引起脑卒中、心肌梗死、青光眼眼压骤升而头痛、失明;或发生跌伤等意外事故。

3. 辅助检查　采用焦虑量表检测焦虑的程度。采用心电图、X 线胸部摄片等帮助诊断可能引起焦虑的基础疾病。

4. 心理社会状况

(1) 老年人的人格特征及应对方式:了解老年人的个性特点、对突发事件的应对方式和应对能力。有无个性刻板、态度消极、对人或事过于敏感、行为有无患得患失、犹豫不决。近期是否面临某些躯体疾病和心理社会事件等。

(2) 家庭、社会支持系统:家庭是否和睦,了解婚姻生活、生活居住环境及社会支持系统等资源,尤其是对老年人有重要影响的人。

(三) 常见护理诊断及问题

1. 焦虑　与不能适应老年期的衰老性改变、躯体疾病、负性生活事件有关。

2. 有外伤的危险　与急性惊恐发作和反应迟钝有关。

3. 部分自理缺陷　与紧张恐惧、诸多躯体不适所致日常生活不能料理有关。

4. 知识缺乏　缺乏引起焦虑的原因和减轻焦虑措施的相关知识。

5. 睡眠型态改变　与焦虑引起的生理、心理症状有关。

(四) 诊断要点与治疗原则

1. 诊断要点

(1) 广泛性焦虑:焦虑持续半年以上,伴有过分警觉、运动性不安和交感神经功能亢进的症状,但需排除脑器质性病变、躯体病变或其他精神疾病。

(2) 惊恐发作:一个月内至少发作 3 次,每次发作不超过 2 h,明显影响老年人的日常活动,排除由躯体疾病和其他精神疾病所致的发作。轻度慢性焦虑症的老年人很少到医院门诊部诊治,多见于基层保健机构中。而急性惊恐发作者由于担心发病时得不到救治,而主动回避一些活动。

2. 治疗原则　对大部分患有焦虑症的老年人,主张同时应用药物、心理治疗。

(1) 药物治疗:对焦虑症有良好的效果,可使焦虑症状很快减轻,增强老年人的治疗信心和对医生的信任。如阿普唑仑、去甲羟安定、氯硝西泮的抗焦虑作用最强,尤其阿普唑仑抗惊恐发作效果最好,对广泛性焦虑伴有抑郁情绪也有良好的效果,但抗焦虑治疗一般不宜超过6周,因此类药物最大的缺点是易产生耐受性和依赖性,而突然停药可产生戒断症状。

(2) 心理治疗:对焦虑症的缓解及预防复发起重要作用。

(五) 护理措施

1. 评估焦虑程度 观察记录焦虑的行为与语言表现,全面细致地评估躯体情况及可能引起焦虑的原因,目前正在使用的控制焦虑的应对技巧。一般轻度焦虑不需作特别的处理,教育老年人保持良好的心态,学会自我疏导、自我放松。

2. 应用沟通技巧 鼓励老年人表达内心感受,帮助其明确焦虑的相关因素,以便主动采取调整行为。充分理解老年人的焦虑状态,用支持性语言帮助其渡过危机,并有效地适应和应对。

3. 尊重老年人所采取的应对方式 如哭泣、发怒、沉默等,但应避免不良的应对方式,如摔东西等。

4. 减轻紧张情绪 根据老年人的生活习惯、受教育程度及文化背景,指导老年人采取有效的应对方式减轻焦虑,如松弛疗法、气功、音乐、静坐等。

5. 帮助老年人参加感兴趣的文化娱乐活动来分散注意力。鼓励老年人加入群众互助团体,发展新的支持系统。

6. 对使用抗焦虑药物的老年人,要注意观察药物的效果和不良反应。长期服药者,应防止耐药性和药物依赖。

7. 指导活动和睡眠 指导老年人建立规律的活动和睡眠习惯。白天可参加力所能及的劳动和体育锻炼,夜间保证环境安静,减少刺激,必要时遵医嘱给予帮助睡眠的药物。

8. 保障安全 防止老年人在急性焦虑发作时出现自杀、自伤等情况。

(六) 健康指导

定期进行健康检查,做到早期发现、早期诊断、早期治疗,尽量减轻疾病对身心健康的损害。积极治疗原发疾病。

四、老年痴呆

痴呆(dementia)是指脑功能减退而产生的获得性智能障碍综合征,表现为智力和认知功能的减退及行为人格的改变。通常是在意识清楚的情况下,出现多种高级皮质功能的障碍,其中包括记忆、思维、定向、理解、计算、学习能力、语言和判断能力,通常伴有认知功能的损害,偶以情绪控制和社会行为或动机的衰退为前驱症状,并以慢性或进行性进展为特点。

痴呆主要发生于老年人,是老年人中危害甚大的疾病之一。老年痴呆(senile dementia)主要包括阿尔茨海默病(Alzheimer disease,AD,又称老年前期痴呆)、血管性痴呆(vascular dementia,VD,亦称多发性脑梗死性痴呆,multi infarct dementia,MID)、混合性痴呆(mixed dementia,MD),即老年前期痴呆和血管性痴呆同时存在。另外,还可见于外伤、颅内血肿等引起的痴呆类型。临床以阿尔茨海默病和血管性痴呆多见,占老年痴呆的70% ~80%。下面重点介绍阿尔茨海默病与血管性痴呆。

(一) 阿尔茨海默病

阿尔茨海默病(Alzheimer disease,AD)是中枢神经系统原发性退行性变性疾病。是一种起病于老年期或老年前期的原因不明的慢性进行性智能衰退综合征。该病起病多潜隐,病情逐渐进展且不可逆转,主要临床症状为进行性记忆和认知功能的障碍。过去研究常将50~65岁起病者称为早老性痴呆,65岁以后起病者称Alzheimer型老年性痴呆。但近年来的研究倾向于将两者合二为一,称阿尔茨海默病。

阿尔茨海默病已成为21世纪严重影响老年人生活质量并增加家庭社会负担的疾病。本病随增龄发病率有不断增高趋势,几乎60岁以上的老年人,年龄每增加5岁,患病率将增加一倍。在发达国家65岁以上的老年人群中,痴呆患病率为4.6%,在80岁以上人群中可高达20%。据美国资料显示:阿尔茨海默病占痴呆病例总数的55%以上,占老年住院床位的半数以上,为老年人第4位主要死因。文化程度越低,从事的工作越简单,患病率越高,且女性较男性多见。我国部分地区的流行病学资料与上述相似,随着人类平均寿命的延长和人群的老龄化,处于痴呆危险的人群数量增加,故本病在老年病学中将占有越来越重要的地位。

1. 病因病理

(1) 病因:阿尔茨海默病的病因研究较多,但迄今为止仍无明确的病因。一般认为与下列因素有关。

1) 遗传因素:25% ~40%的AD患者有家族史,多呈常染色体显性遗传及多基因遗传。目前发现,1号染色体上的早老素-2(PS-2)基因、14号染色体上的早老素-1(PS-1)基因、19号染色体上的载脂蛋白E-4(ApoE-4)基因、21号染色体上的β淀粉样(Aβ)前体蛋白(APP)基因与AD的发生有关,其中早发型家族性AD与APP基因突变、PS-1、PS-2基因有关或至少与其中一种基因有关,而ApoE-4基因与迟发型家族性AD关系密切,与散发性AD亦有一定关系。

2) 神经生化改变:中枢乙酰胆碱是影响认知活动的重要神经递质。国外学者的研究发现,AD患者的颞叶、额叶及海马区的乙酰胆碱转化酶的水平降低,活性明显下降,使乙酰胆碱的合成、释放减少。但根据胆碱能假说,用合成乙酰胆碱的前体治疗AD,未产生预期疗效。故胆碱能系统与AD发生的因果关系尚不能确定。此外,还有多种神经递质,如去甲肾上腺素,5-羟色胺及多种神经肽等在海马及皮质中含量也有不同程度的降低。

3) 有害金属脑内蓄积:铝具有神经毒性作用,人类中枢神经系统变性疾病都与铝有关联。对AD死亡患者的脑组织内铝含量测定发现,某些脑区铝的含量可达正常脑组织的10~30倍。新近还证实,饮水中铝的过量摄入可引起认知缺陷及增加AD的发病率。

4) 其他因素:脑外伤、免疫、环境因素,细胞毒性因素与本病的发生有一定关系。国内外研究均证实,独居、丧偶、低教育、经济困境及生活颠沛者,患病机会多。据此认为心理社会因素与本病的发生有一定关系。

(2) 病理:① 大体观:大脑皮质呈弥散性萎缩,脑回变平,脑沟增宽,脑室扩大,以额、顶、颞叶尤为严重;② 镜下改变:神经细胞丧失或变性,出现大量的老年斑、神经原纤维缠结(NFT)和颗粒空泡变性等。这些改变在颞叶海马中最早出现,也可见于顶叶、额叶、蓝斑、无名质、基底核处。

2. 护理评估

(1) 健康史

1) 既往史:了解家族中有无老年痴呆患者。过去有无脑外伤、脑部器质性疾病、缺血性脑血管病。

2) 认知能力:评估老年人的记忆、理解、注意、思维及应答力、书写和阅读能力、分析综合能力及心智的敏捷度。

3) 情绪:评估老年人情绪的紧张度。有无情绪低落或波动,伤感流泪,抑郁、焦虑、神志淡漠或烦躁不安,心神不宁,气愤发怒等现象。

4) 性格特征:了解老年人有无爱静、孤僻、离群、懒散等现象。身份与兴趣爱好的差异程度。

5) 社会支持系统:了解老年人的社会地位、社会角色。家庭照顾老年人的意愿和能力,有无可利用的社会资源等。

(2) 身体状况:本病起病隐袭,老年人及其家属均不能追溯到准确的起病日期和特殊症状;病程进展缓慢,难以缓解或终止进展。整个病程经历 5 年以上,可达 7 ~ 11 年之久。

主要为认知功能的改变。根据其表现特征,大致可分为 3 期。

第 1 期(遗忘期):记忆障碍常常是本病的首发症状,尤其是近事记忆下降,不能学习和保留新信息,且常常忘记刚说过的话、做过的事和存放的东西。语言能力下降,找不出合适的词汇表达思维内容,甚至出现孤立性失语;抽象思维和判断能力受损;空间定向不良;情绪不稳,主动性减少,但日常生活能力尚能保持。此期为 1 ~ 3 年。

第 2 期(混乱期):大脑皮质的功能全面受损,认知能力进一步减退,完全不能学习和回忆新事物,远事记忆力受损,但并未完全丧失;注意力不集中;随着痴呆的加重,定向力进一步丧失,出现失语、失认和失用及一些神经系统定位症状和体征;人格改变和行为紊乱。部分患者日常生活需人照顾。此期为 2 ~ 10 年。

第 3 期(极度痴呆期):无自主运动,缄默不语,生活完全不能自理,大小便失控,显示躯体变老,似植物人状态。常因吸入性肺炎或其他感染而死亡。此期为 8 ~ 12 年。

(3) 辅助检查

1) 影像学检查:CT 或磁共振(MRI)检查可见脑萎缩,脑室扩大、脑沟变深。脑电图检查多为正常或轻微的波幅降低。

2) 心理量表测量:筛选痴呆可用简易智力状态检查(MMSE),长谷川痴呆量表。智力测查用成人韦氏及简易智能量表。记忆障碍测量用韦氏记忆测查和临床记忆量表。有人对阿尔茨海默病者纵向观察发现, MMSE 每年约下降 3 分,个别老年人智能衰退可能不同。

(4) 心理社会状况

1) 心理方面:患阿尔茨海默病的老年人常感到孤独、寂寞、羞愧、抑郁、消极厌世,甚至有自杀行为。

2) 社会方面:本病病程长,常有人格障碍,并伴自理缺陷,给家庭和社会带来沉重负担。家庭付出的时间和精力增加,尤其是付出与效果不成正比时,有些家属会失去信心,发生冷落、嫌弃老年人的现象。

3. 常见护理诊断及问题

(1) 记忆受损　与阿尔茨海默病记忆细胞丧失和变性有关。

(2) 语言沟通障碍　与思维缺陷或受损有关。

(3) 思维过程紊乱　与认知障碍或丧失有关。

(4) 认识环境受损综合征　与地点定向障碍、记忆力和(或)判断力丧失有关。

(5) 自理缺陷　与认知障碍或丧失有关。

(6) 社交障碍　与失语、活动限制有关。

(7) 照顾者角色困难　与照顾者缺乏相关疾病照顾的知识、照顾者的健康受损有关。

4. 诊断要点与治疗原则

(1) 诊断要点:老年或老年前期起病;通过临床检查确立并用简易智力状态检查(MMSE)、长谷川痴呆量表(HDS)、Blessed 痴呆量表等精神心理测试证实的痴呆;两种或两种以上的认知功能障碍;潜隐起病,进行性发展,呈现逐渐加重的记忆力障碍和其他认知功能障碍;无意识障碍;除外由其他脑部疾病和全身疾病引起的记忆障碍和其他认知功能障碍;脑影像学检查,头颅 CT 和磁共振成像(MRI)显示有脑萎缩,正电子发射断层扫描(PET)表现为双侧颞叶和顶叶的氧代谢、葡萄糖代谢和脑血流量下降。

(2) 治疗原则:本病迄今无特效治疗方法,但通过早期发现、早期诊断、早期治疗,可延缓某些患者的病情进展,改善认知功能。但在疾病的中、晚期应用任何药物均不见好转,亦无任何药物能肯定控制疾病的发展。其治疗以应用神经代谢赋活剂为主,同时加用胆碱能药物、神经肽类药物及改善脑循环的药物。如伴随有精神症状者,控制精神症状的药物用量应以小量为原则。

5. 护理措施　护理的目标除了照顾老年人安全外,还要尽可能地利用老年人残存的功能实现较好的生活质量。

(1) 建立良好沟通:评估老年人感知觉方面的功能状况,针对不同情况区别对待。在生活中应注意多与患者接触、交谈,尽可能地去理解患者,满足其合理需求。做到态度和蔼,热情、精心。与患者谈话用语要通俗,语句要简短,话题尽量选择患者感兴趣的内容。要多采用非语言交流的形式,从而达到良好的沟通。

(2) 合理安排患者的生活环境:注意危险物品的管理,防止意外事故的发生。运动障碍者,应注意保持地面的平整,要注意防滑,地毯应固定,保持平整,并设法消除台阶。厕所要选用坐式马桶,墙壁上安装把手,帮助患者保持身体平衡。床不宜过高,最好设有扶手架,便于患者安全上下,还可防止坠床受伤。家具高度适宜,尽可能减少镜子、玻璃等。患者使用的物品、储柜等可以用明显的标志标明,便于识记。房间色彩要明快、活泼,使人有温馨之感,不宜采用冷色调,使患者感到紧张、压抑。

（3）安排合理膳食：注意饮食和营养结构，选择营养丰富、清淡宜口的食品，荤素搭配，多食新鲜蔬菜、水果和豆制品，适当摄取动物的脑髓，控制食盐的摄入量。有条件者与患者及营养师商量，制订可口而富于营养的食谱。还可配合适合患者病情的药膳，利用食疗达到治疗疾病的目的。食物温度适中，无刺、无骨，易于消化。对于少数食欲亢进、暴饮暴食者，要适当限制食量。吞咽困难者，要避免粗糙、干硬、刺激的食物，可进食软饭、半流食；严重吞咽困难，出现饮食呛咳症状时，最好给予鼻饲。

（4）扩大社会交往，但需注意安全：轻度痴呆者，应督促患者自己料理生活和参加适合其认知水平的社交活动。定向障碍者，可经常陪同其外出散步，但需防止患者擅自外出。认知功能损害者，社会交往能力也会发生障碍，应首先树立患者的信心，即使语言障碍也要鼓励多开口讲话。有幻觉者，要设法将其注意力转移到与现实有关的事情上来。有条件者，让患者多参加社区组织的各类社会活动。

（5）痴呆患者的智力锻炼：包括逻辑联想、思维灵活性训练，如拼图游戏。分析和综合能力训练，如经常让患者对一些图片、实物、单词作归纳和分类。理解和表达能力训练，可在讲述一些事情后，提一些问题让患者回答。也可以让患者解释一些词的意义。社会适应能力训练，如针对日常生活中可能遇到的问题，提出来让患者解决。常识训练，如对于日期、时间的概念，生活中必须掌握的常识，应结合实际生活经常运用。数字概念和计算能力的训练，如计算物品的数量、日常生活开支费用等。

（6）重症患者的护理要点

1）专人照顾，防止走失、跌倒及意外伤害。

2）长期卧床者，防止压疮及并发感染。

3）喂食时，应避免呛咳，引起肺部感染；发生肺部感染者，要指导并鼓励患者有效地排痰，行体位引流或给予拍背，协助排痰。

4）泌尿系感染者，鼓励患者多饮水，增加尿量，注意会阴部的清洗，并做好留置尿管的护理。

（7）照顾者的支持与护理技巧：在熟悉的环境中，由熟悉的人来照顾患痴呆症的老年人是相当有益的。许多痴呆症老年人与家人同住，但缺乏照顾经验和技巧，故护理人员应对照顾者及其家庭成员给予指导、帮助与支持。

1）指导照顾者及家属合理应对压力：为缓解长期照顾痴呆症老年人所带来的紧张情绪和压力，照顾者及家属要学会放松自己，合理休息，保存精力和体力，从而保持良好的身心健康。要对痴呆症老年人合理安排，若生活尚能自理则可让其住在家里，可请求家庭照顾机构或家事服务机构的专业人员进行指导；若晚期痴呆症者则需要住进医院或专门机构，由专业人员照顾。

2）帮助照顾者及家属寻求社会支持：虽然痴呆呈进行性发展过程，但如果进行智力、记忆、思维等方面的专业训练，即可延缓或改善老年人的认知能力。因此，护理人员要帮助照顾者及家属寻找相关的社会支持系统，并组织有痴呆症老年人的家庭相互联系，达到相互交流、相互支持的目的。

6. 健康指导

（1）早期发现：加强对全社会的健康指导，提高对阿尔茨海默病的认识，及早发现记忆障碍,做到早期发现、早期诊断、早期干预和治疗。

(2) 早期预防 从青年期就应注意加强保健,如积极用脑、劳逸结合,性格开朗;保护大脑,注意脑力活动多样化;保证充足的睡眠,养成良好的卫生饮食习惯,戒除烟酒,培养广泛的兴趣爱好。积极有效地防治高血压、脑血管病、糖尿病等慢性疾病。

(二) 血管性痴呆

血管性痴呆即由于脑血管病变引起脑组织血液供应障碍,大脑细胞广泛而散在的缺血性病变,最终导致脑功能不全,以痴呆为主要临床特征的一组疾病。男性略多于女性,其发病率仅次于阿尔茨海默病,占痴呆病例的8% ~20%,但近年来发病有逐渐增多的趋势。病程常呈阶梯式发展,可伴有局灶性神经系统的体征。

1. 病因病理

(1) 病因:导致血管性痴呆的危险因素尚不清楚,但通常认为与卒中的危险因素类似,如高血压、冠心病、糖尿病、高脂血症、吸烟、高龄、既往卒中史。

(2) 病理

1) 大体观:脑血管可见广泛的动脉硬化,脑血流量降低,其程度与痴呆的严重程度呈正比。弥散性脑萎缩,脑体积缩小、脑沟变宽、脑室扩大。

2) 镜下改变:可见多发性、大小不等的软化灶,其周围有胶质细胞增生,形成小囊或瘢痕及稀疏区,脑血管周围可见神经细胞变性和胶质细胞增生。

VD 的病变分布有以下特点:① 大面积的单个病灶多见于左侧;② 多发病灶,梗死灶总体积达到了一定程度;③ 病灶分布多见于额叶、颞叶及丘脑;④ 脑室旁白质也常受累。这些区域的损害与临床出现的智能障碍密切相关。

2. 护理评估

(1) 健康史:发病前有高脂血症史,高血压史,脑血栓形成、脑栓塞,脑血管意外发作史等。

(2) 身体状况

1) 脑衰弱综合征:早期多无明显痴呆的症状,而表现为躯体不适感,常见的症状有头痛、眩晕、肢体麻木、睡眠障碍和耳鸣。患者常主诉食欲不振、胃肠功能紊乱、心悸等。易出现疲乏、注意力不集中、情绪低落、易怒、易悲哀、控制力减弱等情感脆弱及轻度抑郁状态。

2) 局灶性神经系统的症状及体征:根据脑部受损部位的不同而出现相应的神经系统的体征。较为突出的症状有:手、舌震颤,构音障碍,吞咽困难,中枢性面瘫,不同程度的偏瘫,失用、失认、共济失调及锥体束征阳性等。

3) 记忆和智能障碍:早期表现为近记忆障碍及工作能力、料理日常生活的能力减退,对人名、地名、日期及数字最先出现遗忘,远期记忆相对完好。一般的推理判断能力、自知力、人格也可在相当长的一段时间内保持相对完好。老年人常能认识自身的这些问题而主动求医,寻求解决。智能损害常涉及某些特定的局限性的认知功能。随着病程进展,痴呆会不断加重,如发作卒中,痴呆会呈阶梯样加重,最终出现严重的全面性痴呆。

血管性痴呆与阿尔茨海默病的临床表现区别见表 12 - 1。

表 12-1 AD 与 VD 的鉴别

鉴别点	AD	VD
起病	潜隐	较急,呈发作性,有高血压等病史
病程	缓慢,进行性进展	波动或阶梯式发展
早期症状	近期记忆障碍	脑衰弱综合征
	全面性痴呆	以记忆障碍为主的局限性痴呆
精神症状	自知力、判断力丧失	自知力、判断力较好
	早期就会有人格改变	人格改变不明显
	情感淡漠或欣快	情感脆弱
神经系统	早期多无局限性体征	存在局灶样症状和体征
脑影像学	存在弥漫性脑萎缩	多发梗死、腔隙梗死或软化灶

（3）辅助检查:脑脊液一般无明显改变,有时可见蛋白分离现象,尿蛋白或尿糖阳性,血脂增高。脑 CT 可见低密度区和局限性脑室扩大,MRI 可显示腔隙性梗死。

（4）心理社会状况　同阿尔茨海默病。

3. 常见护理诊断及问题　同阿尔茨海默病。

4. 诊断要点与治疗原则

（1）诊断要点:通过临床检查确立并用简易智力状态检查（MMSE）、长谷川痴呆量表（HDS）、Blessed 痴呆量表等精神心理测试证实的痴呆;两种或两种以上的认知功能障碍;起病较 AD 相对迅速,病程呈阶梯样进展;患者多有高血压、高脂血症或糖尿病病史,有多次短暂性脑缺血发作（TIA）及卒中病史;可伴有情感障碍,人格及自知力保持相对完整;多伴有神经系统定位体征;脑血流图提示血管弹性降低,血流量减少;头颅 CT 和 MRI 显示在大脑的基底节区、皮质下白质及侧脑室旁有多发的缺血性梗死灶。

（2）治疗原则:治疗原发病,应用扩血管药物,如尼莫地平,既有高选择性扩张脑血管的作用,还可改善智力,为国际公认的首选药;改善认知和促进脑细胞代谢药物,如吡拉西坦、吡硫醇、γ-氨酪酸等,可酌情选用;有睡眠障碍和情绪焦虑者,可选用抗精神病药物。

5. 护理措施　血管性痴呆的护理措施同阿尔茨海默病的护理。

思 考 题

1. 如何护理老年期疑病症、老年期抑郁症及老年焦虑症的患者?
2. 为阿尔茨海默病的老年人制订一份护理计划。

（曹文静　孙建萍）

第十三章 临终关怀

学习目标

1. 掌握临终老年人的心理变化、常见症状及护理、老年人对待死亡的心理类型和老年人的死亡教育。

2. 熟悉临终关怀的意义、临终关怀的机构类型。

3. 了解国内外死亡教育概况。

人的生命是有限的，尽管医学的发展可以延长生命，但是任何人都无法避免死亡。中国已进入老龄化社会，老年人临终关怀的重要性日益显著，迫切要求医护人员在老年人临终关怀方面更新观念。实行人性化临终护理，是医护人员的责任，也是开展临终关怀的宗旨。

第一节 概 述

临终关怀是近代医学领域中新兴的一门边缘性交叉学科，是社会的需求和人类文明发展的标志。主要任务包括对症治疗、家庭护理、缓解症状、控制疼痛、减轻或消除临终者的心理负担和消极情绪。

一、临终关怀的相关概念

1. 临终　由于疾病或损伤等原因造成人体主要器官功能趋于衰竭，生命活动趋向终结，死亡不可避免地要发生的阶段即为临终。濒临死亡但尚未死亡者，可称为临终者。

关于临终的时限，各个国家和地区有不同的标准，如美国将临终定于患者无治疗意义、预计只能存活 6 个月以内；英国以预后 1 年或不到 1 年为临终期；日本以患者只有 2 个月到 6 个月存活时间定为终末阶段；我国则定为 2 个月到 3 个月。结合临床实际，从大多数临终者的情况出发，一般将预期寿命 6 个月称为临终期。

2. 临终关怀（hospice care）　是由多学科、多方面的人员（医生、护士、社会工作者、志愿者以及政府和慈善团体人士等）组成临终关怀团队，为临终者及其家属提供全身心照顾与支持，解除临终者的躯体痛苦，缓解对死亡的恐惧和不安，维护其尊严，最大限度地提高生命质量，使其较安然、平静、舒适地度过人生的最后历程，使家属的身心健康得到维护和增强。

二、临终关怀的意义

我国步入老龄化社会后，老年人的临终关怀问题日益凸显。推广临终关怀是一场观念上的革命。一方面要教育人们转变死亡的传统观念，面对现实，接受死亡；另一方面也要承认治疗对某些临终老年人是无效的客观事实。因此，发展老年人临终关怀事业，使临终者安详、舒适、有尊严而无憾地走到生命的终点，具有重要的意义。

（一）充分体现人道主义精神

许多老年人在生命的最后阶段，不是在舒适、平静中度过，而是处在现代医疗技术、麻醉、药物、侵入性治疗等痛苦之中，内心充满了恐惧、痛苦和无奈。因此，对临终老年人采取的医疗护理措施，应从以治疗为目的转变为以对症处理为主要目的，同时为临终老年人及家属提供心理上的关怀与安慰，帮助临终者减少或解除躯体上的痛苦，使其舒适、安宁、平静地抵达人生的终点，符合人类追求高生命质量和死亡质量的客观要求，也是医学人道主义精神的具体体现。

（二）体现对临终老年人的尊重

临终老年人尽管处于临终阶段，但其尊严不能因生命力的减弱而降低，其权利也不可因身体衰竭而被剥夺，他们仍具有思想和感情，应当获得与他人一样的尊严、关怀和照顾，医护人员应尊重临终老年人的生命价值、人格尊严和个人隐私，维护和支持其个人权利，鼓励其保留自己的生活方式等。

（三）满足临终老年人的需要、安抚亲友

根据马斯洛的需要层次论，首先要满足人最基本的生理需要，该理论同样适用于临终老年人。实施临终关怀照护，首先要减轻临终老年人的疼痛及其他临床症状，减轻痛苦，满足其最基本的生理需要，继而满足临终老年人其他高层次的需要。临终老年人更需要人间的温暖、亲人朋友的爱恋、关怀及社会的尊重等。

老年人去世后，最痛苦的莫过于其家属和亲友，临终关怀应对逝者的家属及亲友予以安慰，并疏导其痛苦情绪，帮助他们接受现实，尽快度过悲伤阶段。

（四）符合辩证唯物主义生死观的要求

辩证唯物主义认为，死亡是生命过程中的一部分，尽管医疗技术的发展可以延长人的生命，但无法使人永生。无论是临终者、家属还是医护人员都应坚持唯物主义，面对现实，承认死亡。既然人的一生必然要经历死亡，就应当与“优生”一样要“优死”，而临终关怀的目标就是“优死”。从追求“优生”到“优死”，是一个大的发展，是人类文明进步的标志。

（五）利国利民的系统工程

发展临终关怀事业，对临终老年人实施临终关怀，充分体现了我国医疗卫生体系的优越性和社会的进步。对临终老年人的照顾，不仅满足老年人需求，也减轻了家属和子女的照顾和经济负担，尤其对一些低收入的家庭，临终关怀可以让临终老年人走得安详，有尊严，让家人摆脱沉重的医疗负担，让国家和社会合理分配利用有限的卫生资源，保证卫生服务的公平性和可及性，是一项社会公共事业和利国利民的系统工程。

三、临终关怀的机构类型

临终关怀服务机构类型多种多样,最常见的有以下三种类型。

(一)独立的临终关怀服务机构

这种临终关怀机构是指不隶属于任何医疗、护理或其他医疗保健服务机构的临终关怀服务机构。一般规模不大,有完善的医疗护理设施,人员配备齐全,组织管理科学,照护技术专业化、规范化,可行使独立的服务职能,如上海南汇护理院、北京松堂医院。这一类型的机构,目前在发达国家中比较多,我国由于经济条件有限,宜少量逐步建立。

(二)隶属医院或其他医疗保健机构的临终关怀单元或病房

这种机构指在有条件的综合性医院、老年护理院或肿瘤医院内成立的临终关怀单元或专科病房,配备固定的医护人员和必要的医疗设施,专为癌症晚期、其他疾病末期和衰老病危的老年人提供临终关怀服务。如沈阳208医院的肝癌病房、北京市朝阳门医院的老年临终关怀病区。这些机构不仅有利于普及临终关怀的理念,还可依托医院内原有的病房、设施、医护人员和各种辅助科室及设备等资源,减少投入,并且可为专业人员再学习提供机会,同时费用相对较低,可以减轻部分老年人的经济负担。

(三)家庭临终关怀服务机构

家庭临终关怀服务机构是以社区为基础,以家庭为单位开展临终关怀服务工作,国外又称"居家服务"。服务的内容包括医生和护士的巡诊、治疗、护理和心理支持,社工和志愿者提供的生活照料等,如美国的新港临终关怀机构(Hospice. Inc. ,New Haven)。家庭临终关怀可以在临终老年人的床前施以适当的治疗和护理,而不会让其躺在救护车上,忍受颠簸,前往医院中接受急救。因此,临终老年人可以与家人共同生活,不会有孤独或被遗弃的感觉。另外,医护人员可以经常前往临终老年人家中实施治疗和护理,社工和志愿者也会经常去家中给予帮助,使其家庭成员也可以在临终关怀组织的帮助下,减轻自己的悲痛与孤寂。

四、临终关怀病房内布置

临终关怀病房为临终老年人创造一种温暖、舒适"家"的环境,室内安静,光线柔和,房间内恰当的布置,有助于临终老年人情绪稳定,心情舒畅,并可提高其生命质量。房间内的布置要求如下。

1. 配套设施家庭化,窗帘、被服色彩选择暖色调,色彩柔和,使人感到温暖、舒适,避免用白色。

2. 室内可布置图画、盆景、鲜花、鱼缸等,如悬挂一些油画、书法条幅等,选择康乃馨、万年青、龟背竹等代表健康长寿的花和植物,注意花香味不要太浓、颜色不要太艳等。

3. 设置家庭式的厨房,可以随时烹饪临终老年人喜欢吃的食物,鼓励同家人一起进餐。

4. 临终关怀病房可设有宽敞明亮的活动室,活动室内有多种娱乐设备,如电视机、书报、棋类等。

5. 允许家属陪伴和亲友探视，并提供相应的场所；同时可满足临终老年人的特殊要求，如允许儿童探望和与宠物玩耍等。

第二节 死亡教育

从古至今，死亡在我国都是比较忌讳的词语。一提到死，人们往往会有一些负面联想，如恐惧、悲伤、痛苦等，但死亡是不可抗拒的自然规律，对老年人乃至全社会进行死亡教育，可以使人们对死亡有正确的认识，获得有关死亡的知识、信息和能力，树立正确的生死观，消除对死亡的恐惧心理。

一、死亡教育发展概况

（一）国外死亡教育概况

1. 美国　死亡教育起源于美国。1959 年法伊费尔（Herman Feifel）从行为科学角度撰写了《死亡的意义》一书，之后死亡便成为学者专家们热烈探讨的课题之一，为死亡教育的发展树立了一个新的里程碑。继之，许多医学伦理学家、社会学家、心理学家、法学家从不同角度对与死亡有关的问题进行了大量研究，取得丰硕的成果。

自 1960 年开始，在美国，死亡教育逐渐成为学校教育中的一门学科，在学校、医院、社会服务机构等都开设死亡教育课程。如乔治 · 华盛顿大学开设死亡教育和临终关怀课程，使医学生们知道，医学不仅仅是为了帮助患者康复，还用来帮助临终者安然度过最后的时光。目前，美国已把死亡教育纳入学校义务教育课程。可见，死亡教育在美国实施相当普遍。

2. 日本　于 20 世纪 70 年代引入西方死亡学的初步成果，并逐步向医疗机构和临终护理领域渗透。1977 年日本死亡临床研究会在大阪成立。一些学者致力于死亡哲学的研究，积极提倡死亡教育，举办与死亡相关的活动，对消除日本国民对死亡的种种恐惧起到一定的作用。

除美国、日本之外，在德国、英国、法国、荷兰等许多国家的学校中也都开设了“死亡教育”课程，并进行了相应的死亡及死亡教育研究。

（二）国内死亡教育概况

我国死亡教育是从 20 世纪 80 年代初开始的。医学伦理学界的学者在开展安乐死和死亡道德等问题研究的同时，揭开了当代中国死亡教育的序幕。1988 年天津医学院临终关怀研究中心成立，正式提出了“死亡教育”这一课题。此间，许多有关死亡学、死亡教育的著作、论文、译著、译文也相继问世。目前，国内一些学校开设了死亡或死亡教育的课程，如武汉大学的“死亡哲学”专题课程、南昌大学的“死亡文化”专题课程、山东省烟台护士学校的死亡教育小组等。许多医学高等院校的医学伦理学课程中列入安乐死以及死亡道德的篇章，从伦理学角度开展了死亡教育。《医学与哲学》、《中国医学伦理学》、《中国医院管理》和《中华护理杂志》等杂志近年来也相继发表了多篇关于死亡问题的论文，为死亡教育的推进，创造了有利条件。

二、老年人对待死亡的心理类型

老年人对待死亡的态度受到许多因素的影响，如年龄、性格、社会地位、文化程度、宗教信仰、心理成熟程度、身体状况、经济情况等。老年人对待死亡的心理类型主要有以下几种表现。

（一）理智型

这类老年人能冷静地看待死亡，当意识到死亡将要来临时，能从容地面对。他们会弄清楚自己到底还有多少时间，以便安排自己的工作、家庭事务及后事。同时，他们也清楚死亡是家庭中最大的生活事件，因而能尽量避免自己的死亡给亲友带来太多的痛苦（称之为“反向临终关怀”），常常在精神还好时，就立下遗嘱，明确了自己死后的财产分配、后事处理或器官捐赠等事宜。这类老年人一般文化程度和心理成熟度比较高。这种对待死亡的心理类型是最为积极的，也是应该提倡的。

（二）积极应对型

这类老年人有强烈的生存欲望，他们能意识到死亡首先取决于生物学因素，也能意识到心理因素对死亡的作用。一般来说，这类老年人多不属高龄老年人，并有很强的意志。因此，他们能用顽强的意志与病魔作斗争，如能忍受病痛的折磨和治疗带来的痛苦，积极配合医生进行治疗，寻找各种治疗方法以赢得生机。

（三）接受型

此类老年人分为两种表现，一种是无可奈何地接受事实，如有些地方，尤其是在农村，老年人一到60岁，子女就开始着手为其做寿衣，做棺木，修坟墓，做后事准备。其实，并非老年人自己愿意，只能说是一种无奈，一代又一代就这样传承下来。另一种，是老年人把死亡看得很正常，持这种态度的老年人往往有某种宗教信仰，认为死亡是去天国，是去另一个世界。

（四）恐惧型

这类老年人非常害怕死亡，十分留恋生活，认为死亡是一件痛苦的事情，是令人难以接受的。他们一般都有比较高的社会地位、较好的经济条件以及良好的家庭关系。他们希望家人或医生能想方设法延长自己的生命，享受天伦之乐，为此他们往往不惜代价，千方百计地延长生命。

（五）解脱型

这类老年人面对死亡比较平静，大多有着严重的生理、心理问题，经济上衣食不保、儿女不孝、丧偶，或者身患绝症、病魔缠身极度痛苦。因此，对生活失去兴趣，并且深感活着是一种痛苦，认为死亡是一种解脱。这是一种对现实的逃避，社会并不提倡这种态度。

（六）无所谓型

这类老年人对死亡毫无准备，对死亡抱无所谓的态度，一旦死亡来临，也能坦然面对。他们认为生死由命,既不回避也不积极着手准备,持这种观点的老年人往往文化程度较低,心理成熟程度也很低。

三、老年人的死亡教育

死亡教育是就如何认识和对待死亡而对人进行的教育,其主旨在于使人们正确认识和对待死亡,也是有关死亡知识的社会化、大众化的过程。目的并非劝导人们死亡,而是帮助人们活得更好,死亡教育是实施临终关怀的先决条件。老年人的死亡教育主要包括以下内容:

1. 正确认识死亡　生老病死是自然规律,不以人的意志为转移,是每个人都要经历的。现代临终关怀观念认为,死亡是生命发展的最后阶段,临终阶段为老年人提供了进一步完善自我和个体发展的最后机遇,现实社会中不应回避和拒绝死亡,而应采取接纳的态度,将死亡视为生命发展必不可少的阶段和必然趋势。因此,医护人员应引导老年人正确认识死亡,以坦然的心态迎接死亡的来临,克服对死亡的恐惧心理,加倍珍惜时间,努力完成未竟的心愿。

2. 正确对待疾病　人到老年,要时刻提防疾病的侵袭,即使身体仅有轻微的不适感,也要引起重视;但也不要稍有不适,就终日惶惶不安,疑神疑鬼,过分疑虑反而会更加损害老年人的身心健康。如确实患了重病,也要处事不惊,冷静沉着地与医护人员配合,积极治疗,争取早日康复。保持乐观开朗,积极配合治疗,有助于自身免疫系统功能的发挥,提高治疗的效果;反之,对疾病过于惊慌,不仅无助于治疗和康复,反而容易失去战胜疾病的信心和勇气,加重病情。

3. 培养积极的生活态度　应帮助老年人逐渐培养广泛的兴趣,摆脱个人狭隘的观念,使自己的生活慢慢和整个社会生活融合在一起,以积极的态度去生活,寻找生活的乐趣,如果能用这种态度去面对生活,老年人就会坦然面对死亡,不会因为惧怕死亡而感到痛苦。

4. 做好充分的心理准备　步入老年期以后,人们面临的是走向人生的终点。虽然人们都明白"人生自古谁无死"的道理,但是要做到平静地面对死亡,从心理上真正接受死亡、战胜死亡,绝不是件容易的事。当老年人预感到自己生存的时间有限时,应有计划地安排所剩不多的时间并为自己的后事做好准备,在人生的最后阶段彻底放下思想包袱,使生活过得充实有意义,毫无遗憾地离开人世。

对老年人进行死亡教育其重点在于运用生死学的知识,帮助老年人解决对死亡的焦虑、恐惧及各种思想负担,使其能坦然面对死亡;同时减轻老年人家属的精神痛苦,保持身心健康,有准备地接受丧亲之痛。

总之,老年人要想做到从容面对死亡,除以上几点外,还需要有成熟的个性、乐观的态度、坚强的意志力和良好的适应能力等心理品质。因此,要根据老年人不同的性格、职业、家庭情况等因素,有针对性地开展死亡教育,培养老年人成熟、健康的心理品质。

第三节　老年人的临终护理

对于临终期的老年人,临终护理的重点是减轻躯体症状,了解老年人临终时的心理变化、给予心理支持,从而提高临终期的生活质量,使其安详辞世,并对家属进行安慰,疏导悲痛情绪,接受现实。

一、临终老年人的心理变化及护理

（一）老年人临终时的心理特征

多数老年人因疾病而死亡，导致老年人死亡的疾病常见于心脏病、癌症、脑卒中等。在临终前一直处于昏迷状态的老年人，不会有明显的心理特征表现，而在临终前的清醒期，大多数老年人会产生恐惧感，当个体接近死亡时，心理反应是十分复杂的。美国心理学家将临终者的心理反应过程归纳为五个阶段，即否认期、愤怒期、协议期、忧郁期和接受期。

1. 否认期　临终老年人面临死亡的事实难以接受，对医生的诊断感到震惊，不相信医生的诊断结果，不承认自己只有几个月的生命期，采取否认的态度。为此，会有许多老年人要求换医生、换医院，希望证明自己的看法是正确的，若此愿望无法得到满足，他们就将自己封闭起来，拒绝与任何人谈及自己的病情，也不愿意听到有关自己病情的任何消息，有时可能会用“不承认”来保护自己和亲人。也有老年人已接受将面临生命结束这一事实，而家属仍处在否认阶段，这将阻碍临终老年人表达其感受和想法。

2. 愤怒期　随着老年人病情的加重，已经开始感觉到自己的身体确实有问题，因而感到很生气、愤怒、烦躁不安，可能把不满的情绪发泄到医护人员或家属和亲人身上，有时还会发生破坏性行为，甚至拒绝治疗。

3. 协议期　老年患者从愤怒中逐渐意识到死亡的不可抗拒性，一点点接受了濒死的现实，变得安静而有礼貌，并且已意识到自己病情的严重程度，但他觉得可能还有一线希望。因此，积极与医护人员配合，有时还会对医护人员提出各种各样的治疗方案和要求，祈盼可以延长生命。

4. 忧郁期　随着病情日益恶化，老年人身体各器官逐渐衰竭、精神疲惫，各种治疗效果均不明显，此时老年人看到自己临近死亡，预见到自己将要失去一切，心理产生巨大的失落感。主要表现为对周围事物的淡漠，言语减少，反应迟钝，对任何事物均不感兴趣。

5. 接受期　经过上述四个阶段以后，老年人认识到愤怒、讨价还价、沉默不语均不能发挥作用，疾病仍在恶化，在思想上不得不接受死亡即将到来的现实，一些焦虑、恐惧情绪基本消失，甚至因为疼痛难忍希望尽快死亡。此时老年人的身体极度虚弱、感情减退、表现平静，有时间独自思考后事，如遗体处理、财产分割、配偶生活等问题。

以上五个阶段的心理变化并不总是以上述顺序出现，有时会重合，提前或延后出现。

（二）护理措施

面对临终老年人，医疗护理的措施及效果显得苍白无力。临终老年人真正需要的是精神上的放松和舒适，减轻对死亡的恐惧感。因此，临终护理的关键是及时评估临终老年人的心理状态，给予心理支持和精神慰藉，使其在安静、舒适的环境中，安宁、平静地离开人世。

1. 触摸　触摸是大多数临终老年人愿意接受的一种方法。护理人员及家属应针对不同情况，抚摸临终老年人的手、额头、胸腹背部等，抚摸时动作轻柔，手部温度要适宜。通过触摸可使其获得安全感和亲切感，并能减轻孤独和恐惧感。

2. 倾听与交流　认真、仔细地听其诉说，支持和理解他们。通过交谈，了解老年人真实的想法和临终前的心愿，并尽量照顾老年人的自尊心、尊重他们的权利，满足他们的各种需求。研究认为，听觉功能是临终老年人最后消失的功能。因此，与其交流时，语言要亲切、清晰，不要和他人低声交谈，以免引起误会，影响其情绪。对虚弱而无力进行语言交流者可通过表情、眼神、手势，表达理解、关心等，减轻其焦虑、抑郁和恐惧感。

3. 理解与关爱　医护人员应充分地认识和理解临终老年人的心理状态，坦诚、热情、关心、体谅老年人，使之维持适当的希望感。允许其发怒、抱怨或用适当的行为宣泄情绪，但要制止过激行为。当老年人发脾气时，予以同情和劝解，不使用生硬或指责的语言，并帮助其尽快地接受现实。

4. 亲情慰藉　家属是临终老年人的精神支柱，有最难割舍的亲情，老年人也容易接受、依赖自己亲人的照顾。因此，在老年人临终阶段允许家属和亲人陪伴，安排亲友探望，是一种有效的情感交流和心理支持方法，可使临终老年人获得精神慰藉，有利于情绪稳定。

5. 心灵沟通　对临终老年人的研究结果表明：接近死亡的人，其精神和意识状态并不都是混乱的，有49%的老年人直至死亡前一直是清醒的，有22%的老年人有一定意识，有20%处于清醒与混乱之间。因此，对临终或昏迷者进行交流是非常有意义的，护理人员应对临终老年人表达尊重、关怀和心灵沟通，增强安全感，同时营造温馨的氛围和舒适、安静的环境，尽量减少外界的干扰，直到他们离去。

6. “优死”宣传　尊重临终老年人的民族习惯和宗教信仰，根据其不同的心理反应、性格、社会文化背景，在适当时机、谨言慎语地与其及家属共同探讨生与死的意义，帮助老年人正确认识、对待生命和疾病，从对死亡的恐惧与不安中解脱出来，有针对性地进行精神安慰和心理疏导，以平静的心情面对即将到来的死亡。

二、临终老年人的常见症状及护理

老年人死亡可因突发疾病所致，也可随着病情恶化逐渐衰竭死亡。后者可有较长时间的临终期，临终期老年人可表现出不同的临床症状。护理人员除做好临终期的心理护理外，还应及时处理临床症状，减轻痛苦，提高临终期的生命质量，使临终老年人无痛苦地度过人生最后阶段。

（一）疼痛

疼痛是临终老年人最严重的症状之一。多因癌症晚期、骨质疏松等因素所致躯体疼痛。表现为痛苦面容，烦躁不安，特殊的姿势，伴有呼吸、心率和血压的改变等。

护理措施：可采用交谈法、观察法、临床检查进行评估；也可根据老年人的年龄、病情、文化程度选择适当的评估工具，如数字评分法、文字描述评定法等进行评估。内容包括疼痛发生的原因、部位，疼痛的性质、程度，对疼痛的认知及止痛剂应用情况等。有效的止痛措施包括药物和非药物方法。

1. 药物镇痛　可选择口服、皮下注射、静脉注射、透皮贴、舌下含化、直肠给药等方式，并采用个体化给药，用药过程中观察药物效果及不良反应。

镇痛药应用遵循WHO推荐的三阶梯止痛治疗：① 第一阶梯适用于轻度疼痛者，使用非阿片类镇痛药物，如阿司匹林、对乙酰氨基酚、布洛芬、吲哚美辛等；② 第二阶梯适用于中度疼痛者,选用弱阿片类镇痛药物,如可待因、右旋丙氧酚、布桂嗪等;③ 第三阶梯用于重度和剧烈癌痛者,选用强阿片类镇痛药物,如吗啡、美沙酮等。

2. 非药物镇痛　是药物镇痛方法的补充,可有效地缓解疼痛。主要有以下方法:① 放松想象疗法:可使精神和身体达到一种松弛状态,以缓解焦虑及疼痛,有助于镇痛药更好地发挥作用。② 转移注意力:如绘画、听音乐、看电视、与家人及朋友交谈等。③ 精神安慰及社会支持:鼓励老年人参加社会活动如抗癌协会、病友支持组织等,争取病友、朋友及社会的支持,用积极的心理支持,阻断疼痛的恶性循环。④ 心理支持:护理人员应以主动、热情、关心、鼓励、支持的态度,耐心听取老年人的要求,给予心理支持和帮助。⑤ 物理疗法:有理疗、按摩和推拿等镇痛方法。⑥ 针灸疗法:采用不同的穴位针灸,使机体经脉疏通、气血调和,达到止痛的目的。⑦ 其他:采取舒适的体位,创造良好舒适的环境,减少刺激,以协同药物作用,提高镇痛效果。

(二)呼吸困难

呼吸困难是临终老年人的常见症状之一,多因呼吸衰竭所致。表现为呼吸深度由深变浅,呼吸频率由快变慢,严重时出现鼻翼扇动、张口呼吸、潮式呼吸、点头呼吸等,口唇、甲床甚至皮肤发绀。分泌物无力咳出时,出现痰鸣音或鼾声呼吸。

护理措施:临终前若为老年人气管插管进行机械通气来改善呼吸困难,不仅对延长老年人生命毫无意义,而且会增加痛苦和经济负担。可以采用以下干预措施缓解呼吸困难。

1. 保持呼吸道通畅　痰液黏稠不易咳出或出现痰鸣音时,可采用雾化吸入或用吸痰器吸出痰液,保持呼吸道通畅。

2. 体位　神志清醒者取半卧位或坐位,可扩大胸腔容量,减少回心血量,减轻肺部淤血,改善呼吸困难;昏迷者取仰卧位头偏向一侧或侧卧位,防止呼吸道分泌物误吸入气管引起窒息或吸入性肺炎。

3. 药物应用与吸氧　给予支气管扩张药、祛痰药、镇静药等。当呼吸表浅、急促、困难或有潮式呼吸时,立即给予吸氧,纠正缺氧。

4. 保持安静　减少身体耗氧,从而减轻呼吸负担。

(三)谵妄与躁动

谵妄与躁动在生命末期极为常见,特别是在死亡前的数天和数小时内,多为代谢性脑病变、电解质紊乱、癌症脑转移、营养异常或败血症等因素所致。

护理措施:应密切观察,找出原因,并给予对症处理。对烦躁不安者,应加床挡保护,避免坠床,必要时遵医嘱注射镇静剂,也可用10%水合氯醛稀释后保留灌肠。

(四)大出血

严重急性的呕血、便血、咯血等,多为应激性溃疡等所致。若一次出血量在800 mL以上,可出现休克表现,是造成临终老年人死亡的直接原因。

护理措施:出血会使老年人产生严重的恐惧心理。因此,护理人员应陪伴身旁,以消除精神紧张和恐惧感,具体措施如下:

(1) 咯血者应卧床休息,安慰患者以消除其紧张情绪,剧咳时可应用镇咳药。有血时应轻轻咳出,切勿屏气,防止窒息。

(2) 呕血者采取仰卧位头偏向一侧或侧卧位,避免呕血时血液吸入气管引起窒息。及时开窗通风和清理呕吐物以减少不良刺激。

(3) 便血者可在其肛周垫上纸垫,每次排便后应及时擦洗,保持局部皮肤清洁、干燥。

(五) 知觉和意识改变

在临终阶段,老年人视觉逐渐减退,开始只能视近物,逐渐发展到只有光感,直至视力丧失。听觉是人体最后消失的一个感觉。当病变未累及中枢神经系统时,老年人始终保持清醒;一旦脑部出现病变,则很快出现嗜睡、意识模糊、昏睡或昏迷。

护理措施:增加房间照明,增加其安全感,以避免临终老年人因视觉模糊产生恐惧心理。与临终老年人交谈时语调应柔和,语言要清晰,同时护理人员也可采用触摸等非语言交流方式,让临终老年人感到即使在生命的最后时刻也并不孤独。

总之,护理人员要密切观察病情变化,加强巡视,做好抢救的准备。同时让家属做好心理和物质等方面准备,安排善后事宜。

三、临终老年人家属的护理

在老年人临终的过程中,家属始终被忧伤、焦虑所困扰。他们不仅消耗了大量的精力和体力,还在精神上遭受了巨大的刺激与打击。护理人员应针对家属的心理反应给予关怀和支持,做好临终老年人家属的护理已成为临终关怀护理工作中的重要组成部分。

(一) 临终老年人家属的身心反应

在老年人临终阶段,其家属会产生不良心理反应,其身心遭受的悲伤与痛苦也需要疏导、安抚。临终老年人家属的悲伤反应有四种表现。

1. 生理方面的悲伤表现　家属在丧亲悲痛事件后的 20 min 或 1 h,会出现生理上的悲伤、痛苦反应,如麻木、咽喉部发紧、呼吸困难、恶心、疲弱无力、头痛、头晕目眩、对噪声的过度反应、肌肉无力或与逝者相似的病症。这种情况有时会持续到 2 个星期之久。

2. 情绪方面的悲伤表现　忧郁易哭、内疚、孤寂、无助、退缩、失望、自怜、痛苦、罪恶感、被遗弃与愤怒、绝望。

3. 认知方面的悲伤表现　不相信亲人去世、思绪纷乱、精神难以集中、健忘、全神贯注于思念逝者和濒死期的影像、不断追忆与逝者的往事等。

4. 行为方面的悲伤表现　出现失眠、食欲减退、注意力不集中、社会退缩、梦见逝者、常叹气、哭泣、寻找逝者的踪影、与逝者对话或保留其遗物的完整性。

(二) 临终老年人家属的压力

临终老年人家属的压力来源于两个方面。

1. 在照顾临终老年人的过程中,因精神的哀伤、体力和财力的消耗使家属感到心力交瘁,往往对患者产生欲其生,有时又欲其死免得连累全家的矛盾的心理,常引起家属的内疚与罪恶感。

2. 长期照顾临终老年人使家属减少了与亲朋好友的互动。加之中西文化的差异，他们更倾向于对临终老年人隐瞒病情，避免其知晓后产生不良后果而加速病情的发展。因此，家属既要压抑自我的哀伤，又要不断地隐瞒病情，加重了家属的身心压力。

（三）临终老年人家属的护理措施

1. 鼓励情感宣泄　临终老年人死亡时是家属悲痛的高峰。护理人员要以高度的同情心安慰家属，尽可能提供家属发泄内心痛苦的场所。如国外一些临终关怀病院设有专门的隔音室，供死者家属痛哭宣泄。

2. 帮助家属重建信心　护理人员要评估家属的生活现状，发现现存和潜在的生活问题。死者生前的生活角色必须由家属或其他人来承担，以继续日常生活。帮助家属认识并充分利用身边的社会资源，从悲哀中解脱出来，重建生活的信心。

3. 定期回访　目前，国外在家属的居丧期内，临终关怀机构的社会工作者会在一年之内，通过访视、信件、电话等形式和家属保持联系，继续提供心理支持和健康教育等方面的咨询等。

思 考 题

1. 什么是临终关怀？简述临终关怀的意义。
2. 如何对临终老年人进行心理护理？
3. 临终老年人的常见症状有哪些？如何护理？
4. 老年人死亡教育的内容包括哪些？

（曹文静）

附录一 艾森克人格问卷(EPQ)

本问卷为成人式,共有88个问题,请根据自己的实际情况作“是”或“不是”的回答,请在答案纸的相应题号后的“是”或“否”处做标记。这些问题要求你按自己的实际情况回答,不要去猜测怎样才是正确的回答。因为这里不存在正确或错误的回答,也没有捉弄人的问题,将问题的意思看懂了就尽快回答,不要花很多时间去想。每个问题都要回答。问卷无时间限制,但不要拖延太长,也不要未看懂问题便回答。

题目	是	否
1. 你是否有许多不同的业余爱好?	□	□
2. 你是否在做任何事情以前都要停下来仔细思考?	□	□
3. 你的心境是否常有起伏?	□	□
4. 你曾有过明知是别人的功劳而你去接受奖励的事吗?	□	□
5. 你是否健谈?	□	□
6. 欠债会使你不安吗?	□	□
7. 你曾无缘无故觉得“真是难受”吗?	□	□
8. 你曾贪图过分外之物吗?	□	□
9. 你是否在晚上小心翼翼地关好门窗?	□	□
10. 你是否比较活跃?	□	□
11. 你在见到一个小孩或一只动物受折磨时是否会感到非常难过?	□	□
12. 你是否常常为自己不该做而做了的事,不该说而说了的话而紧张吗?	□	□
13. 你喜欢跳降落伞吗?	□	□
14. 通常你能在热闹联欢会中尽情地玩吗?	□	□
15. 你容易激动吗?	□	□
16. 你曾经将自己的过错推给别人吗?	□	□
17. 你喜欢会见陌生人吗?	□	□
18. 你是否相信保险制度是一种好办法?	□	□
19. 你是一个容易伤感情的人吗?	□	□
20. 你所有的习惯都是好的吗?	□	□
21. 在社交场合你是否总不愿露头角?	□	□
22. 你会服用奇异或有危险作用的药物吗?	□	□
23. 你常有“厌倦”之感吗?	□	□
24. 你曾拿过别人的东西吗(哪怕一针一线)?	□	□
25. 你是否常爱外出?	□	□
26. 你是否因伤害你所宠爱的人而感到有乐趣?	□	□

27. 你常为有罪恶之感所苦恼吗? □ □
28. 你在谈论中是否有时不懂装懂? □ □
29. 你是否宁愿去看书而不愿去多见人? □ □
30. 你有要伤害你的仇人吗? □ □
31. 你觉得自己是一个神经过敏的人吗? □ □
32. 对人有所失礼时你是否经常要表示歉意? □ □
33. 你有许多朋友吗? □ □
34. 你是否喜爱讲些有时确能伤害人的笑话? □ □
35. 你是一个多忧多虑的人吗? □ □
36. 你在童年是否按照大人吩咐要做什么便做什么,毫无怨言? □ □
37. 你认为你是一个乐天派吗? □ □
38. 你很讲究礼貌和整洁吗? □ □
39. 你是否总在担心会发生可怕的事情? □ □
40. 你曾损坏或遗失过别人的东西吗? □ □
41. 交新朋友时一般是你采取主动吗? □ □
42. 当别人向你诉苦时,你是否容易理解他们的苦衷? □ □
43. 你认为自己很紧张,如同"拉紧的弦"一样吗? □ □
44. 在没有废纸篓时,你是否将废纸扔在地板上? □ □
45. 当你与别人在一起时,你是否言语很少? □ □
46. 你是否认为结婚制度是过时了,应该废止? □ □
47. 你是否有时感到自己可怜? □ □
48. 你是否有时有点自夸? □ □
49. 你是否很容易将一个沉寂的集会搞得活跃起来? □ □
50. 你是否讨厌那种小心翼翼地开车的人? □ □
51. 你为你的健康担忧吗? □ □
52. 你曾讲过什么人的坏话吗? □ □
53. 你是否喜欢对朋友讲笑话和有趣的故事? □ □
54. 你小时候曾对父母粗暴无礼吗? □ □
55. 你是否喜欢与人混在一起? □ □
56. 你如果知道自己工作有错误,这会使你感到难过吗? □ □
57. 你患失眠吗? □ □
58. 你吃饭前必定洗手吗? □ □
59. 你常无缘无故感到无精打采和倦怠吗? □ □
60. 和别人玩游戏时,你有过欺骗行为吗? □ □
61. 你是否喜欢从事一些动作迅速的工作? □ □
62. 你的母亲是一位善良的妇人吗? □ □
63. 你是否常常觉得人生非常无味? □ □
64. 你曾利用过某人为自己取得好处吗? □ □

65. 你是否常常参加许多活动,超过你的时间所允许? □ □
66. 是否有几个人总在躲避你? □ □
67. 你是否为你的容貌而非常烦恼? □ □
68. 你是否觉得人们为了未来有保障而办理储蓄和保险所花的时间太多? □ □
69. 你曾有过不如死了为好的愿望吗? □ □
70. 如果有把握永远不会被别人发现,你会逃税吗? □ □
71. 你能使一个集会顺利进行吗? □ □
72. 你能克制自己不对人无礼吗? □ □
73. 遇到一次难堪的经历后,你是否在一段很长的时间内还感到难受? □ □
74. 你患有"神经过敏"吗? □ □
75. 你曾经故意说些什么来伤害别人的感情吗? □ □
76. 你与别人的友谊是否容易破裂,虽然不是你的过错? □ □
77. 你常感到孤单吗? □ □
78. 当人家寻你的差错,找你工作中的缺点时,你是否容易在精神上受挫伤? □ □
79. 你赴约会或上班曾迟到过吗? □ □
80. 你喜欢忙忙碌碌地过日子吗? □ □
81. 你愿意别人怕你吗? □ □
82. 你是否觉得有时浑身是劲,而有时又是懒洋洋的吗? □ □
83. 你有时把今天应做的事拖到明天去做吗? □ □
84. 别人认为你是生气勃勃吗? □ □
85. 别人是否对你说了许多谎话? □ □
86. 你是否容易对某些事物冒火? □ □
87. 当你犯了错误时,你是否常常愿意承认它? □ □
88. 你会为一只动物落入圈套被捉拿而感到很难过吗? □ □

附录二 家庭关怀度指数(APGAR 问卷)

家庭关怀度指数问卷是一种以主观的方式来探讨评估对象对本身家庭功能满意程度的工具。该问卷是 1978 年由美国西雅图华盛顿大学的 Smilkstein 医师根据家庭功能设计的,适用于青少年以上任何年龄组的评估对象。该量表评价家庭适应度(adaptation)、合作度(partnership)、成长度(growth)、情感度(affection)、亲密度(resolve)五个方面,因而又简称为家庭 APGAR 问卷。每个问题有三个答案可供选择,由评估对象在表格适当的小方格内打钩。

评分方法:"经常这样"得 2 分,"有时这样"得 1 分,"几乎很少"得 0 分。将五个问题相加为总分。总分是 7~10 分表示家庭功能良好,4~6 分表示家庭功能中度障碍,0~3 分表示家庭功能严重障碍。

家庭关怀度指数(APGAR 问卷)

评估项目	经常这样	有时这样	几乎很少
1. 当我遇到问题时,可以从家人得到满意的帮助 补充说明:	□	□	□
2. 我很满意家人与我讨论各种事情以及分担问题的方式 补充说明:	□	□	□
3. 当我希望从事新的活动或发展时,家人都能接受且给予支持 补充说明:	□	□	□
4. 我很满意家人对我的情绪(喜、怒、哀、乐)表示关心和爱护的方式 补充说明:	□	□	□
5. 我很满意家人与我共度时光的方式 补充说明:	□	□	□

附录三　家庭护理须知

患者一般情况

患者姓名：　　　　性别：　　　年龄：

家庭地址：　　　　　　　　　　　　　　家庭电话：

医疗诊断：

对高危患者自愿在家庭内接受护理，或应住院而因某种原因不能住院的患者（如脑卒中瘫痪康复期、恶性肿瘤晚期、骨折需要进行牵引和卧床治疗、符合住院条件的高龄老年人等），向患者及家属提出以下要求。

1. 患者及家属应意识到家庭照料不当可能引起的并发症。

(1) 长期卧床引起　① 压疮；② 肌肉萎缩；③ 泌尿系感染；④ 呼吸道感染；⑤ 下肢静脉栓塞；⑥ 抑郁症等。

(2) 清洁消毒隔离不当　交叉感染。

(3) 安全防护不当　① 烫伤；② 坠床；③ 跌倒；④ 呛噎。

(4) 饮食护理不当　① 营养不良；② 消化不良；③ 便秘等。

2. 患者及家属应配合护士做好以下工作。

(1) 个人卫生，包括做好口腔、脸、头发、手足、全身皮肤、会阴及床单位的卫生。

(2) 做好长期卧床患者的并发症预防工作。

(3) 做好家庭安全防护工作，正确用药，杜绝意外。

(4) 合理安排患者膳食，均衡营养、合理烹调。

(5) 配合护士做好相应护理工作。

患者签名：　　　　　家属签名：　　　　与患者关系：　　　联系电话：

________社区卫生服务中心　　　　站

日期：　　年　　月　　日

（此须知一式二份，一份放在家庭护理病历中，另一份留给患者或家属）

参考文献

[1] 李建生. 老年医学概论. 北京:人民卫生出版社,2003.

[2] 李法琦,司良毅. 老年医学. 2 版. 北京:科学出版社,2008.

[3] 毛丽娟,戴宝珍. 实用老年护理学. 上海:上海医科大学出版社,1999.

[4] 殷磊. 老年护理学. 北京:人民卫生出版社,2000.

[5] 王艳梅. 老年护理. 2 版. 北京:人民卫生出版社,2013.

[6] 张培生. 老年护理. 南昌:江西科学技术出版社,2003.

[7] 化前珍. 老年护理. 3 版. 北京:人民卫生出版社,2012.

[8] 魏太星,邱保国,吕维善. 现代老年学. 郑州:郑州大学出版社,2001.

[9] 陈可冀. 痴呆. 北京:中国医药科技出版社,2000.

[10] 吕探云. 健康评估. 3 版. 北京:人民卫生出版社,2013.

[11] 林菊英. 社区护理. 2 版. 北京:科学出版社,2001.

[12] 张理义. 老年心理保健指南. 北京:人民军医出版社,2002.

[13] Alan M. Adelmany. 老年病学. 邢华,译. 北京:高等教育出版社,2003.

[14] 李恒. 失眠. 北京:中国医药科技出版社,2003.

[15] 刘青峰. 常见老年病诊治与保健. 北京:人民军医出版社,2003.

[16] 耿德章. 中国老年医学. 北京:人民卫生出版社,2002.

[17] 李继坪. 社区护理. 北京:人民卫生出版社,2000.

[18] 冯正仪. 社区护理. 2 版. 上海:复旦大学出版社,2010.

[19] 王世俊. 老年护理学. 北京:人民军医出版社,2007.

[20] 郭云良,孙伟,王秀美. 老年医学. 青岛:青岛出版社,2003.

[21] 郑晓瑛. 中国老年人口健康评价指标研究. 北京大学学报(哲学社会科学版),2000,37(4).

[22] 陈德君. 人口老龄化与养老服务保障体系. 人口研究,2001,25(6).

[23] 邬沧萍. 人口老龄化对社会经济的影响和我们的对策. 经济研究,2001,6.

[24] 陈思瑜. 逐步完善老年医疗保健体系的若干建议. 老年医学与保健,2002,8(2).

[25] 张文范,程勇,陈功. 老年人口问题与可持续发展. 中国老年学杂志,2001,21(11).

"十二五"职业教育国家规划教材
护理专业课程系列教材

护理学导论（第2版）	杨新月	外科护理（第2版）	黄秋学
护理基本技术（第2版）	陶丽云	急救护理（第2版）	薛　梅
护士人文修养（第2版）	史瑞芬	**老年护理（第3版）**	**邹继华**
护理伦理与法规（第2版）	高玉萍	儿童护理（第2版）	王朝晖
护理心理（第2版）	周郁秋 张银玲	精神科护理（第2版）	曾　慧
营养与膳食（第2版）	张金梅	社区护理（第2版）	董　宣
内科护理（第2版）	李　丹 张　琳		

ISBN 978-7-04-041128-7
9 787040 411287 >

定价 20.00 元